国家级继续医学教育项目教材
中华医学会基层卫生人才培训工程丛书

危重症护理教程

总主编	吴欣娟　李　莉　赵艳伟
主　编	史冬雷　王珍茹　张宪英
副主编	马英花　王　英　胡英莉　李　凡
	陈　玮　马俊华　张英瑞　李立群
编　委	（以姓氏笔画为序）
	马英花　马俊华　王　英　王珍茹
	田丽源　史冬雷　宁昱琛　华小雪
	刘爱辉　孙朋霞　李　凡　李　莉
	李月兰　李立群　张　换　张英瑞
	张宪英　陈　玮　陈其玲　赵艳伟
	胡英莉　姜晓真　黄　丽

中华医学电子音像出版社
CHINESE MEDICAL MULTIMEDIA PRESS
北　京

图书在版编目（CIP）数据

危重症护理教程/史冬雷等主编. —北京：中华医学电子音像出版社，2019.8
ISBN 978-7-83005-272-0

Ⅰ.①危… Ⅱ.①史… Ⅲ.①急性病－护理－教材 ②险症－护理－教材 Ⅳ.①R472.2

中国版本图书馆CIP数据核字（2019）第135911号

危重症护理教程
WEIZHONGZHENG HULI JIAOCHENG

主　　编：	史冬雪　王珍茹　张宪英
策划编辑：	赵文羽
责任编辑：	赵文羽　周寇扣
校　　对：	龚利霞
责任印刷：	李振坤
出版发行：	中华医学电子音像出版社
通信地址：	北京市西城区东河沿街69号中华医学会610室
邮　　编：	100052
E－mail：	cma-cmc@cma.org.cn
购书热线：	010-51322675
经　　销：	新华书店
印　　刷：	廊坊市团结印刷有限公司
开　　本：	787mm×1092mm　1/16
印　　张：	16.25
字　　数：	310千字
版　　次：	2019年12月第1版　2019年12月第1次印刷
定　　价：	69.00元

版权所有　侵权必究

购买本社图书，凡有缺、倒、脱页者，本社负责调换

内容提要

本书由多年从事危重症护理的专家根据危重症护士岗位工作内容编写,主要阐述了危重症患者的抢救、危重症救治技术、临床常见危重症护理、内科危重症护理、妇产科危重症急救护理、理化因素危重症护理、危重症操作技术、危重症伦理等,内容全面科学,注重专业性、实践性和实用性,突出危重症护理的基本理论、基本知识、基本技能,适合临床危重症科护理人员、护理管理人员和护理在校生阅读。

前 言

危重症护理学是研究各类危重患者抢救与护理的重要学科,以挽救患者生命、提高抢救成功率、促进患者康复、提高生命质量为目的,是护理专业核心课程之一。

危重症护理学已成为护理学的重要组成部分,近年来正飞速发展并独立成为一门专业性很强的学科。由于各类危重症患者往往同时存在多个器官、系统的病理生理改变,病情复杂多变,要求护士能够掌握跨学科、跨专业的知识与技能;通晓各种危重病症的治疗与护理方法;熟悉各种危重症监护的技术操作;掌握多种现代化监测与治疗设备的正确使用方法;迅速发现患者的主要问题,积极采取有效护理措施。所以,危重症护理技术已成为临床护理人员综合职业能力素养的重要核心课程,同时也是一门有着广泛社会实用性的公众急救技能培训的支撑课程。

本书主要以危重症救流程为逻辑主线,详细阐述了危重症患者的抢救护理、危重症救治技术、临床常见危重症护理、内科危重症护理、妇科危重症护理、理化因素危重症护理、危重症操作技术、危重症伦理等内容,旨在帮助基层护理人员规划化、系统化掌握危重症救治护理要领,提升分析、判断危重症的护理思路,精准化为危重症护理服务。

因危重症护理学专业的快速发展,以及编者水平所限,对本书中的不足或错误之处,恳请读者给予批评指正。

编 者
2019 年 5 月

目 录

第1章 护理概述 （1）
第一节 护理概念 （1）
第二节 护理服务体系 （2）
第三节 护患沟通 （3）

第2章 疾病护理程序 （8）
第一节 观察内容 （8）
第二节 护理程序 （11）

第3章 危重患者的抢救护理 （16）
第一节 抢救技术 （16）
第二节 危重患者的护理 （23）

第4章 危重症救治技术 （25）
第一节 心肺复苏 （25）
第二节 人工心脏起搏 （33）

第5章 临床常见危重症护理 （40）
第一节 颅脑外伤救护 （40）
第二节 多发伤救护 （45）
第三节 脑出血救护 （47）
第四节 胸外伤救护 （51）
第五节 腹部外伤救护 （53）
第六节 急腹症救护 （56）
第七节 酸碱平衡失调救护 （64）

第6章 内科危重症护理 （68）
第一节 突发窒息护理 （68）
第二节 休克的护理 （69）
第三节 急性心肌梗死护理 （74）
第四节 急性哮喘的护理 （79）

第五节　高血压危象护理 …………………………………………………………（81）
　　第六节　急性左侧心力衰竭护理 …………………………………………………（84）
　　第七节　急性呼吸窘迫综合征护理 ………………………………………………（87）
　　第八节　咯血的护理 ………………………………………………………………（89）
　　第九节　上消化道出血护理 ………………………………………………………（91）
　　第十节　急性重症胰腺炎护理 ……………………………………………………（94）
　　第十一节　急性 DIC 护理 …………………………………………………………（98）
　　第十二节　脑梗死护理 ……………………………………………………………（101）
　　第十三节　癫痫的护理 ……………………………………………………………（106）
　　第十四节　糖尿病酮症酸中毒护理 ………………………………………………（111）
　　第十五节　低血糖危象护理 ………………………………………………………（114）
　　第十六节　高热护理 ………………………………………………………………（116）
　　第十七节　急性喉阻塞护理 ………………………………………………………（120）
　　第十八节　昏迷护理 ………………………………………………………………（122）
　　第十九节　鼻出血护理 ……………………………………………………………（126）

第7章　妇产科常见病及危重症急救护理 …………………………………………（129）

　　第一节　女性生殖系统生理 ………………………………………………………（129）
　　第二节　妊娠生理 …………………………………………………………………（133）
　　第三节　妊娠孕妇的护理要点 ……………………………………………………（138）
　　第四节　分娩期产妇的护理 ………………………………………………………（141）
　　第五节　产褥期妇女护理 …………………………………………………………（148）
　　第六节　新生儿护理 ………………………………………………………………（151）
　　第七节　妊娠并发症孕妇的护理 …………………………………………………（155）
　　第八节　妊娠合并症孕产妇的护理 ………………………………………………（168）
　　第九节　异常分娩妇女的护理 ……………………………………………………（171）
　　第十节　分娩期并发症产妇的护理 ………………………………………………（176）
　　第十一节　新生儿窒息、新生儿产伤的护理 ……………………………………（180）
　　第十二节　女性生殖器官肿瘤的护理 ……………………………………………（182）
　　第十三节　妇科常用护理操作技术与手术、化学治疗患者的护理 ……………（185）
　　第十四节　异位妊娠急症救护 ……………………………………………………（188）
　　第十五节　子痫救护 ………………………………………………………………（191）

第8章　理化因素危重症护理 (194)

第一节　心搏骤停急救护理 (194)

第二节　电击伤救治护理 (196)

第三节　溺水救治护理 (198)

第四节　有机磷农药中毒救治护理 (200)

第五节　急性一氧化碳中毒救治护理 (203)

第六节　中暑的救治护理 (205)

第9章　危重症操作技能 (209)

第一节　气管插管术 (209)

第二节　气管切开术 (210)

第三节　洗胃术 (212)

第四节　三腔双囊管插管术 (214)

第五节　腹腔穿刺术 (215)

第六节　胸膜腔穿刺术 (216)

第七节　骨髓穿刺术 (218)

第八节　腰椎穿刺术 (219)

第九节　胸部叩击与体位引流 (220)

第十节　腹膜透析术 (221)

第十一节　血液透析术 (223)

第10章　危重症伦理 (225)

第一节　危重患者护理伦理 (225)

第二节　死亡护理伦理 (226)

第11章　护士工作与法律 (236)

第一节　概述 (236)

第二节　中华人民共和国护士管理办法 (239)

第三节　中华人民共和国护士条例 (242)

参考文献 (248)

第1章

护理概述

第一节 护理概念

一、护理的概念

1980年美国护士学会（ANA）将护理定义为："护理是诊断和处理人类对现存的和潜在的健康问题的反应"。在这门科学中护士运用护理程序和科学方法来实现"促进健康、预防疾病、恢复健康、减轻痛苦"这4项基本职责；帮助生活在各种不同环境中的人与环境之间保持平衡，满足人的基本需要。护理学的4个基本概念指的是人、环境、健康、护理。

二、护理的内涵

尽管护理在近100年来发展迅猛，变化颇大，然而它所具有的一些基本内涵，即护理的核心却始终未变，它们包括以下内容。

1. 照顾　照顾是护理永恒的主题。纵观护理发展史，无论在什么年代，无论是以什么样的方式提供护理，照顾（患者或服务对象）永远是护理的核心。

2. 人道　护士是人道主义忠实的执行者。在护理工作中提倡人道，首先要求护理人员视每一位服务对象为具有人性特征的个体，为具有各种需求的人，从而尊重个体，注重人性。提倡人道，也要求护理人员对待服务对象一视同仁，不分高低贵贱，无论贫富与种族，积极救死扶伤，为人们的健康服务。

3. 帮助性关系　是护士用来与服务对象互动以促进健康的手段。我们知道，护士与患者的关系首先是一种帮助与被帮助、服务者与顾客（或消费者）之间的关系，这就要求护理人员以自己特有的专业知识、技能与技巧提供帮助与服务，满足其特定的需求，与服务对象建立起良好的帮助性关系。但护士在帮助患者的同时，也从不同患者那里深化了自己所学的知识，积累了工作经验，自身也受益匪浅，因此，这种帮助性关系其实也是双向的。

三、整体护理

整体护理是护理学的基本框架之一,整体护理的概念是:以人为中心,以护理程序为基础,以现代护理观为指导,实施身心整体护理。整体护理包括以下几个部分:①护理工作不再是单纯地针对患者的生活和疾病的护理,而是延伸到照顾和满足所有群体的生活、心理、社会方面的需要;②护理服务的对象从患者扩展至健康人群;③护理服务贯穿于人生命的整个过程;④护理不仅仅服务于个体,同时面向家庭、社区,更加重视自然环境和社会环境对人类健康的影响。

人、环境、健康、护理是护理理论与实践的4个基本概念,是组成护理的组织纲要,是护理的宗旨性基本概念,其中人是4个概念的核心,也是护理实践的核心。护理对象存在于环境中并与环境相互影响。健康为机体处于内、外环境平衡,多层次需要得到满足的状态。护理的任务是作用于护理对象和环境,为护理对象创造良好的环境,帮助其适应环境,从而达到最佳的健康状态。

第二节　护理服务体系

一、医院

1. 种类

(1)按分级管理分类:分为三级医院(向几个地区甚至全国提供医疗卫生服务的医院,如国家、省、市、自治区直属的大医院、医学院校的附属医院)、二级医院(向多个社区提供医疗卫生服务的医院,如一般的市医院、县医院,城市的区级医院和有一定规模的厂矿职工医院等)、一级医院(向社区提供服务的基层医院,如农村乡镇卫生院、城市街道卫生院等)。

(2)按医院收治患者范围分类:分为综合医院和专科医院。

(3)按特定任务分类:分为军队医院、企业医院和医学院附属医院。

(4)按所有制分类:分为全民所有制医院、集体所有制医院、个体所有制医院和中外合资医院。

(5)按经营目的分类:分为非营利医疗机构和营利医疗机构。

2. 任务　①医疗工作是医院的主要任务,它以诊治和护理为主体;②教学;③科学研究;④预防和社区卫生服务。

3. 组织机构　分为医院行政管理组织机构和医院业务组织机构。

二、社区卫生服务

1. 概念　社区是有代表性的社会单元,一定地域内具有某些共同特征的人群所形成的一个生活上相互关联的大集体,人口数在 10 万～30 万,面积在 5000～50 000km^2。

2. 原则　为人民服务为宗旨,社会效益放在第一位。

3. 服务网络　社区卫生服务主要由全科医师、社区护士和其他社区工作者来提供。社区卫生服务机构的设置主要以原有的基层医院通过转变服务形式、调整服务功能进行合理改造。

4. 工作内容及特点　科普工作作为社区服务的主要职能之一。社区服务要把健康教育作为重要内容。

(1)内容:预防、保护和促进健康 3 个方面为主要内容。

(2)特点:以初级卫生保健为主题,以健康为中心,重在预防疾病,促进和维护健康;社区卫生以社会公益为原则,使人人有机会得到健康照顾。

三、卫生服务策略

1. 全球战略目标　1977 年 5 月,世界卫生组织在瑞士日内瓦召开第 30 届世界卫生大会决定,到 2000 年人人享有卫生保健。

2. 初级卫生保健　推行初级卫生保健,是实现 2000 年人人享有卫生保健的基本策略和基本途径。

初级卫生保健 4 个方面包括:促进健康、预防保健、合理治疗、社区康复;8 项内容包括:健康教育、合理营养、环境卫生、计划生育、预防接种、控制地方病、合理治疗、基本药物。

3. 健康新视野　1994 年 WHO 西太平洋地区办事处提出了建立健康新视野的战略框架,1995 年发表《健康新视野》文献:未来的方向从疾病本身向导致疾病的因素和如何促进健康方向发展,健康保护和健康促进是未来年代的核心。

第三节　护患沟通

一、护士与患者的关系

1. 护士与患者的关系和性质

(1)护理工作中的人际关系:包括护患关系、医护关系和护护关系等,其中护患关系是护理人员面临的最重要的关系。

(2)性质:①护患关系是一种治疗性的人际关系(亦称专业性人际关系)。护患关系是在护理服务过程中,护理人员与患者自然形成的一种帮助与被帮助的人际关系。与一般人际关系不同,在护患关系中,护士作为专业帮助者处于主导地位,并以患者的需要为中心。护士通过实施护理程序来满足患者的需要,从而建立治疗性的人际关系。护理人员的素质、专业知识和专业技术水平等会影响护患关系的建立。②护患关系是专业性的互动关系。在护患关系中,护士与患者是相互影响的。双方不同的经历、知识、情绪、行为模式、文化背景、价值观、与健康有关的经验等都会影响到彼此间的关系与交往。

2. 护患关系的基本模式　美国学者萨斯和苛伦德提出了医患关系的3种模式,这一模式分类也同样适用于护患关系。

(1)主动-被动型模式:这是一种传统的护患关系模式。在护理活动过程中,护理人员处于主动、主导的地位,而患者则处于完全被动的、接受的从属地位。即所有的护理活动,只要护士认为有必要,无须经患者同意就可实施。这一模式主要存在于患者难以表达自己意见的情况下,如昏迷状态、全身麻醉手术过程中或婴幼儿等。这需要护理人员发挥积极能动的作用。

(2)指导-合作型模式:在护理活动过程中,护患双方都具有主动性,由护理人员决定护理方案、护理措施,而患者则尊重护理人员的决定,并主动配合,提供自己与疾病有关的信息,对方案提出意见与建议。这一模式主要适用于患者病情较重,但神志清醒的情况下。此情况下,患者希望得到护理人员的指导,积极发挥自己的主观能动性。

(3)共同参与型模式:这一模式在护理活动过程中,护患双方具有大致同等的主动性和权利,共同参与护理措施的决策和实施。患者不是被动接受护理,而是积极主动配合,参与护理;护士尊重患者权利,与患者协商共同制订护理计划。此模式主要适用于患慢性病和受过良好教育的患者。

3. 护患关系的分期　护患关系的建立、维持和结束可分为3期。

(1)初始期:从患者与护士开始接触时就开始了。此期的主要任务是护患之间建立信任关系,并确定患者的需要。信任关系是建立良好护患关系的决定性因素之一。护士通过观察、询问、评估患者,收集资料,发现患者的健康问题,制订护理计划。患者根据护士的言行逐渐建立对护士的信任。

(2)工作期:此期护患之间在信任的基础上开始合作,主要任务是护理人员通过实施护理措施来帮助患者解决健康问题,满足患者需要,达到护理目标。在护理过程中,应鼓励患者参与,充分发挥患者的主观能动性,减少其对护理的依赖。

(3)结束期:在达到护理目标后,护患关系就进入结束阶段,此期的主要任务是圆满地结束护患关系。护士应了解患者对目前健康状况的接受程度,制订患者保持和促进健康的教育计划,了解护患双方对护患关系的评价,并征求患者意见,以便今后工作中进一步改进。

二、护士与患者的沟通

1. 沟通的概念　关于沟通的概念有很多,我们为沟通给出的概念是:沟通是一个遵循一系列共同的规则互通信息的过程。

2. 沟通的基本要素　沟通的过程包括沟通的背景或情景、信息发出者、信息、信息传递途径、信息接收者和反馈6个基本要素。

(1)沟通的背景或情景:指沟通发生的场所或环境,既包括物理场所,也包括沟通的时间和沟通参与者的个人特征,如情绪、文化背景等。不同的沟通背景或情景会影响对沟通信息的理解。

(2)信息发出者:指发出信息的主体,既可以是个人,也可以是群体、组织。信息发出者的社会文化背景、知识和沟通技巧等都可对信息的表达和理解造成影响。

(3)信息:是沟通得以进行的最基本的要素,指能够传递并被接收者所接收的观点、思想、情感等,包括语言和非语言的行为。

(4)信息传递途径:指信息传递的手段或媒介,包括视觉、听觉、触觉等。护士在进行沟通时,应根据实际情况综合运用多种传递途径,以帮助患者更好地理解信息。

(5)信息接收者:是接收信息的主体。信息接收者的社会文化背景、知识和沟通技巧等均可影响信息的理解和表达。

(6)反馈:指沟通双方彼此的回应。

3. 沟通的基本层次

(1)一般性沟通:又称陈词滥调式的沟通,是沟通双方参与的程度最差,彼此分享真实感觉最少的沟通。双方往往只是表达一些表面式的社交性话题,如"今天天气不错""您好吗"等。在护患关系建立的初期,可使用一般性沟通帮助建立信任关系,并有助于鼓励患者表达出有意义的信息。倘若一直维持在这一层次,将无法建立治疗性人际关系。

(2)陈述事实的沟通:是一种不掺加个人意见、判断,不涉及人与人之间关系的一种客观性沟通。这一层次的沟通对护士了解患者的情况非常重要,护士不应阻止患者以此种方式进行沟通,以促使其表达更多的信息。

(3)分享个人的想法:这一层次的沟通比陈述事实的沟通高一层次。患者对护士表达自己的想法,表示护患之间已建立起信任感,如患者向护士表达其对治疗的要求等。此时,护士应注意理解患者,不要随意反对患者。

(4)分享感觉的沟通:双方相互信任的基础上才会发生。沟通时个体愿意和对方分享他的感觉、观点、态度等。

(5)一致性的沟通:这是沟通的最高层次,指沟通双方对语言和非语言性行为的理解一致,达到分享彼此感觉的最高境界。如护士和患者不用说话,就可了解对方的感觉和想表达的意思。

4. 沟通的形式

(1)语言性沟通:语言性沟通分为书面语交流和口头语交流等不同的形式。书面语言常见的形式有信件、文件、报刊、书本,各项护理记录单。口头语言包括演讲、谈话等形式,工作中与患者进行的交流也是口头语言沟通的一种方式。

(2)非语言性沟通:非语言性沟通的形式有体语、空间效应、反应时间、类语言、环境因素等。其中体语包括躯体的外观、步态、面部表情、目光接触、眼睛运动、手势和触摸等。而空间效应中又可根据人类交往过程中距离分为4种,即亲密距离(人们处于此距离时能够互相触摸)、个人距离(约一臂长的距离)、公众距离(上课、演讲等运用的距离)、社会距离(工作单位或社会活动时常用的距离)。

5. 影响有效沟通的因素

(1)受信息发出者和信息接收者各个因素的影响:包括生理因素、情绪因素、智力因素、社会因素。

(2)受环境因素的影响:物理环境和社会环境都对沟通具有一定的影响。

(3)受不当沟通方式的影响:突然改变话题、急于陈述自己的观点、虚假的或不适当的保证、迅速提出结论或解答、不适当地引用一些事实等。

6. 常用的沟通技巧　有效的沟通是指接受者所收到的信息与发出者所表达的一致。促进有效沟通的因素包括以下几点。

(1)护士具备良好的职业素质。

(2)有利于沟通的环境。

(3)促进有效沟通的技巧

1)全神贯注:沟通最重要的就是要注视对方。

2)参与:适当地参与可促进谈话的进程。

3)倾听:倾听并不是把别人所说的话听到而已,还应注意说话的声调、语言的选择、频率、面部表情、身体姿势及移动等。一个好的倾听者应做到:①愿意花时间去倾听;②学习如何在交流过程中集中精力;③不随便打断别人所说的话;④不要因对方的说话形态等分心;⑤不要过早做出判断;⑥仔细听出"话外话";⑦注意非语言性沟通。

4)核对:在交流中应不断地核对自己的感觉是否真实,这是一种获得或给予反馈的方法。

5)反应:应在交流过程中答复或示范对方所说的内容。

6)沉默:语言的技巧可以促进沟通,但语言不是唯一可以帮助人们沟通的方法。

7)提问:提出问题可以引导谈话的进行。

第 2 章

疾病护理程序

第一节 观察内容

一、概述

1. 病情观察的意义　病情观察,即医务人员在工作中运用视觉、听觉、嗅觉、触觉等感觉器官及辅助工具来获得患者信息的过程。医务人员对患者的病情观察是一种有意识的、审慎的、连续化的过程。在临床工作中对患者病情观察的主要意义有:可以为疾病的诊断、治疗和护理提供科学依据;可以有助于判断疾病的发展趋向和转归,在患者的诊疗和护理过程中做到心中有数;可以及时了解治疗效果和用药反应;可以有助于及时发现危重症患者病情变化的征象等,以便采取有效措施及时处理,防止病情恶化,挽救患者生命。

2. 护理人员应具备的条件　在病情观察中要求医务人员做到:既有重点,又要全面;既要细致,又要准确及时;要求护理人员具有去伪存真、详加分析、反复印证的能力,排除干扰,获取正确结果;同时认真记录观察的内容。因此,护理人员必须具备广博的医学知识,严谨的工作作风,一丝不苟、高度的责任心及训练有素的观察能力,做到"五勤",即勤巡视、勤观察、勤询问、勤思考、勤记录。通过有目的、有计划、认真仔细地观察,及时,准确地掌握和预见病情变化,为危重患者的抢救赢得时间。

3. 病情观察的方法

(1)直接观察法:护理人员运用各种感觉器官,全面准确收集患者资料。具体有视诊、听诊、触诊、叩诊、嗅诊等。

(2)间接观察法:通过与医师、患者家属亲友的交流、床边和书面交接班、阅读病历、检验报告、会诊报告及其他相关资料,获取有关病情的信息。

二、内容

1. 一般情况的观察

(1)表情与面容:如面色苍白、精神萎靡。

(2) 皮肤与黏膜:如皮肤的弹性、颜色、温度、湿度、完整性,有无出血、皮疹、水肿、黄疸和发绀等情况。

(3) 姿势与体位:观察有无肌肉萎缩、肌腱及韧带退化、关节强直。

(4) 饮食与营养:观察食欲是否降低,进食、进水量能否满足机体需要。

(5) 呕吐物与排泄物:注意呕吐物的颜色、性质、量和次数。混有滞留在胃内时间较长的血液时呈咖啡色;滞留时间短、出血量较多时呈鲜红色。一般呕吐物呈酸味,滞留胃内时间较久时呈便秘。

2. 生命体征的观察　生命体征是体温、脉搏、呼吸和血压的总称。生命体征是机体内在活动的一种客观反映,是衡量机体身心状况的可靠指标。正常人的生命体征相对稳定,当机体患病时,生命体征发生不同程度的变化。

(1) 体温的变化:正常体温,口腔温度为 37 ℃,直肠温度为 37.5 ℃,腋下温度为 36.5 ℃。体温超过正常范围称体温过高,又称发热。常见的热型参考生命体征评估章节。

(2) 脉搏的变化:正常脉搏指安静状态下脉率为 60~100 次/分;搏动均匀、规则,间隔时间相等;每搏强弱相同;动脉管壁光滑、柔软、富有弹性。应观察脉搏的频率、节律和强弱,脉搏<60 次/分或>100 次/分,出现间歇脉、脉搏短绌、强弱异常均说明病情有变化。

(3) 呼吸的变化:正常呼吸指安静状态下呼吸频率为 16~20 次/分,节律规则,呼吸运动均匀无声且不费力,呼吸与脉搏的比例为 1:4。男性及儿童以腹式呼吸为主,女性以胸式呼吸为主。应观察呼吸的频率、深浅、节律和呼吸的声音。呼吸频率>24 次/分或<12 次/分,出现深度呼吸、潮式呼吸、间断呼吸等均说明病情有变化。

(4) 血压的变化:正常血压收缩压为 12.0~18.5 kPa(90~139 mmHg),舒张压 8.0~11.9 kPa(60~89 mmHg),脉压 4.0~5.3 kPa(30~40 mmHg)。18 岁以上成年人收缩压≥18.7 kPa(140 mmHg)和(或)舒张压≥12 kPa(90 mmHg)称为高血压。血压<12/8 kPa(90/60 mmHg)称为低血压,常见于大量失血、休克、急性心力衰竭等。

3. 意识状态的观察　意识是表现为对自身及外界环境的认识及记忆、思维、定向力、知觉、情感等精神活动的不同程度的异常改变。意识障碍一般可分为嗜睡、意识模糊、昏睡、昏迷。

(1) 嗜睡:是最轻度的意识障碍。患者处于持续睡眠状态,但能被言语或轻度刺激唤醒,醒后能正确、简单而缓慢地回答问题,但反应迟钝,刺激去除后又很快入睡。

(2) 意识模糊:其程度较嗜睡深,表现为思维和语言不连贯,对时间、地点、人物的定向力完全或部分发生障碍,可有错觉、幻觉、躁动不安、谵语或精神错乱。

(3) 昏睡:患者处于熟睡状态,不易唤醒。压迫眶上神经、摇动身体等强刺激可被唤醒,醒后答话含糊或答非所问,停止刺激后即又进入熟睡状态。

(4)昏迷:是最严重的意识障碍,按其程度可分为浅昏迷和深昏迷。

1)浅昏迷:意识大部分丧失,无自主运动,对声、光刺激无反应,对疼痛刺激(如压迫眶上缘)可有痛苦表情及躲避反应。瞳孔对光反射、角膜反射、眼球运动、吞咽反射、咳嗽反射等可存在。呼吸、心率、血压无明显改变,可有大、小便失禁或潴留。

2)深昏迷:意识完全丧失,对各种刺激均无反应。全身肌肉松弛,肢体呈弛缓状态,深、浅反射均消失,偶有深反射亢进及病理反射出现。机体仅能维持循环与呼吸的最基本功能,呼吸不规则,血压可下降,大、小便失禁或潴留。

4. 瞳孔的观察　正常人瞳孔呈圆形,边缘整齐,两侧对等,在自然光线下直径为 2.5~4.0mm。

正常人对光线反应灵敏,当光线照射瞳孔时,瞳孔立即缩小;移去光线或闭合眼睑后,瞳孔迅速复原。双侧瞳孔缩小,常见于有机磷农药、氯丙嗪、吗啡等药物中毒;单侧瞳孔缩小常提示同侧小脑幕裂孔疝早期。瞳孔直径<2 mm 称瞳孔缩小;瞳孔直径>5 mm 称瞳孔散大。双侧瞳孔散大,常见于颅内压增高、颅脑损伤、颠茄类药物中毒及濒死状态;一侧瞳孔扩大、固定,常提示同侧颅内病变(如颅内血肿、脑肿瘤等)所致的小脑幕裂孔疝的发生。

5. 心理状态的观察　心理状态的观察应从患者对健康的理解、对疾病的认识、人际关系、平时角色及处理问题的能力、对疾病和住院的反应、价值观、信念等方面来观察其语言和非语言行为、思维能力、认知能力、情绪状态、感知情况等是否正常,有无记忆力减退,思维混乱,反应迟钝,语言、行为怪异等情况及有无焦虑、恐惧、绝望、忧郁等情绪反应。

6. 药物治疗的观察

(1)中枢兴奋药:尼可刹米、山梗菜碱(洛贝林)等。

(2)升压药:去甲肾上腺素、盐酸肾上腺素、异丙肾上腺素、间羟胺、多巴胺等。

(3)降压药:利血平、肼屈嗪、硫酸镁注射液等。

(4)强心药:毛花苷 C、毒毛花苷 K。

(5)抗心律失常药:利多卡因、维拉帕米。

(6)血管扩张药:硝酸甘油、硝普钠、氨茶碱等。

(7)止血药:卡巴克洛、酚磺乙胺、维生素 K_1。

(8)镇痛镇静药:哌替啶、苯巴比妥、氯丙嗪、吗啡等。

(9)解毒药:阿托品、碘解磷定、氯解磷定。

(10)抗变态反应药:异丙嗪、苯海拉明、氯苯那敏、阿司咪唑。

(11)抗惊厥药:地西泮、苯巴比妥钠、硫酸镁等。

(12)脱水利尿药:20%甘露醇、25%山梨醇、呋塞米。

(13)碱性药:5%碳酸氢钠、11.2%乳酸钠。

第二节 护理程序

一、概述

1. 护理程序的步骤 护理程序是护士在对护理对象进行护理时所应用的工作程序,包括5个步骤:评估、护理诊断、计划、实施阶段、评价。护理程序的5个步骤相互联系、相互依赖、相互影响,是一个循环往复的过程。

2. 护理程序的特征 以系统论、基本需要层次论等科学理论为依据,贯穿以服务对象为中心的观念,体现了以人为中心的整体护理,有特定的目标,即解决护理对象的健康问题及相关反应,为患者提供高质量护理,具有互动性和协作性,能鼓励患者主动参与护理,并促进形成良好的护患关系。护士可运用护理程序创造性地为护理对象提供个性化的护理,涉及生物学、心理学、社会学、人文学等多个学科知识和技能,是一个循环的、动态的过程。

3. 护理程序的理论基础 护理程序的过程中需要运用很多理论,主要有一般系统论、基本需要层次论、沟通理论、应激与适应理论、Roy的适应模式和Orem的自理模式等。一般系统论是护理程序的理论框架。

二、护理评估

1. 资料的分类 分为主观资料和客观资料,主观资料是护理对象的主诉,客观资料是护士通过观察、体检或借助诊断仪器和实验室检查获得的资料。

2. 资料的主要来源 是护理对象本人,当护理对象是婴幼儿、病情危重或神志不清的人时,其家属和关系密切的人成为资料的主要来源。其他资料来源于健康保健人员,病案记录及各种检查报告如实验室检查、既往病历、儿童预防接种记录,以及医疗和护理的文献资料。

3. 收集资料的方法

(1)交谈:交谈的方式有正式交谈和非正式交谈2种,交谈的发展分为3个阶段。即①开始阶段:与患者建立友善关系,告知交谈的目的及所需的时间;②进行阶段:依交谈提纲收集资料;③结束阶段:暗示要结束谈话,对患者表示感谢,并对谈话进行小结或告知下一阶段的治疗护理计划。交谈前要做好准备,选择舒适、安静的环境,根据患者身体状况选择适当交谈时间;注意运用沟通技巧,控制好谈话的内容,引导交谈,避免跑题。

(2)观察法:是护士运用感官或借助简单诊疗器械进行系统的护理体检而获得护理对象生理、心理、精神、社会、文化等各方面的资料。有视觉观察、触觉观察、听觉观察和嗅觉观察。

(3)身体评估:是护士系统地运用体格检查手段和技术对护理对象进行检查和收集资料的方法。护士做的身体评估是为确定护理诊断和制订护理计划提供依据。

(4)查阅:包括查阅患者的医疗病历、护理病历及各种辅助检查结果等。

4. 收集资料的步骤

(1)收集资料:收集资料是为确定护理诊断提供依据,一般应包括一般资料、现在健康状况、既往健康状况、家族史、护理查体的结果、近期进行的实验室和其他检查结果、心理状况、社会文化状况等方面内容。

(2)组织和整理资料:将评估所收集的资料进行组织整理,能方便护士清楚、迅速地发现问题。

(3)核实资料:为保证资料的真实、准确,护士需用客观资料对主观资料进行核实。

(4)分析资料:护士找出异常的、有临床意义的资料,找出相关因素及危险因素,为确定护理诊断做准备。

(5)记录资料:记录的资料必须反映事实,客观资料的描述应使用专业术语;资料记录应能全面、准确地反映护理对象的情况,反映不同专科疾病的特点。

三、护理诊断

1. 定义与分类　护理诊断是关于个人、家庭、社区对现存的或潜在的健康问题或生命过程反应的一种临床判断,是护士为达到预期结果选择护理措施的依据,护理诊断依据 NANDA 提出的分类法,分为交换、沟通、关系、赋予价值、选择、移动、感知、认知、感觉/情感 9 种反应形态。

2. 组成部分

(1)名称:是对护理对象健康状态或疾病反应的概括性描述。根据名称可将护理诊断分为 3 类,即现存的护理诊断、危险的护理诊断、健康的护理诊断。护理诊断的陈述方式主要有 3 种。①三部分陈述法,即 PES 公式,P(problem,护理诊断名称)+E(etiology,相关因素)+S(symptoms and sign,症状和体征,也包括其他检查结果),多用于现存的护理诊断;②二部分陈述法:即只有护理诊断名称(P)+相关因素(E),没有症状和体征,多用于"有……危险"的护理诊断;③一部分陈述法:只有护理诊断名称(P),用于健康的护理诊断,如潜在的精神健康增强。

(2)定义:对护理诊断名称的一种清晰、精确的描述。

(3)诊断依据:是做出该护理诊断时的临床判断标准,即相关的症状、体征和有关病史。可分为3种,即必要依据、主要依据、次要依据。

(4)相关因素:是指影响个体健康状况的直接因素、促发因素或危险因素,包括病理生理、治疗、情境、年龄等方面。

3. 护理诊断与医疗诊断的区别 临床研究的对象不同;描述的内容不同;决策者不同,前者是由护士做出的诊断,后者是由医师做出的诊断;职责范围不同:护理诊断的预期结果是由护理负责的。

4. 书写护理诊断的注意事项 护理诊断的陈述应简明、准确、规范;护理诊断应包括生理、心理、社会各方面,并随着病情的发展而变化;相关因素的陈述要准确、具体,以指明护理活动的方向,有利于制订护理计划;一个护理诊断只针对一个健康问题;护理诊断陈述的健康问题必须是护理措施能够解决的。

5. 医护合作性问题——潜在并发症 合作性问题是指由护士和医师共同合作才能解决的问题,多指明因脏器病理生理改变所致的并发症,是需要护理人员进行监测并与其他医务人员共同处理以减少发生的问题。并非所有的并发症都是合作性问题,能够通过护理措施干预和处理的属于护理诊断,不能预防或独立处理的则属于合作性问题。

四、护理计划

1. 护理计划及种类 是针对护理诊断制订的具体护理措施的过程,是护理行动的指南。可分为入院时护理计划、住院时护理计划和出院时护理计划3类。

2. 制订计划的过程

(1)排列护理诊断的优先顺序:即直接威胁患者生命、需要立即行动去解决的问题,排在首位称为首优问题;虽不直接威胁患者的生命,但也能导致身体上的不健康或情绪上变化的问题为中优问题;与此次发病关系不大,在护理过程中可稍后解决的问题称为次优问题。

(2)制订患者目标:指患者接受护理后,期望达到的健康状态或行为的改变,也是评价护理效果的标准。

1)分类:近期目标,是指在相对较短的时间内(1周以内)可达到的目标。远期目标,是指需要相对较长时间才能实现的目标(需要几周或几个月)。

2)陈述:护理目标的陈述包括5个部分,即主语、谓语、行为标准、时间状语和条件状语。

3)陈述目标的注意事项:目标必须切实可行,属于护理范畴;目标必须是患者的行为,主语是患者或患者身体的一部分;目标必须具体、可测量;目标应具有明确针对性,一个护理问题可有多个目标;目标应与医疗工作相协调。

(3)设定护理计划(护理措施)

1)内容:包括协助患者完成生活护理、治疗性的措施、危险问题的预防、病情及心理活动的观察、健康教育与咨询、提供的心理支持、制订出院计划。

2)类型:护理措施分为3种类型。①依赖性的护理措施,即遵医嘱执行的措施;②相互依赖的护理措施,是护士与其他医务人员协作采取的措施;③独立的护理措施,是不依赖医嘱,护士独立提出和采取的措施。

3)注意事项:①应与医疗工作相协调;②应有科学的理论依据;③要切实可行,既要考虑患者的实际情况和经济实力,也要考虑到护理人员的构成情况、医院设施、设备等,体现个性化;④护理措施应明确、具体、全面;⑤应保证患者的安全;⑥措施是针对目标制定的。

(4)护理计划成文:是将护理诊断、预期目标、护理措施等按一定格式书写成文。它反映了患者病情的变化,也是护士与护士、护士与其他医务人员之间交流患者信息的工具。

五、护理实施

1. 实施的过程　包括3个方面,即①实施前准备阶段:应思考好做什么(what,措施内容)、谁去做(who,实施人)、怎么做(how,技术和技巧)、何时做(when,措施时间)及在何地做(where,实施措施的场所)这5个方面的问题,即"5个W"的问题;②实施阶段:护士运用各种知识、技术和技巧去实施护理措施;③实施后记录:护理记录采取PIO的方式记录护理活动,P(problem)代表问题;I(intervention)代表措施;O(outcome)代表结果。

2. 实施过程应注意的问题　对有疑问的医嘱应先澄清后执行。护理措施须保证安全,预防并发症的发生。在实施过程中,应鼓励患者积极主动地参与护理活动,给患者以支持和引导。要把评估和评价贯穿于实施过程中,根据病情变化灵活实施计划。

六、评价

1. 步骤

(1)收集患者目前健康状态的资料。

(2)与护理目标比较,评价目标是否实现。根据目标实现的程度,可分为目标完全实现、目标部分实现和目标未实现。如目标部分实现或目标未实现,则护士应从以下几方面进行分析:①收集的资料是否准确、全面;②护理诊断是否正确;③制定的目标是否正确;④护理措施是否恰当;⑤护理措施的执行是否有效;⑥患者是否配合等。

(3)根据评价结果,调整和修订护理计划。针对目标全部实现的护理诊断,停止相应护理措施;针对目标部分实现和目标未实现的护理诊断,修订相关护理计划;针对不存在或判断错误的诊断,删除相关护理。

2. 评价与其他步骤的关系　评价相当于护理程序系统中的反馈,通过评价,护理程序成为一个连续的过程。在评价中,应注意评估是评价的基础,评估准确、全面,才能进行有效的评价。此外,只有护理目标制定得合理、科学、准确,才能得出正确的评价。

第 3 章

危重患者的抢救护理

第一节 抢救技术

一、心肺复苏

1. 概念 针对心搏和(或)呼吸骤停者行胸外心脏按压和人工呼吸,尽快恢复自主循环和呼吸功能。其主要目标是对心、脑及全身重要器官供氧,延长机体耐受临床死亡的时间。包括胸外心脏按压(circulation,C)、开放气道(airway,A)、人工呼吸(breathing,B)3个步骤。心肺复苏是最主要的急救技术之一,可挽救众多心搏骤停患者的生命。

2. 心搏骤停的原因

(1)心源性心搏骤停:由心脏本身的病变所致,如心肌梗死、病毒性心肌炎、传导阻滞等。

(2)非心源性心搏骤停:由其他疾病或因素影响心脏所致。包括①突然的意外事故,如电击、溺水、自溢、严重创伤;②药物中毒或过敏,如锑剂、洋地黄类、青霉素;③严重的电解质紊乱与酸碱平衡失调,如高血钾、低血钾、酸中毒;④手术和麻醉意外,如心脏直视手术、心导管检查、麻醉药过量;⑤神经系统病变,如脑血管意外、脑炎。

3. 心搏骤停的临床诊断

(1)主要征象:①突然意识丧失,轻摇、轻拍、呼喊患者无反应;②大动脉搏动消失,选用颈动脉和股动脉,颈动脉于喉结旁开1~2 cm处;股动脉位于股三角区,可在髂前上棘和耻骨结节连线的中点触摸有无搏动,因颈动脉浅表且颈部显露,易于迅速判断。符合上述标准即可做出心搏骤停的诊断,应立即进行心肺复苏。

(2)其他症状:①呼吸停止,抢救者头侧向患者胸部用眼观察患者胸部有无起伏,耳贴近患者口鼻部,听有无气流声,面部感觉有无呼吸道气体流出,以此做出判断;②瞳孔散大,须注意循环完全停止后超过1 min才会出现瞳孔散大,且有些患者可始终无瞳孔散大现象,同时药物对瞳孔的改变也有一定影响;③皮肤苍白或发绀。一般以口唇和指甲等末梢处最明显;④心尖冲动及心音消失,听诊无心音,心电图表现为心室颤动或心室停顿,偶尔呈缓慢而无效的心室自主节律(心电-机械分离)。

4. 心肺复苏(CPR)　步骤3个步骤:胸外心脏按压、开放气道、人工呼吸。

(1)C(circulation)——胸外心脏按压:用人工的方法促进血液在血管内流动,使氧气运送到全身各脏器。其主要方法是胸外心脏按压术。操作要点有6项。①按压部位:胸骨下段;②按压手法:抢救者站或跪于患者侧,左手掌根部置于按压部位,右手掌压在左手背上,双肘关节伸直,垂直向下用力按压;③按压深度:胸骨下陷5~6 cm;④按压频率:100~120次/分;⑤按压和放松时间比为1:1;⑥人工呼吸与胸外心脏按压比例:无论单人操作还是双人操作,均是30:2,即胸外按压30次,人工呼吸2次。

(2)A(airway)——开放气道:患者仰卧,头偏向一侧;清除口鼻分泌物、呕吐物、异物;松开领扣、领带、腰带等;打开气道是解除呼吸道阻塞的重要技术。

(3)B(breathing)——人工呼吸:恢复患者自主呼吸的方法。

1)口对口人工呼吸,为人工呼吸的首选方法。①方法:抢救者用手保持患者头后仰,手的拇、示指捏住患者鼻孔,吸一口气,屏气,双唇包住患者口部(不留空隙),用力吹气,吹气毕,松开口鼻;②有效指标:患者胸部起伏,且呼气时听到或感到有气体逸出;③注意事项:首次吹气以连吹两口为宜;防止吹气时气体从口鼻逸出;频率,成年人为10~12次/分;每次吹气量约为800ml。

2)口对鼻人工呼吸:用于婴幼儿、口腔严重损伤或牙关紧闭者。

5. 有效指标　①大动脉可扪及搏动,收缩压在8.0 kPa以上;②皮肤、黏膜色泽转为红润;③散大的瞳孔缩小;④自主呼吸恢复;⑤昏迷变浅,神经反射出现。

6. 注意事项　①部位准确;②手法准确;③压力适当;④操作中途换人应在心脏按压、吹气间隙进行,不得使按压中断时间超过10 s。

二、氧气吸入法

1. 缺氧的分类和氧气疗法的适应证

(1)低张性缺氧:主要特点为动脉血血氧分压(PaO_2)降低,使动脉血氧含量减少,组织供氧不足。常见于高山病、慢性阻塞性肺疾病、先天性心脏病等。

(2)血液性缺氧:由于血红蛋白数量减少或性质改变,造成血氧含量降低或血红蛋白结合的氧不易释放所致。常见于贫血、一氧化碳中毒、高铁血红蛋白血症等。

(3)循环性缺氧:由于组织血流量减少,使组织供氧量减少所致。常见于休克、心力衰竭、栓塞等。

(4)组织性缺氧:由于组织细胞利用氧异常所致。常见于氰化物中毒、大量放射线照射等。

以上4类缺氧中,低张性缺氧(除静脉血分流入动脉外),由于患者PaO_2和动脉血氧饱和度(SaO_2)明显低于正常,吸氧能提高PaO_2、SaO_2,使组织供氧增加,因而疗效最好。氧疗对于心功能不全、心排血量严重下降、大量失血、严重贫血及一氧化碳中毒也有一定的治疗作用。对缺氧程度的判断,除临床表现外,主要根据患者PaO_2和SaO_2确定。

2. 用氧注意事项

(1)用氧前,检查氧气装置有无漏气,是否通畅。

(2)注意用氧安全,切实做好"四防",即防震、防火、防热、防油。氧气瓶搬运时要避免倾倒撞击。氧气筒应放阴凉处,周围严禁烟火及易燃品,至少距明火5 m,距暖气1 m,以防引起燃烧。氧气表及螺旋口勿上油。

(3)使用氧气时,应先调节流量后应用。停用氧气时,应先拔出导管,再关闭氧气开关。中途改变流量,先将氧气和鼻导管分离,调好流量再接上。

(4)常用湿化液有冷开水、蒸馏水。急性肺水肿用20%~30%乙醇。氧气湿化瓶的盛水量应为1/3~1/2瓶。

(5)氧气筒内氧气勿用尽,压力表至少要保留0.49 MPa(5 kg/cm^2),以免灰尘进入筒内,再充气时引起爆炸。

(6)对未用完或已用尽的氧气筒,应分别悬挂"满"或"空"的标志。

3. 氧疗方法

(1)鼻导管给氧法:有单侧鼻导管给氧法和双侧鼻导管给氧法两种。

1)单侧鼻导管给氧法:是将一根细氧气鼻导管插入一侧鼻孔,经鼻腔到达鼻咽部,末端连接氧气的供氧方法。鼻导管插入长度为鼻尖至耳垂的2/3。此法患者不易耐受。

2)双侧鼻导管给氧法:是将双侧鼻导管插入鼻孔内约1 cm,导管环固定稳妥即可。此法比较简单,患者感觉比较舒适,容易接受,因而是目前临床上常用的给氧方法之一。

(2)鼻塞法:鼻塞是一种用塑料制成的球状物,将鼻塞塞入一侧鼻孔鼻前庭内给氧。此法刺激性小,患者较为舒适,且两侧鼻孔可交替使用。

(3)面罩法:将面罩置于患者的口鼻部供氧,氧气自下端输入,呼出的气体从面罩两侧孔排出。由于口、鼻部都能吸入氧气,效果较好。给氧时必须有足够的氧流量,一般需6~8 L/min。可用于病情较重,氧分压明显下降者。

(4)氧气头罩:将患者头部置于头罩里,罩面上有多个孔,可以保持罩内一定的氧浓度、温度和湿度。头罩与颈部之间要保持适当的空隙,防止二氧化碳潴留及重复吸入。此法主要用于小儿。

(5)氧气枕法:氧气枕是一长方形橡胶枕,枕的一角有一橡胶管,上有调节器可调节氧流量,氧气枕充入氧气,接上湿化瓶即可使用。此法可用于家庭氧疗、危重患者的抢救或转运途中,以枕代替氧气装置。

4. 氧气吸入的浓度及公式换算法

(1)氧气吸入的浓度:一般认为在常压下吸入40%~60%的氧是安全的,低于25%的氧浓度无治疗价值,高于70%的氧浓度,吸入持续时间超过12 d,就有发生氧中毒的可能。缺氧和二氧化碳滞留同时并存者,应以低流量、低浓度持续给氧为宜。

(2)氧浓度与流量的换算法

换算公式:吸氧浓度(%)=21+4×氧流量(L/min)

5. 氧疗的不良反应 当氧浓度高于60%、持续时间超过24h,可能出现氧疗不良反应。常见的不良反应如下。

(1)氧中毒:肺实质改变。表现为胸骨下不适、疼痛、灼热感,继而出现呼吸增快、恶心、呕吐、烦躁、断续的干咳。应避免长时间、高浓度氧疗及经常做血气分析,动态观察氧疗的治疗效果。

(2)肺不张:表现为烦躁,呼吸、心率增快,血压上升,继而出现呼吸困难、发绀、昏迷。应鼓励患者做深呼吸,多咳嗽和经常改变卧位、姿势,防止分泌物阻塞。

(3)呼吸道分泌物干燥:应加强湿化和雾化吸入。

(4)晶状体后纤维组织增生:仅见于新生儿,以早产儿多见。由于视网膜血管收缩、视网膜纤维化,最后出现不可逆转的失明,因此应控制氧浓度和吸氧时间。

(5)呼吸抑制:见于Ⅱ型呼吸衰竭患者(PaO_2降低、$PaCO_2$增高),由于影响到外周化学感受器的调节机制。因此,对Ⅱ型呼吸衰竭患者应给予低浓度、低流量(1~2 L/min)吸氧,维持PaO_2在8.0 kPa即可。

三、吸痰法

1. 概念 吸痰法是指经口、鼻腔、人工气道将呼吸道的分泌物吸出,以保持呼吸道通畅,预防吸入性肺炎、肺不张、窒息等并发症的一种方法。临床上主要用于年老体弱、危重、昏迷、麻醉未清醒前等各种原因引起的不能有效咳嗽、排痰者。

2. 吸痰装置 有中心吸引器、电动吸引器2种,它们利用负压吸引原理,连接导管吸出痰液。

3. 电动吸引器吸痰法　利用负压原理,将痰吸出。

(1)备齐用物,携至患者床边,并解释。

(2)检查吸引器性能,正确连接,调节负压 40.0～53.3 kPa,用生理盐水试吸,检查导管是否通畅。

(3)患者头转向操作者一侧,昏迷者可用张口器或压舌板帮助张口。

(4)护士一手将导管末端(连接玻璃接管处)折叠,以免负压吸附黏膜,引起损伤,另一手用无菌钳持吸痰导管头端插入患者口腔咽部。吸痰时动作轻、稳,左右旋转,向上提拉。每次吸痰时间不超过 15 s,以免缺氧。导管退出后,应用生理盐水抽吸冲洗,防止导管被痰液堵塞。连续吸痰操作时,两次间隔的时间是 2～3 min。

(5)口腔吸痰有困难,可由鼻腔吸引;气管插管或气管切开者,可按无菌操作由气管插管或套管内吸痰;小儿吸痰时,吸痰管应细,压力<40 kPa。

(6)患者痰液黏稠,可叩拍胸背、超声雾化吸入、缓慢滴入生理盐水或化痰药物,使痰液稀释,便于吸出。

(7)吸痰过程中,观察患者吸痰前后呼吸频率的改变,并注意吸出物的性质、颜色、量及黏稠度等,做好记录。

(8)吸痰毕,关上吸引器开关,将吸痰导管重新消毒或统一处理,将吸痰玻璃接管插入消毒液试管中浸泡。

4. 注意事项

(1)严格执行操作规程,治疗盘内吸痰用物每天更换 1～2 次,吸痰导管每次更换,勤做口腔护理。

(2)观察病情,观察气道是否通畅,患者的生命体征,吸出液的色、质、量。

(3)电动吸引器储液瓶内的液体应及时倾倒。

(4)使用呼吸机或缺氧严重者,吸痰前可加大氧流量,再行吸痰操作。

(5)吸痰动作轻柔,防止呼吸道黏膜损伤。

四、洗胃法

1. 目的

(1)清除胃内毒物或刺激物,减少毒物吸收,用于口服中毒患者。

(2)减轻胃黏膜水肿,用于幽门梗阻患者。

(3)手术或某些检查前的准备。

2. 方法

(1)口服催吐法:适用于清醒而能合作的患者;准备洗胃液 10 000～20 000ml,液体温度 25～38 ℃。

(2)漏斗胃管洗胃法:利用虹吸原理,排出胃内容物及毒物。漏斗距头部高度 30～50 cm。

(3)电动吸引器洗胃:利用负压吸引原理,吸出胃内容物和毒物。

方法:开动吸引器,吸出胃内容物。负压宜保持在 13.3 kPa 左右,留取第 1 次标本送检。关闭吸引器,夹紧储液瓶上的引流管,开放输液管,使溶液流入胃内 300～500ml。夹紧输液管,开放储液瓶上的引流管,开动吸引器。

(4)自动洗胃机洗胃法:能自动、迅速、彻底清除胃内毒物;通过自控电路的控制使电磁阀自动转换动作,分别完成向胃内冲洗药液和吸出胃内容物的过程。

3. 注意事项

(1)急性中毒患者应迅速采用口服催吐法,必要时进行洗胃,以减少毒物的吸收。

(2)当毒物性质不明时,洗胃溶液可选用温开水或生理盐水,待毒物性质明确后,再采用对抗剂洗胃。

(3)准确掌握洗胃禁忌证和适应证

1)适应证:非腐蚀性毒物中毒,如有机磷农药、安眠药、重金属类、生物碱及食物中毒等患者。

2)禁忌证:强腐蚀性毒物(如强酸、强碱)中毒、肝硬化伴食管胃底静脉曲张、胸主动脉瘤、近期内有上消化道出血及胃穿孔、胃癌等患者。昏迷患者洗胃应谨慎,可采用去枕平卧位,头偏向一侧。

(4)每次灌入量以 300～500 ml 为宜。注洗器洗胃每次注入洗胃液约 200 ml。灌入量与引出量应平衡。防灌入量过多,液体从口鼻腔涌出,引起窒息;或导致急性胃扩张,使胃内压增高,促进中毒物质进入肠道,增加毒物吸收;突然的胃扩张还可兴奋迷走神经,反射性地引起心搏骤停。

(5)为幽门梗阻患者洗胃时,需记录胃内潴留量,以了解梗阻情况。洗胃宜在饭后 4～6 h 或空腹时进行。

(6)洗胃中监测:观察患者面色、呼吸、脉搏、血压、抽出液的性质及有无腹痛等。如患者感到腹痛,灌洗出的液体呈血性或出现休克现象,应立即停止洗胃,并与医师联系,采取相应急救措施。

4. 常用洗胃溶液

(1)酸性物:洗胃溶液为镁乳、牛奶、蛋清水,蛋清水可黏附于黏膜表面或创面上,从而起到保护作用,并可减轻患者疼痛。禁用强酸药物洗胃。

(2)碱性物:洗胃溶液有 5% 醋酸、白醋、蛋清水、牛奶。禁用强碱药物洗胃。

(3)1605、1059、4049(乐果):洗胃溶液为2%～4%碳酸氢钠。禁用高锰酸钾溶液洗胃。

(4)敌百虫:洗胃溶液为1%盐水或清水、1∶15 000～1∶200 000高锰酸钾。禁用碱性药物。

(5)DDT、666:洗胃溶液用温开水或生理盐水洗胃,50%硫酸镁导泻。禁用油性泻药。

(6)巴比妥类(安眠药):洗胃溶液用1∶15 000～1∶20 000高锰酸钾。禁用硫酸镁导泻。

(7)灭鼠药(磷化锌):用1∶15 000～1∶20 000高锰酸钾,0.1%硫酸铜洗胃;0.5%～1.0%硫酸铜溶液每次10 ml,每5～10分钟口服1次,配合用压舌板等刺激舌根引吐。禁用鸡蛋、牛奶、脂肪及其他油类食物。

5. 选择洗胃溶液的注意事项

(1)1605、1509、4049(乐果)等禁用高锰酸钾洗胃,否则可氧化成毒性更强的物质。

(2)敌百虫遇碱性药物可分解出毒性更强的敌敌畏,其分解过程随碱性的增强和温度的升高而加速。

(3)巴比妥类药物采用硫酸钠导泻,是利用其在肠道内形成的高渗透压,而阻止肠道水分和残存的巴比妥类药物的吸收,促其尽早排出体外。硫酸钠对心血管和神经系统没有抑制作用,不会加重巴比妥类药物的中毒。

(4)磷化锌中毒时,口服硫酸铜可使其成为无毒的磷化铜沉淀,阻止吸收,并促使其排出体外。磷化锌易溶于油类物质,忌用脂肪性食物,以免促使磷的溶解吸收。

(5)氧化剂可将化学性毒物氧化,改变其性能,从而减轻或去除其毒性。

五、人工呼吸器的使用

1. 概念　人工呼吸器是进行人工呼吸最有效的方法之一,可通过人工或机械装置产生通气,对无呼吸患者进行强迫通气,对通气障碍的患者进行辅助呼吸。达到增加通气量,改善换气功能,减轻呼吸肌做功目的。常用于各种原因所致的呼吸停止或呼吸衰竭的抢救及麻醉期间的呼吸管理。

2. 简易呼吸器

(1)组成:由呼吸囊、呼吸活瓣、面罩及衔接管组成。

(2)操作步骤:先清除上呼吸道分泌物或呕吐物。患者头后仰,托起下颌,扣紧面罩。挤压呼吸囊,空气自气囊进入肺部;放松时,肺部气体经活瓣排出,一次挤压可有500～1000 ml空气进入肺内。以16～20次/分的速度,反复而有规律地进行,通气效果良好。

3. 人工呼吸机　人工呼吸机常用于各种原因所致的呼吸停止或呼吸衰竭的抢救以及麻醉期间的呼吸管理。

(1)呼吸机各个预置参数、通气参数:①呼吸频率(R)10～16次/分;②每分通气量(VE)8～10 L/min;③潮气量(Vr)10～15 ml/kg(范围在600～800 ml);④吸/呼比值(I/E)1/(1.5～2.0);⑤呼气压力(EPAP)0.147～1.96 kPa,一般<2.94 kPa;⑥呼气末正压(PEEP)0.49～0.98 kPa(渐增);⑦供氧浓度(FiO_2)30%～40%,一般<60%。

(2)观察通气量:通气量合适为患者吸气时胸廓隆起,呼吸音清晰,生命体征平稳。通气量不足为患者可出现烦躁不安、多汗、皮肤潮红、血压升高、脉搏加速。过度通气,患者可出现昏迷、抽搐等碱中毒症状。

(3)注意事项

1)观察病情变化:如原发病、自主呼吸恢复情况、生命体征、血气分析、电解质等。

2)气管插管套膜囊内注入35 ml空气,以防插管周围漏气。

3)注意呼吸机工作情况。

4)保持呼吸道通畅,湿化吸入气体,促进痰液排出。

5)预防和控制感染:呼吸机、病室空气、设备定期消毒。

6)加强营养,做好生活护理。

第二节　危重患者的护理

1. 常见的护理问题

(1)有误吸的危险,与意识障碍、咳嗽及吞咽反射减弱或消失等有关。

(2)有皮肤完整性受损的危险,与长期卧床、营养不良、意识障碍等有关。

(3)营养失调低于机体需要量,与机体分解代谢增强、摄入量减少有关。

(4)自理缺陷,与患者体力及耐力下降、意识障碍等有关。

(5)有受伤的危险,与意识障碍有关。

(6)尿潴留,与膀胱逼尿肌无力、缺乏隐蔽环境有关。

(7)完全性尿失禁,与意识障碍等有关。

(8)便秘,与摄入量减少、不活动等有关。

(9)排便失禁,与意识障碍、直肠括约肌失控、认知受损等有关。

(10)焦虑,与面临疾病威胁有关。

2. 危重患者的支持性护理

(1)严密观察病情变化:做好抢救准备,护士须密切观察患者的生命体征。

(2)保持呼吸道通畅。

(3)加强临床基础护理:①眼部护理;②口腔护理;③皮肤护理,做到"六勤一注意",即勤观察、勤翻身、勤擦洗、勤按摩、勤更换、勤整理,注意交接班。

(4)肢体被动锻炼:病情平稳时,应尽早协助患者进行被动肢体运动。

(5)补充营养和水分:应设法增进患者饮食,并协助自理缺陷的患者进食,对不能进食者,可采用鼻饲或完全胃肠外营养。

(6)维持排泄功能:协助患者大小便,必要时给予人工通便及在无菌操作下行导尿术。留置尿管者执行尿管护理常规。

(7)保持导管通畅:危重患者身上有时会有多根引流管,应注意妥善固定,防止逆行感染。

(8)确保患者安全:对谵妄、躁动和意识障碍的患者,要注意安全,合理使用保护具,防止意外发生。

(9)心理护理:危重患者常常会表现出各种各样的心理问题。

第4章

危重症救治技术

第一节 心肺复苏

一、心搏骤停

(一)定义

心搏骤停是指由于各种急性原因所致心脏有效排血功能的突然终止,引起全身严重缺血、缺氧。导致心搏骤停的病理生理机制最常见的是室性快速性心律失常(心室颤动和室性心动过速),其次为缓慢性心律失常或心室停顿,较少见为无脉搏性电活动(pulseless electrical activity,PEA)。心搏骤停发生后,由于脑血流的突然中断,10 s左右患者即可出现意识丧失,若及时采取正确、有效的复苏措施可获存活,否则将发生生物学死亡,罕见自发逆转者。

(二)病因

导致心搏骤停的原因可分为两大类:①心源性心搏骤停,因心脏本身的病变所致;②非心源性心搏骤停,因其他疾病或因素影响心脏所致。

1. 心源性心搏骤停　包括冠状动脉粥样硬化性心脏病、心肌病、心脏瓣膜病、心包疾病和继发性心脏病患者,如高血压心脏病、肺源性心脏病、甲状腺功能亢进性心脏病等。其中冠状动脉粥样硬化性心脏病及其并发症是引起心脏性猝死的最常见原因。

2. 非心源性心搏骤停　包括急性缺氧、窒息、严重水电解质紊乱与酸碱平衡失调、药物中毒、休克、外伤、低温、麻醉意外及迷走神经反射性心搏骤停等。麻醉与手术期间最常见各种原因所致缺氧和大量失血所引起的非心源性心搏骤停。

(三)心搏骤停的类型

1. 心室颤动(又称室颤)　心室肌发生极不规则的快速而又不协调的颤动;心电图表现QRS波群消失,代之以大小不等、形态各异的颤动波,频率为200～400次/分。若颤动波波幅高且频率快,较容易复律;若波幅低并且频率慢,则复律的可能性小,多为心脏停搏的先兆。

2. 心室停搏(又称心室静止)　心房、心室完全失去电活动的能力,心电图上房室均无激动波可见,呈一条直线或偶见 P 波。

3. 心电-机械分离　指心肌仍有生物电活动,而无有效的机械功能,断续出现慢而极微弱且不完整的"收缩"情况,心电图上有间断出现的宽而畸形、振幅较低的 QRS 波群,频率多在每分钟 20～30 次或以下。此时心肌无收缩排血功能,心脏听诊时听不到心音,周围动脉扪不到搏动。

以上 3 种类型,虽在心电和心脏活动方面各有特点,但共同的结果是心脏丧失有效收缩和排血功能,使血液循环停止而引起相同的临床表现。其中以心室颤动最为常见。

(四)临床表现与诊断

1. 临床表现

(1)意识突然丧失,呼之不应。

(2)大动脉(颈总动脉或股动脉)搏动消失。

(3)自主呼吸停止或呈叹息样。

(4)面色苍白兼有青紫。

(5)瞳孔散大。

(6)心音消失,血压测不出。

2. 诊断　根据患者意识突然丧失伴有大动脉(如颈动脉、股动脉)搏动消失就可确诊,并应立即进行初步急救。在实际工作中不应要求上述临床表现都具备齐全才确立诊断,不能因反复心脏听诊而浪费宝贵的抢救时间,也不可等待血压的测定和心电图证明而延误复苏救治的进行。

二、心肺脑复苏

心搏骤停患者的生存率很低,根据不同的情况,其生存率在 5%～60%。心搏骤停发生后,大部分患者将在 4～6 min 开始发生不可逆的脑损害,随后经过数分钟过渡到生物学死亡。心肺复苏(cardio pulmonary resuscitation,CPR)的成功率与抢救是否及时、有效有关,心搏骤停发生后应立即实施心肺复苏和尽早除颤,以提高复苏成功率。

(一)基础生命支持

基础生命支持(basic life support,BLS)又称初期复苏或现场急救。根据《2010 美国心脏协会心肺复苏及心血管急救指南》的要求,其主要内容包括循环支持、开通气道和人工呼吸,简称为 CAB(circulation,airway,breathing)。基础生命支持的适应证是呼吸骤停和心搏骤停,心搏骤停多发生在医院之外,需要在第一时间通知急救医疗系统。

1. 循环支持(circulation,C)　根据《2015 美国心脏协会心肺复苏及心血管急救指南》要求,取消"看、听和感觉呼吸",首先进行胸外按压,按压速率为每分钟 100～120 次。

(1)胸外按压:①固定恰当的按压位置,用手指按压靠近自己一侧的胸廓下缘;②手指向中线滑动,找到肋骨与胸骨连接处;③将手掌贴在患者胸骨的下半部,另一手掌重叠放在这只手背上,手掌根部长轴与胸骨长轴确保一致,保证手掌全力压在胸骨上,可避免发生肋骨骨折,不要按压剑突;④无论手指是伸直,还是交叉在一起,都不应离开胸壁。

有效按压的标准:①肘关节伸直,上肢呈一直线,双肩正对双手,以保证每次按压的方向与胸骨垂直;如果按压时用力方向不垂直,有可能造成身体滚动,影响按压效果;②对正常形体的患者,按压幅度为 5～6 cm;③每次按压后,放松使胸骨恢复到按压前的位置,血液在此期间可回流到胸腔,放松时双手不要离开胸壁,一方面使双手位置保持固定;另一方面,减少直接对胸骨本身的冲击力,以免发生骨折,按压频率为 100～120 次/分;④按压与放松间隔比为 1∶1,可产生有效的脑和冠状动脉灌注压;⑤按压周期内,保持双手位置固定,不要改变手的位置,也不要将手从胸壁上移开,每次按压后,使胸廓重新恢复到原来的位置。

按压及人工呼吸的频率:单人 CPR,按压/通气比率要求为 30∶2。双人 CPR,要求第 1 个抢救者进行胸外按压的同时,第 2 个抢救者施行开放气道。在开始做人工呼吸时,第 1 个 30 次胸外按压结束,按压/通气比率要求也为 30∶2。按压速率要求 100～120 次/分。

(2)单人 CPR

1)评价:确定患者是否无反应(拍或轻摇晃患者并大声呼唤)。

2)根据当地实际情况,及时呼救。

3)循环:快速检查循环及呼吸的体征,无循环征象,立即开始胸外按压。适当固定按压位置,以 100～120 次/分的频率连续按压 30 次,按压幅度为 5～6 cm,每次按压后,手不离开原来位置,使胸廓恢复至按压前的状态;开放气道后,缓慢吹气 2 次,再行胸外按压 30 次,完成 5 个 30∶2 的按压/通气周期。

4)呼吸:将患者安放在适当的位置,采用仰头抬颏法或托颌法开放气道。评价呼吸以确定是否无呼吸,还是通气不足。如患者无反应,但有呼吸,又无脊椎损伤时,将患者置于恢复体位,保持气道通畅。如患者无反应,也无呼吸,即开始人工呼吸,如人工呼吸无效,则应重新尝试。非专业人员应开始做胸外按压,按压/通气比率为30∶2。开放气道通气时,应查找咽部是否有异物,如有异物立即清除。每次通气时确保见到患者胸廓起伏,一经实施有效通气后,即判断循环状况。

5)重新评价:行4个按压/通气周期后,再检查循环体征,如仍无循环体征,应重新行CPR。已有循环体征,要检查有无呼吸;如有呼吸,将患者置于恢复体位,监护呼吸和循环状态;如仍无呼吸,但有循环体征,则继续以10~12次/分频率行人工呼吸,每隔几分钟检测1次循环;如无循环体征,继续行CPR按30∶2的按压/通气比率,无特殊情况,不得中断CPR。如果恢复充分的自主呼吸,循环体征也存在,则将患者置于恢复体位。

6)复苏人员的替换:现场有另一名急救人员时,可先呼救,而在第1名急救人员疲劳时,可替换第1名继续行CPR,但应尽可能缩短CPR的中断时间,当第2名急救人员到达时,第1名应检查患者的反应、呼吸和循环体征,再决定是否继续CPR。

(3)双人CPR:双人CPR时,一人位于患者身旁,按压胸部,另一人仍位于患者头旁侧,保持气道通畅,监测颈动脉搏动,评价按压效果,并进行人工通气,按压频率为100~120次/分,按压/通气比率为30∶2。

双人CPR中的再评价:急救人员必须监护患者的情况,以评价急救效果,进行通气的急救人员负责监护呼吸和循环体征。为评价胸外按压的效果,第1名做胸外按压期间,另一名负责检查脉搏,为确定患者是否恢复自主呼吸和循环。先行2 min按压/通气后,停止按压进行检查,时间为5~10 s,以后每2分钟再次判断脉搏。

2. 开放气道(airway,A)　患者无反应或无意识时,肌张力下降,舌体和会厌可能把咽喉部阻塞,舌又是造成呼吸道阻塞最常见的原因,因为舌附在下颌上,因此把下颌向上抬,使舌离开咽喉部,使气道打开。有自主呼吸,吸气时气道内呈负压,也可将舌、会厌或两者同时吸附到咽后壁,产生气道阻塞。如无颈部创伤,就可以采用仰头抬颏法开放气道,并清除患者口中的异物和呕吐物,用指套或指缠纱布清除口腔中的液体分泌物;清除固体异物时,一手按压开下颌,另一手示指抠出异物。

(1)仰头抬颏法:为完成仰头动作,应把一只手放在患者前额,用手掌把额头用力向后推,使头部向后仰,另一只手的手指放在下颏骨处,向上抬颏,使牙关紧闭,下颏向上抬动,勿用力压迫下颌部软组织,否则有可能造成气道梗阻,避免用拇指抬下颌。开放气道后有助于患者自主呼吸,也便于CPR时口对口呼吸。如果患者义齿松动,应取下,以防脱落阻塞气道。

(2)托颌法:把手放置在患者头部两侧,肘部支撑在患者躺的平面上,握紧下颌角,用力向上托下颌,如患者紧闭双唇,可用拇指把口唇分开。如果需要行口对口呼吸,则将下颌持续上托,用面颊贴紧患者的鼻孔。此法效果肯定,但费力,有一定技术难度。对于怀疑有头、颈部创伤患者,此法更安全,不会因颈部动作而加重颈部损伤。

3. 人工呼吸(breathing,B) 开放气道后,观察患者胸部有无起伏动作,判断及评价时间控制在 5~10 s。

大多数呼吸或心搏骤停患者均无呼吸,偶有患者出现异常或不规则呼吸,或有明显气道阻塞征的呼吸困难,这类患者开放气道后即可恢复有效呼吸。开放气道后发现无呼吸或呼吸异常时,应立即实施人工通气,如果不能确定通气是否异常,也应立即进行人工通气。

(1)口对口呼吸:口对口呼吸是一种快捷有效的通气方法,呼出气体中的氧气足以满足患者需求。人工呼吸时,要确保气道通畅,捏住患者的鼻孔,防止漏气,急救者用口唇把患者的口全罩住,呈密封状,缓慢吹气,每次吹气应持续 2 s 以上,确保呼吸时胸廓起伏,如急救者只人工呼吸,那么,通气频率应为 10~12 次/分。开始人工通气次数拟为 2~5 次。

(2)口对鼻呼吸:在对患者不能经口呼吸时应推荐采用口对鼻呼吸,如牙关紧闭不能开口、口唇创伤、口对口呼吸难以实施。救治溺水者最好应用口对鼻呼吸方法,只要患者头一露出水面即可行口对鼻呼吸。口对鼻呼吸时,将一只手置于患者前额后推,另一只手抬下颏,使口唇紧闭。用口封罩住患者鼻子,深吹气后口离开鼻子,让呼气自动排出。必要时,间断使患者口开放或用拇指分开口唇,这对有部分鼻腔阻塞的患者呼气非常重要。

(3)口对通气防护装置呼吸:在工作场所,推荐使用有防护装置的通气,以防疾病相互传播。目前有 2 类装置——口对面罩和面部防护板。口对面罩是单向阀门,因此,患者呼出气进不到急救者的口中;面部防护板没有呼吸阀门,患者呼出气位于患者面部的防护板之间,通气装置气流阻力要低,以免影响患者呼气。

(4)球囊面罩通气:球囊面罩可提供正压通气,一般球囊充气容量约为 1000ml,足以使肺充分膨胀,但急救中挤压气囊难保不漏气,因此,单人复苏时易出现通气不足,双人复苏时效果较好。双人操作时,一人压紧面罩,一人挤压皮囊通气。

(5)环状软骨压迫法:用力压迫患者的环状软骨,向环状韧带压迫,使气管后移向后压住食管开口,以减轻胃胀气、胃内容物反流和误吸的危险,只有在患者意识丧失时才能应用此法。而且,只有双人或 3 人 CPR 时才能用此法,即一人通气,一人胸外按压,一人按压环状软骨,其技术操作如下。①用示指寻找并固定甲状腺韧带(喉结);②示指沿甲状腺韧带茎部下滑并触及环状软骨下缘;③拇指和示指用中等力量把环状韧带向后压,无胸外按压的人工通气,每分钟 10～12 次。

(6)恢复体位:如果在复苏中或之后患者恢复呼吸和循环体征(脉搏、正常呼吸、咳嗽或活动),应继续维持呼吸道通畅,此时,患者应处于恢复体位。

对无反应,但已有呼吸和循环体征的患者,也应采取恢复体位。因为,如患者继续取仰卧位,患者的舌、黏液、呕吐物有可能梗阻气道,采取侧卧位后可预防此类情况。没有哪一种体位能适用于所有患者,决定采取何种体位,可按以下 6 条原则:①患者尽量取正侧位,头部侧位便于引流;②体位应该稳定;③避免胸部受压,以免影响呼吸;④需侧卧时尽可能侧向易恢复仰卧位侧,并估计到颈部脊髓损伤的可能;⑤应易于观察通气情况,便于气道管理;⑥体位本身不应造成患者进一步损伤。

特别强调,因不当地转动体位可进一步加重患者的损伤,如有创伤或怀疑创伤,只有在气道难以维持通畅时,才转动患者体位开放气道。对肢端血流受损的患者,要密切监护,若患者恢复体位超过 30 min,要把患者转动到另一侧,以免造成肢体压伤。

(二)脑复苏

1. 复苏时限 以往认为心脏停搏 4 min 以上,脑细胞即发生不可逆转的损害。现在证明脑缺血缺氧长达 20 min 仍可能恢复,提示人们不应放弃而应积极抢救患者。但是,时间越长,脑组织继发性损害越严重,恢复的概率越小。

2. 亚低温脑复苏 降温可降低脑代谢和氧耗量,减少氧自由基清除剂的消耗,抑制脂质过氧化酶的产生,抑制兴奋药神经递质的合成和释放,从而保护和改善神经系统功能,降低神经系统病残率。有研究表明,CPR 同时或自主循环恢复后立即给予亚低温(肛温 34～36 ℃)治疗,可明显改善神经功能,但在 <33 ℃ 的低温情况下,则会抑制脑功能,降低心排血量,抑制机体反射功能,故必须控制好温度。

3. 体外循环用于脑复苏 体外循环本身使心搏骤停期间心脏的泵功能得以功能上的恢复,有利于神经功能的恢复。但其价格昂贵、技术要求高及其并发症的发生限制了体外循环的使用。

4. 糖、平衡液和皮质激素治疗脑水肿的问题 无论是颅脑损伤或是循环骤停后所致的脑水肿,常使用高渗糖溶液来治疗,而平衡液或生理盐水则被视为禁忌治疗。但多年大量的实验和临床研究证明,上述观点是错误的。现在认为脑水肿的早期应首选平衡液,不宜使用 5% 或 10% 葡萄糖注射液,禁忌使用 50% 葡萄糖注射液,因为输入葡萄糖注射液会增加脑组织内乳酸堆积,加重脑水肿和神经元损伤,并且也不主张大剂量使用激素。

(三)体外自动除颤

心搏骤停时最常见的心律失常是心室颤动,而终止心室颤动最有效的方法就是电除颤,成功除颤的机会转瞬即逝,不进行除颤数分钟后就可能转为心脏停搏。如果能在发生心搏骤停后 6~10 min 行电除颤,许多成年患者可无神经系统损害,若除颤后立即进行 CPR,复苏成功率更高。及时的 CPR 虽可以维持脑和心脏功能,可延长心室颤动持续时间,但 CPR 却不能将心室颤动转为正常心律。所以,除颤的时机是治疗心室颤动的关键,每延迟除颤 1 min,复苏成功率下降 7%~10%。

1. 体外自动除颤(AED)的操作　使用体外自动除颤操作前,须首先判断是否有特殊情况,包括:患者在水中,为 8 岁以下或体重<25kg 的儿童,敷有外用药,以及患者装有起搏器或埋藏式自动心脏除颤仪。患者仰卧,体外自动除颤仪放在患者左侧进行除颤操作,这样方便安放电极,同时可另有人在患者右侧实施 CPR。AED 的 4 步操作法如下。

(1)接通电源:打开电源开关,方法是按下电源开关或掀开显示器的盖子,仪器发出语音提示,指导操作者进行以下步骤。

(2)安放电极:迅速把电极片粘贴在患者的胸部,一个电极放在患者右上胸壁(锁骨下方),另一个放在左乳头外侧,上缘距腋窝 7 cm 左右,在粘贴电极片前停止 CPR。若患者出汗较多,应事先用衣服或毛巾擦干皮肤。若患者胸毛较多,会妨碍电极与皮肤的有效接触,可用力压紧电极,若无效,应剔除胸毛后再粘贴电极。

(3)分析心律:急救人员和旁观者应确保不与患者接触,避免影响仪器分析心律。心律分析需要 5~15 s。如果患者发生心室颤动,仪器会通过声音报警或图形报警提示。

(4)电击除颤:按"电击"键前必须确定已无人接触患者或大声宣布"离开"。当分析有需除颤的心律时,AED 往往会自动充电,并有声音或指示灯提示。第 1 次电击后,立即开始 CPR。每 2 分钟后 AED 会再次自动分析心律,若心律仍为心室颤动,AED 发出提示并自动充电,再次进行除颤。《2010 美国心脏协会心肺复苏及心血管急救指南》支持进行单次电击、之后进行心肺复苏而不是连续电击。

2. 电击指征　重新出现心室颤动,患者的循环仍未恢复,复苏者应立即实施 2min 的 CPR,若心律仍为心室颤动,则再行电除颤,然后再行 2 min 的 CPR,直至仪器出现"无电击指征"信息或行高级生命支持。

3. 无除颤指征

(1)无循环体征:AED 仪提示"无除颤指征"信息,要检查患者的循环体征,如循环仍未恢复,继续行 CPR。3 个"无除颤指征"信息提示成功除颤的可能性很小。因此,行 2 min 的 CPR 后,需再次行心律分析。心律分析时,停止 CPR。

(2)循环体征恢复:如果循环体征恢复,检查患者呼吸,如无自主呼吸,即给予人工通气,每分钟 10~12 次/分;若有呼吸,将患者置于恢复体位,除颤器应仍连接在患者身体上,如再出现心室颤动,AED 仪会发出提示并自动充电,再行电除颤。

4. 除颤波形和能量水平　除颤器释放的电流应是能够终止心室颤动的最低能量。能量和电流过低则无法终止心律失常,能量和电流过高则会导致心肌损害。目前 AED 仪包括 2 类除颤波形:单相波和双相波,不同的波形对能量的需求有所不同。一般建议双相波形电除颤。

5. CPR 和 AED 仪联合应用　患者发生心搏骤停,急救人员应立即联合实施 CPR 和 AED 的操作。大部分情况下,心搏骤停复苏时常需要 2 名或更多的急救人员。一般包括以下 3 项:①启动急救医疗组织(EMS)系统;②实施 CPR;③实施 AED 操作。

电除颤成功使呼吸和循环恢复后,应将患者置于恢复体位,并继续连接 AED 的操作行连续监测,密切观察患者的呼吸和循环体征。

三、心肺复苏新进展

(一)《2005 美国心脏协会心肺复苏及心血管急救指南》摘要

2005 年国际复苏联盟(ILCOR)和美国心脏病协会(AHA)重新修订了"国际心肺复苏(CRP)及心血管急救(ECC)2000 年指南",以使心搏骤停患者生存率得到提高。《2005 美国心脏协会心肺复苏及心血管急救指南》中的主要变化如下。

1. 有效的心搏按压　心搏骤停时要求急救人员要"用力而快速地按压",按压频率达 100 次/分,且按压后要使胸廓完全恢复到正常位置,按压/放松时间大致相等。同时尽量减少中断胸外按压时间。为了快速确定按压位置,可采取两乳头连线中点的办法,此点在《2000 美国心脏协会心肺复苏及心血管急救指南》中未着重强调。

2. CPR 按压/通气比　建议从婴儿至成年人,所有单人 CPR 时,按压/通气比均为 30:2。而《2000 美国心脏协会心肺复苏及心血管急救指南》中建议成年人 CPR 按压/通气比为 15:2,而婴儿和儿童 CPR 时,按压/通气比为 5:1。

3. 人工呼吸　每次人工呼吸应为 1 s 以上,急救人员应见到胸部起伏,为避免过度吹气或过度用力,在吹气前不要深吸一口气。而《2000 美国心脏协会心肺复苏及心血管急救指南》中,仅建议有氧或无氧人工呼吸,每次吹气 1 s 或 1~2 s。

4. 现场电除颤　需电除颤时,只给 1 次电击,而后即进行 CPR,应在给过 5 组 30:2 的 CRP(约 2 min)后,再检查患者的心律。《2000 美国心脏协会心肺复苏及心血管急救指南》中对需要"电击"的心搏骤停患者,给连续 3 次点击,其间不进行 CPR,并在电击前后都要检查心律。

5. 建议自动体外除颤（AED） 可用于1岁以上儿童,但尚证据不足以建议或反对 AED 用于1岁以下儿童。

(二)《2010美国心脏协会心肺复苏及心血管急救指南》摘要

《2005美国心脏协会心肺复苏及心血管急救指南》中强调高质量胸外按压的重要性,但是相关研究表明:①尽管实施《2005美国心脏协会心肺复苏及心血管急救指南》后心肺复苏质量已提高且存活率已上升,但胸外按压的质量仍然需要提高;②各个急救系统(EMS)中的院外心搏骤停存活率相差较大;③对于大多数院外心搏骤停患者,均未由任何旁观者对其进行心肺复苏。为此,《2010美国心脏协会心肺复苏及心血管急救指南》主要是针对所有施救者(医务人员或非专业施救者)的基础生命支持(BLS)问题做出了一些更改建议,以尝试解决这些问题,同时也提出了有关重视心搏骤停后治疗的新建议,以提高心搏骤停的存活率。《2010美国心脏协会心肺复苏及心血管急救指南》继续强调实施高质量心肺复苏,更改要点如下。

1. 强调胸外按压。对于经过培训以及未经过培训的施救者,都需要强调胸外按压。如果一名旁观者未接受过心肺复苏培训,则该旁观者应该为突然倒下的成年人进行单纯性胸外按压的心肺复苏(仅按压),即强调在胸部中央用力快速按压,或者按照急救调度员的指令操作。施救者应继续实施单纯胸外按压的心肺复苏,直至自动体外除颤仪(AED)到达且可供使用,或者急救人员已接管患者。

2. 心肺复苏程序变化:在通气之前开始胸外按压,C-A-B 代替 A-B-C。

3. 取消"看、听和感觉呼吸"在进行30次按压后,单人施救者开放患者的气道并进行2次人工呼吸。

4. 胸外按压速率要求至少100次/分。

5. 胸外按压幅度:应将成年人胸骨按压至少5 cm。

第二节 人工心脏起搏

人工心脏起搏器由电子脉冲发放器和电子脉冲传导器(导线电极)组成。由电子脉冲发放器发放一定形式的脉冲,经导线和电极的传导刺激心肌,使心肌产生兴奋、传导和收缩,从而完成一次有效的心脏搏动。

起搏技术真正应用于临床并挽救患者生命的先例始于1952年,当时采用电脉冲发生器,电流通过胸壁刺激心脏而使之起搏。20世纪80年代后期,起搏工业有了突飞猛进的发展,现代的起搏器已经具备能根据患者活动情况自动调节起搏频率;根据患者起搏阈值自动调节能量输出;起搏器与程控仪实现了实时双向遥测,起搏器不仅能起搏心脏,而且还能记录心脏的活动情况,供医师诊断疾病和根据具体情况调整起搏参数时作参考。

一、常见起搏器的类型

1. 非程控或带少量程控参数的单腔起搏器不能改变工作参数或仅能以磁铁改变极少量的工作参数;无实时遥测功能;无诊断功能;一般只能用于心室。因不能根据患者具体情况改变工作参数,不符合人体正常的生理需要,可导致严重的并发症甚至死亡,故临床上现已基本被淘汰。

2. 可双向实时遥测的起搏器能用程控器双向实时遥测,即可根据患者的具体情况调节工作参数,并可实测起搏器及电极系统的工作状态。此类起搏器有单纯用于心室起搏或心房起搏的价格较便宜的单腔起搏器,也有同时起搏心房和心室的双腔起搏器。

3. 频率适应型起搏器在双向实时遥测起搏器的基础上增加了频率感知器,能根据患者活动情况及时自动地调整起搏频率,更符合患者的实际情况,但价格较高。

4. 自动阈值夺获型起搏器时刻检测起搏阈值,根据阈值自动调整起搏能量输出。此类起搏器常带有更多诊断功能,包括连续记录描绘阈值变化。使用时极其安全,并能节约大量能量,延长起搏器使用寿命,减少更换起搏器的次数,免去患者手术痛苦且性能价格比较高。

5. 自动型起搏器发展的趋势是能根据患者自身的特点及活动情况自动调节工作参数,符合人体生理需要,并能记录多项诊断和监测参数,但价格较高。

二、起搏器的命名

1974年,起搏器使用统一的3位编码法,后来由于多功能程控器和抗心律失常起搏器的出现,1980年扩展为现在通用的5位编码。

第1位:表示起搏心腔。V:心室,A:心房,D:双腔,O:没有。

第2位:表示感知心腔。V:心室,A:心房,D:双腔,O:没有。

第3位:表示感知形式。T:触发,I:抑制,D:触发和抑制功能兼有,O:没有。

第4位:表示程控功能(频率调制)。P:程控频率和(或)输出功能,M:多功能程控,C:通信功能(遥测),R:频率应答,O:没有。

第5位:抗心动过速功能。P:抗心动过速,S:电击,D:抗心动过速和电击功能,O:没有。

举例:VVI,表示心室起搏,心室感知,R波抑制型。DDD,表示双腔起搏,双腔感知,R 波抑制及 P 波触发型,又称全自动型起搏器。AAIR 或 VVIR,表示频率应答式 P 波或 R 波抑制型起搏器。OOOPD,埋藏式程控心脏复率除颤器。

三、适应证

根据患者病情的需要,起搏器可分为临时起搏器和永久起搏器 2 种。前者多用于急症抢救,也常成为永久起搏器的第一阶段。

(一)临时起搏的适应证

临时起搏具有起效迅速、患者能耐受、效果稳定、并发症少等优点,故较多地应用于临床救治垂危患者。

1. 急性心肌梗死并伴有下列情况之一者,二度Ⅱ型房室传导阻滞、三度房室传导阻滞、完全性左束支或右束支传导阻滞、交替性左束支或右束支传导阻滞、心动过缓而伴有症状(如胸痛、气促、头晕、乏力等)、心室率<45 次/分、心动过缓所致的心律失常、完全性左束支阻滞拟做漂浮导管检查。

2. 急性心肌炎(病毒性心肌炎、风湿性心肌炎、白喉或伤寒等引起的心肌炎)引起的二度Ⅱ型房室传导阻滞者,或病态窦房结综合征伴有晕厥先兆,如明显头晕、一过性黑矇、一过性意识消失者。

3. 药物中毒或电解质紊乱(如洋地黄中毒、抗心动过速药物过量、高血钾等)引起的二度Ⅱ型以上的房室传导阻滞、病态窦房结综合征伴有晕厥先兆。

4. 心脏外伤或外科手术后的二度Ⅱ型以上的房室传导阻滞、病态窦房结综合征或术后预计有低排血量、低血压或休克、充血性心力衰竭者,可预防性地做临时起搏。

5. 顽固性快速性心律失常,药物难以治疗或不宜做心脏电复律者。

6. 在用永久性起搏器前或在更换永久性起搏器时做紧急过渡起搏。

7. 心室起搏、心肌电-机械分离时的床边紧急起搏。

(二)永久心脏起搏器的适应证

1. 病态窦房结综合征:可表现为窦性停搏、二度Ⅱ型窦房传导阻滞、慢快综合征、心率<45 次/分的窦性心动过缓等患者。

2. 慢性二度以上的房室传导阻滞。阻滞点在房室结以下,表现为逸搏频率<45 次/分、逸搏 QRS 波群为室性图形、替代起搏点不稳定者或患者有明显症状者。

3. 慢性心房颤动伴较缓慢的心室率,或经常出现心搏长间隙,有明显症状者。

4. 束支传导阻滞引起的间歇性三度房室传导阻滞患者。

5. 颈动脉窦综合征引起的发作性晕厥患者。

6. 潜在性或轻度的窦房结或房室结病变合并各种顽固性心动过速需用药物治

疗者。

7. 心功能不全或缺血性心脏病患者,需要有较可靠的心率以维持满意的血流动力学效应和心肌氧平衡者。

四、永久性起搏器置入术后的护理

(一)术后注意事项

1. 术后需心电监护24~48 h,观察起搏器的工作状况和起搏器与心脏的磨合是否和谐。有条件者应转入监护病房,进行不间断监护。

2. 术后局部宜用沙袋加压4~6 h,以防局部皮下形成血肿。

3. 注意体温变化及切口愈合情况,防止感染。术后常规应用抗生素3~5 d。

4. 术后3~5 d,患者需取半卧位或高枕平卧位,搬动患者应肩臀同步平衡抬起,以防止起搏电极脱位。

5. 术后如有胸闷、胸痛、面色苍白、出冷汗等症状,可能为心肌穿孔,应及时联系医务人员,以利抢救。

6. 术后应尽早在床上做肢体活动,防止肢体发生失用性萎缩,如握拳、摇手、弯肘、抬腿及非手术侧肩关节的运动,当然,要限制术侧上臂的运动。

7. 术后1个月内,避免大幅度的转体活动及上臂向上向后大幅度运动(如梳头、举物过头)等动作,易造成电极脱位。

8. 安装永久性起搏器后,一般不会影响使用常用的家用电器,如微波炉、电热锅等。

9. 移动电话对起搏器有一定的干扰作用,平时不要将移动电话放在离起搏器很近的衣袋里;如果起搏器安装在右胸,那么请在左侧拨打或接听移动电话。

10. 通过机场安检时,请向安检人员出示安装起搏器的有关证明。安检不影响起搏器的正常工作。

11. 在操作电焊或发动汽车时,可能会影响起搏器正常工作,如有头晕、眼花、心悸等症状,应尽快停止操作并及时远离。

12. CT对起搏器无影响。MRI(磁共振成像)应尽量避免。体外震波碎石可干扰甚至造成起搏器的永久损害。

13. 理疗:禁止短波透热,避免微波透热。

(二)术后随访

在医院安装好永久起搏器后,并不代表完全的康复,还需按时回医院进行随访。出院后每2周随访1次,共3次;以后3个月内每个月随访1次;起搏器功能正常者,可延长至每3~6个月随访1次。起搏器临近失效期,随访时间应缩短。随访的时间应结合起搏器质量及患者的依赖性而定。具体的随访内容如下。

1. 认真做好记录,正确填写随访卡　随访卡正面记录安装起搏器时的情况,包括简要的病史、诊断、心律失常类型、手术日期,以及起搏器厂家、型号、系列号、起搏方式、频率及脉宽。背面及续页记录每次随访的情况。

2. 病史和体检　医师主要了解上次就诊以来的病情变化,如有无大脑供血不全所致的眩晕、一过性黑矇及晕厥等。体检主要看心率及节律。随访早期还应注意起搏器埋藏处局部的情况。

3. 埋藏起搏器的简易测定　测定起搏器的脉宽和频率,以估计起搏器的工作状态。

4. 心电图　一般每3~6个月做1次。

5. X线胸部透视或X线片　每年1次,以观察电极有无移位、断裂、心脏穿孔和脉冲发生器局部固定情况。

6. 磁铁频率试验　常用于估计起搏器电能。如频率比原来少10%,则提示电能将耗竭;当自身频率超过按需起搏频率时,可测试起搏功能。

7. 胸壁刺激法　测定感知功能。

8. 用程控仪遥测　可测定起搏器的众多参数,可对埋藏式起搏器的工作状态一目了然。

9. 电话传出监护　利用一个附加装置,通过电话线的联系,记录心电图,可了解起搏器功能,免去患者往返门诊的不便。

五、并发症

(一)与手术相关的并发症

1. 感染　局部有积血淤滞或脓肿形成时,应积极处理,抽去淤血或局部切开排脓,并加用抗生素治疗。全身感染的发生率很少,一旦确认,应积极应用抗生素,避免发展成感染性心内膜炎。

2. 出血　常见切口或囊袋渗血,也可有囊袋小动脉出血和电极插入口静脉出血。一般采取术前停用抗凝血药、术中可靠止血及术后沙袋压迫等方法多可避免。术后若出现囊袋血肿,则应在严格消毒下穿刺抽吸血肿。

3. 皮肤压迫性坏死　慢性感染、囊袋过浅、囊袋张力过高、皮肤过敏或瘦人及皮肤过薄,均是形成皮肤压迫性坏死的因素。一旦发生,宜及早更换起搏器的位置及切除坏死组织。

(二)起搏电极相关并发症

1. 心律失常　安放电极时,可引起室性期前收缩、室性心动过速,甚至心室颤动。静脉给予利多卡因或异丙肾上腺素治疗,并做好电复律及临时起搏的准备。

2. 导管电极移位　右心腔过大、电极张力不足、体位变化及同侧上肢活动幅度过大,均易导致电极移位。最常发生于1周内,表现为间歇起搏或不起搏、起搏状态受体位影响。胸部X线片可见导管电极位置改变。一旦电极发生移位,宜及早切开伤口,复位电极。

3. 膈肌刺激　若导管电极张力过大,电极靠近膈面心室壁,则可刺激膈肌与心脏同步收缩,患者出现腹壁跳动或呃逆。改进方法:先试着调低电压,若无效,则需切开伤口回撤电极少许,若仍无效,则需重新安放定位电极。

4. 心肌穿孔　安放电极时操纵粗钢丝用力过猛或患者心室扩大而电极张力过大,均可致心肌穿孔。表现为左下胸痛、心脏不起搏而胸腹壁随起搏脉冲跳动。电极可穿入左心室,也可穿至心外膜。X线胸片显示电极位置异常。一旦确诊,应将电极及早撤回心腔,重新定位,一般很少引起心脏压塞。

5. 起搏阈值增高　起搏器安置后1～2周阈值可增高2～3倍,1个月后可稳定在初始阈值的2倍,此为生理性阈值升高,一般不影响起搏功能,系电极与心内膜接触点炎症、水肿所致。若影响起搏功能则可调高起搏电压或适当增加脉宽。

6. 导管电极裂损　导管裂损易发生在经常弯曲处,表现为间歇起搏或不起搏,或裂损处漏电致局部肌肉跳动。应及时更换导管电极。

(三)起搏器本身相关的并发症

1. 感知不良　起搏器不能感知自身心律,出现竞争心律,为感知不良。可通过程控仪下调感知灵敏度,以期改善。

2. 感知过度　若R波抑制型起搏器对T波感知,呈R波和T波共同抑制,使起搏频率过慢,称为感知过度。肌电波和高频电磁波也可被起搏器感知而抑制起搏功能。上调干支灵敏度值可纠正。

3. 起搏频率减慢(或增快)　若起搏频率较程控频率减慢(或增快)≥5次/分,称起搏频率减慢(或增快)。减慢多由电源不足引起。突然增快>120次/分者,情况危急,可致心室颤动,需及时更换起搏器。

(四)其他并发症

1. 起搏器依赖　停止起搏后,无自身心搏或自身心室逸搏间期≥3 s或自身心搏极慢不足以维持循环功能者,称为起搏器依赖。病态窦房结综合征或房室传导阻滞者均可产生起搏器依赖,其依赖程度可用胸壁试验测知。完全依赖者,如需更换起搏器,最好在临时起搏保护下进行。

2. 起搏器综合征　见于心室起搏者,由心排血量下降、房室收缩不同步或房室逆传等综合因素所致。表现为乏力、头晕、心悸、晕厥和低血压等。严重者需更换心房同步起搏器或房室顺序起搏器后可消除。

3. 起搏器介导性心动过速　临床上主要见于房室同步双腔起搏器。起搏器介导性心动过速由起搏器引起,又由起搏器维持。以房室折返性心动过速最常见。一旦确诊,可程控降低 P 波感知灵敏度或将 DDD 方式程控为 DDI 型或 DVI 型。

第5章

临床常见危重症护理

第一节 颅脑外伤救护

颅脑损伤包括颅伤和脑伤。颅伤是指头颅部软组织损伤和颅骨骨折,脑伤是指以脑损伤为主的各种颅内组织损伤。两者常同时存在,且相互影响。对患者影响最大,决定其预后的是脑损伤。在我国,因创伤致命的伤员中50%以上与颅脑损伤有关,在交通事故中因颅脑创伤而死亡的人数占首位。因此,早期诊断、及时救治和正确处理是提高颅脑损伤救治效果的关键。

一、临床表现

(一)病史

重点了解致伤原因、暴力大小、作用方式和着力部位。

(二)意识变化

意识障碍的程度和时间可反映脑损伤的严重程度,意识状态也是反映脑功能恢复的重要指标。临床上采用国际通用的格拉斯哥昏迷分级(Glasgow coma scale,GCS)计分法来确定颅脑损伤昏迷程度和创伤程度。

在临床应用GCS评分时不仅要看患者一时的意识变化,更应注意GCS评分的变化趋势。进行性意识障碍是继发性颅内血肿重要的早期表现,尤其是意识清醒患者的超早期意识变化,精神状态的异常,实际上是意识变化的先兆,患者从抑制状态转为兴奋状态,或从兴奋状态转为抑制状态,都提示意识状态开始变化。特别对出现异常躁动或出现嗜睡加深的患者,常表明有颅内压增高和继发颅内血肿的可能,应引起高度警惕。

(三)症状及体征

1. 头痛与呕吐 频繁的呕吐、进行性加重的剧烈头痛常为颅内压急剧增高的早期表现,应警惕颅内血肿和脑疝的发生。一般头部伤后早期头痛多较局限或以伤部为主。若头痛扩散到整个头部或双额颞部、颈枕部、双眼眶部,伴有眼球胀痛、畏光,特别是有一侧为主的双眼持续胀痛并加剧,应怀疑有颅内血肿的可能。

2. 生命体征　颅内压升高时,典型的生命体征变化是"二慢二高"(脉搏慢、呼吸慢、血压高和体温高),一般急性颅内压升高时以血压改变较为明显。早期出现呼吸抑制和节律紊乱,则是颅后窝血肿的表现。若伤后即有高热,常是下丘脑或脑干损伤的症状。而伤后数日体温增高常提示有感染性合并症。伤后立即或迅速出现的生命体征改变常是脑干损伤的征象。

3. 头部体征　着力点有巨大血肿者,应疑有颅骨骨折。

(1)颅前窝骨折:主要表现为眼球结膜下出血,眼睑皮下淤血,酷似"熊猫眼"或称"眼镜征",脑脊液鼻漏,还可有嗅觉丧失和视力障碍。

(2)颅中窝骨折:表现为耳道流血性液、脑脊液耳漏、口角歪斜和听力障碍。

(3)颅后窝骨折:主要表现为耳后乳突区皮下瘀斑、咽后壁黏膜淤血肿胀等。也可能伴有饮水与吞咽呛咳,伸舌偏斜等后组脑神经损害症状。

(4)其他:在着力点以外出现肿胀,尤其在枕顶部着力,颞肌腱膜下肿胀,常提示颞部有骨折,可能并发有硬膜外血肿。

4. 神经体征

(1)瞳孔变化:瞳孔变化对颅脑损伤有重要的临床意义。一侧瞳孔对光反应迟钝和(或)睫毛反射迟钝,是该侧动眼神经损伤的早期表现。双侧瞳孔散大,对光反应消失,眼球固定伴深昏迷或去大脑强直多为原发性脑干损伤或临终前的表现。双侧瞳孔散大或缩小,或大小多变、形状不整是脑干损害的表现。双眼同向凝视,提示额中回后部损伤,眼球震颤可见于小脑或脑干损伤。

(2)运动反射改变:伤后立即出现运动障碍是原发性脑损伤所致。伤后无运动改变,随着病情变化而出现运动障碍者,则提示有继发性损害。

(3)脑膜刺激征:伤后即出现脑膜刺激征是蛛网膜下腔出血的表现,颈项强直或有强迫头位而无下肢症状时,是颅后窝损伤的表现。

(四)辅助检查

1. 头颅 X 线摄片　凡条件允许者均应拍摄头颅正位 X 线片,必要时摄枕骨位 X 线片、切线位 X 线片,为诊断颅骨骨折提供有力依据。

2. CT 扫描　CT 扫描具有快速、安全、可靠的特点,是诊断颅脑损伤的重要手段,应尽早采用。CT 检查不仅要观察颅内血肿、脑挫裂伤和脑水肿本身的表现,更应注意脑室的形态、大小、中线结构有无移位及移位程度。

3. MRI 检查　MRI 检查对某些颅脑损伤后改变的诊断有独特的作用,但不能代替CT检查。急性期的诊断价值不如CT。

4. 诱发电位检查　对判断颅脑损伤的伤情和部位有重要价值。

5. 脑血管造影　无CT检查条件下可用,对诊断脑外血肿,如亚急性或慢性硬膜下血肿、外伤性血管病变有一定的作用。

二、急救措施

1. 询问伤情,了解患者有无昏迷、昏迷时间长短、有无中间清醒期、近期遗忘、呕吐等。检查瞳孔、血压、呼吸、脉搏,按颅脑损伤的程度将患者安置于抢救室或监护室。

2. 保持呼吸道通畅,吸氧,监测呼吸功能,必要时行气管插管或气管切开,进行机械通气。定时吸除呼吸道分泌物,确保气道通畅。

3. 迅速建立有效的静脉大口径通道,做好配血、验血准备。

4. 控制脑水肿、降低颅内压可选用20%甘露醇250 ml(根据病情需要酌情加呋塞米)30 min内快速静脉滴注,也可遵医嘱应用大量激素、白蛋白。

5. 开放性颅脑损伤患者,原则上尽早争取在伤后6 h内进行清创缝合,最迟不超过72 h。有颅内血肿者可钻颅抽吸或开颅清除血肿。对病情危重或脑受压症状明显者应紧急手术抢救。头部出血量大,伴出血性休克时,应争取积极抗休克处理,予以输血和应用升压药,尽快纠正低血压。

6. 凡有手术指征者应及时做好术前准备:备皮、剃头、备血、皮肤试验、留置导尿。

7. 凡有伤口者,均应做破伤风抗毒素(TAT)皮肤试验,并根据病情给予抗生素,预防感染。

8. 尽快做好各项辅助检查:头颅X线摄片、CT,以明确诊断。

9. 严密监测生命体征、瞳孔、意识,及时发现病情变化。对意识障碍伴躁动的患者应防止坠床,应用约束带和加床栏进行保护。躁动剧烈者遵医嘱给予适当的镇静药或催眠药物。

10. 做好抢救和监护记录。

三、护理要点

(一)一般护理

1. 安置病房　将患者安置于抢救室或监护室,保持环境清洁、安静。

2. 观察生命体征　每15～30分钟定时观察记录神志、瞳孔、血压、呼吸、脉搏,并及时向医师汇报。

3. 根据患者病情合理安置患者体位。

(1)颅内压增高时,宜取头高位,以利颈静脉回流,减轻颅内压。

(2)低颅压患者适取平卧位,如取头高位则使头痛加重。

(3)患者脑脊液漏时,取平卧位或头高位。

(4)重伤昏迷患者取平卧位、侧卧位,以利口腔与呼吸道分泌物向外引流,保持呼吸道通畅。

(5)患者休克时取平卧位或头低卧位,时间不宜过长,避免增加颅内淤血。

4. 营养支持　伤后 2~3 d 一般予以禁食,如患者病情稳定后无法进食,可用鼻饲给予要素饮食,如能全力等。

(二)专科监护

1. 意识　意识障碍是颅脑外伤最常见的症状之一。可以根据患者语言、睁眼及有无自主运动来判断,是否发生昏迷或昏迷程度有无变化。

(1)原因:①脑水肿;②脑缺氧;③颅内压升高。

(2)临床表现。

1)嗜睡:为早期较轻微的意识障碍,患者处于睡眠状态,给予轻微刺激即可清醒,唤醒后能正确回答问题。

2)昏睡:患者对人、物、时间、地点的意识能力均有障碍,反应迟钝,回答问题不正确。

3)浅昏迷:意识大部分丧失,仅存在吞咽反射、咳嗽反射、角膜反射和睫毛反射,对疼痛刺激有痛苦表情和防御反射。

4)深昏迷:意识完全丧失,对外界刺激毫无反应,一切反射消失。

(3)护理措施:①监测神志,并以 GCS 评分标准记录患者对外界刺激的反应。如发现患者由清醒转为嗜睡或躁动不安,或有进行性意识障碍加重时,应尽早行头颅 CT 扫描,为确定原发性损伤的程度和继发性损伤的发生、发展提供可靠依据。②继发性损伤者,给予床栏、约束带保护患者,防止坠床、自伤等意外情况的发生。

2. 瞳孔　严密观察瞳孔的变化对脑外伤的病情观察有重要的意义。如瞳孔对称性缩小伴有脑膜刺激征,常为伤后出现的蛛网膜下腔出血;如双侧瞳孔针尖样缩小、光反应迟钝,伴有中枢性高热,深昏迷则多为脑桥损害;伤后伤侧瞳孔先短暂缩小继之散大,伴对侧肢体运动障碍,则提示伤侧颅内血肿;如瞳孔对光反应消失、眼球固定,伴深昏迷和颈项强直,多为原发性脑干伤;如一侧瞳孔进行性散大,对光反应逐渐消失,伴意识障碍加重、生命体征紊乱和对侧肢体瘫痪,是脑疝的典型表现。

3. 生命体征与肢体活动　严密观察生命体征的变化,注意有无"两慢一高"的现象:即血压呈阶梯式上升,脉搏呈阶梯式减慢,呼吸深慢。观察患者的肢体活动度,伤后一侧肢体少动或不动,对疼痛刺激反应迟钝或无反应,有锥体束征,并呈进行性加重,应考虑血肿引起脑疝或血肿压迫运动中枢,出现去大脑强直为脑疝晚期。

4. 脑水肿的观察与护理

(1)观察要点:①患者主诉头痛、恶心或喷射性呕吐;②意识障碍加重或意识改变,瞳孔散大及对光反应减弱或消失,生命体征改变,癫痫发作、继发性偏瘫、脑疝。

(2)护理措施:①患者静卧,保持头部正直,防止呼吸不畅;②连续心电监测,观察患者的神志、瞳孔、呼吸、脉搏、血压、颅内压等,及时发现病情变化,并向医师汇报;③给予高流量吸氧,4~6 L/min,保持呼吸道通畅,防止脑缺氧;④根据病情调节输液速度,准确记录24 h出入液量。

(三)并发症的观察与护理

1. 癫痫

(1)原因:①外伤致大脑皮质激惹或损伤;②颅内压增高;③高热;④脑缺氧。

(2)护理措施:①防止误吸与窒息。有专人看护,解开患者衣扣,头转向一侧,摘除义齿,及时清除口腔内异物,保持呼吸道通畅;上、下磨牙之间置牙垫,防舌咬伤;②高流量吸氧,改善脑缺氧;③癫痫发作和发作后躁动患者,应加强防范,避免发生坠床;④癫痫持续状态患者使用地西泮时,应注意观察呼吸,如呼吸停止,应立即行辅助呼吸;⑤详细记录癫痫发作时间、性质、持续时间及用药剂量。

2. 压力性损伤

(1)原因:①患者因意识障碍、肢体瘫痪、伤口疼痛而不能自行改变体位,致局部长时间受压;②限制体位;③全身营养不良;④局部物理、化学刺激。

(2)护理措施:①定时协助患者改变体位,限制体位者,受压部位定期减压,避免局部皮肤长期受压,可使用海绵床垫或气垫床;②保持皮肤清洁干燥,床单平整,及时更换衣被;③定时检查患者皮肤情况,如发现皮肤红肿应及早处理;④勤剪指甲,对烦躁或意识障碍者应适当约束双手,以免自伤或抓破皮肤。

3. 高热

(1)原因:①下丘脑、脑干损伤,导致体温调节中枢失常,从而引起中枢性高热;②伤口、颅内、肺部或泌尿系感染。

(2)护理措施

1)定时测量体温:如体温>38 ℃,即采取降温措施,温水擦浴、酒精擦浴(禁擦心前区、后颈、腹部及足底)、头置冰帽及大血管处置冰袋、降温毯持续降温等。

2)冬眠低温疗法:用于重型颅脑损伤,防止脑水肿,也可用于高热。冬眠低温治疗时间不宜过长,一般为3~5 d,降温不宜过快,要定时测体温并观察全身情况,以肛温

32～34 ℃为宜。

3)亚低温治疗:亚低温能显著控制脑水肿,降低颅内压,减少脑组织细胞耗能,减轻神经毒性产物过度释放等。目前临床常用半导体冰毯机制冷与药物降温相结合的方法,使患者肛温维持在 30～34 ℃,持续 3～10 d。

亚低温治疗应注意:①定时监测生命体征。采用床边监护仪连续监测,亚低温状态下会引起血压降低和心率减慢,应严密观察患者的心律、心率、血压等,尤其应注意呼吸情况,应用肌松药的同时可用呼吸机辅助呼吸。②观察降温效果,及时记录。③降温毯置于患者躯干部、背部和臀部,皮肤温度较低,血液循环减慢,易发生压力性损伤,应定时翻身,减轻皮肤受压,改善低温下的血液循环,防止局部冻伤及压力性损伤的发生。

4. 消化道出血

(1)严密观察患者生命体征,密切注意患者有无腹胀、呕吐、呕血、便血等症状。

(2)出血期护理:①禁食。②意识障碍及呕吐患者头偏向一侧,防止误吸、窒息发生。③遵医嘱静脉注射或肌内注射止血药。

(3)便血患者,随时清理床单,清洁肛周,擦洗会阴及臀部,防止肛周皮肤溃烂。

5. 肺部感染

(1)做好空气消毒措施。

(2)吸痰应及时、充分、有效,并严格无菌操作。

(3)定时翻身、叩背,防止发生坠积性肺炎。

第二节 多发伤救护

多发伤是指在同一致伤因素作用下,机体有 2 个或 2 个以上解剖部位或脏器同时或相继遭受严重损伤,其中至少有一处损伤可危及生命。多发伤应与复合伤、联合伤相区别。多发伤的临床特点是伤势重、伤死率高、休克发生率高、伤情复杂、容易漏诊,要求迅速判断伤情,迅速救治。

一、临床表现

(一)病史

详细询问病史,了解伤员受伤的时间、地点,受伤时的姿态、致伤物的性质、外力作用部位、受伤后的主要症状及其发展变化情况等。

(二)伤情评估

1. 危及生命的伤情评估　对多发伤的早期检查,应尽快了解呼吸系统、心血管系统、中枢神经系统的主要生命体征。特别注意呼吸、血压、脉搏、意识、瞳孔大小及对光反应、四肢活动和胸腹呼吸情况,尽快判断有无致命伤。

(1)气道情况:有无气道不畅或阻塞。

(2)呼吸情况:检查双侧胸廓运动情况,有无浮动胸壁,呼吸音是否减弱,有无通气不良。

(3)循环情况:了解出血量,观察血压和脉搏,判断是否发生休克。

(4)中枢神经系统情况:意识状态,瞳孔大小及对光反应,有无偏瘫或截瘫。

2. 全身伤情评估　在进行紧急处理后生命体征稳定的情况下,应及时进行全身检查,对伤情做出全面评估。应详细采集病史,了解受伤原因和经过,必要时进行相应的实验室检查和影像诊断检查,如 X 线摄片、B 超、CT、磁共振成像(magnetic resonance imaging,MRI)等。根据以上评估,以确立损伤救治的先后顺序。

(三)进行必要的复查

伤情稳定后或在伤后数日内,应再进行一次详细的全面检查,以便减少或防止严重外伤的漏诊和误诊。

(四)诊断标准

凡具备下列 2 项以上定为多发性创伤:①头部伤(意识障碍、颅骨骨折、脑挫伤、颅内血肿);②胸部伤(多发肋骨骨折、血气胸、心肺挫伤、纵隔伤、心脏伤、心包伤、大血管伤、气管伤);③腹部伤(腹内出血、脏器伤、腹膜后大血肿);④长骨骨折(股骨骨折或多发性长骨骨干骨折);⑤复杂骨盆骨折(或伴休克);⑥脊髓伤(伴高位截瘫)。

二、急救措施

(一)保持呼吸道通畅,纠正和改善呼吸功能障碍

去枕平卧,解开衣扣,清除呼吸道内异物,保持呼吸道通畅。给予吸氧,必要时给予气管插管或气管切开,机械通气。呼吸、心搏骤停者,即行心肺复苏术。

(二)补充有效循环血量,积极抗休克治疗

补充有效循环血量是严重多发伤的重要抢救措施,也是抗休克成功的关键。应迅速建立两条以上有效静脉通路,立即配血及备血。对有可能发生休克者,首选平衡液快速静脉滴注,尽快输入全血。

(三)及早控制出血

对有活动性出血情况者应迅速控制外部出血,如加压包扎、止血带结扎等,查明内出血原因并予以消除,内脏大出血者应尽快予以手术处理。

(四)各脏器系统损伤的救护

1. 胸部创伤的处理　开放性气胸应迅速将其处理为闭合性。张力性气胸应尽快

穿刺,行胸腔闭式引流,必要时行开胸手术。

2. 颅脑损伤的处理　及时复查CT,明确诊断,应注意防止脑水肿,可选用甘露醇和激素治疗。

3. 腹部内脏损伤的处理　疑有腹腔内出血时,应立即行腹腔穿刺术,行B超检查等,尽快输血,防止休克的发生。做好术前准备,尽早行剖腹探查手术。

4. 骨折处理　给予临时止血、固定,待生命体征平稳后再处理骨折。多处骨折在全身情况许可后尽早进行手术内固定。

三、护理措施

1. 严密观察生命体征及病情变化。观察神志、瞳孔、肢体活动情况及尿量、尿色变化,及时发现隐蔽的深部损伤、继发性损伤、大出血及休克等危及生命情况。

2. 给氧,保持呼吸道通畅,必要时给予气管插管、气管切开,机械通气治疗。

3. 保持静脉输液通畅,补充有效循环血量。

4. 各脏器器官损伤者给予及时相应的处理。

5. 留置导尿,导尿后留取尿标本和记录尿量,观察有无泌尿系统损伤、微循环灌注情况及心、肾功能等。

6. 及早做好术前准备,如做好青霉素皮试、普鲁卡因皮试和配血及备血等术前准备工作。

7. 积极防治感染和重要动脉损伤、脊髓损伤、肾衰竭等并发症的发生。

第三节　脑出血救护

脑出血是指非外伤性脑实质出血,属于急性脑血管病的一种类型,其病死率和致残率在各种脑血管病中居于首位。高血压脑出血是非创伤性颅内出血最常见的原因,是高血压伴发脑动脉病变,血压骤升使动脉破裂出血所致。其他病因有脑动脉粥样硬化、凝血异常的血液病、动脉瘤、脑转移瘤、硬膜静脉窦血栓形成、抗凝或溶栓治疗等。脑出血多见于50岁以上高血压患者,男性略多,冬、春季多发。通常在剧烈活动、情绪激动、气候骤变、排便、咳嗽时发病,表现为突然头痛、呕吐、偏瘫、失语、意识障碍、大小便失禁,可有颈部抵抗和脑膜刺激征。

一、临床表现

(一)症状与体征

1. 共有症状与体征　多在白天活动状态下突然发病,临床症状常在数分钟或数小时达高峰,其表现因出血部位及出血量不同而异,但有些症状是共有的,如突发头痛、频繁呕吐等颅内压急剧增高症状。轻者意识清醒,仅有轻度头痛和局灶性神经体征,如偏瘫、偏身感觉障碍、偏盲及失语等。重者意识不清,从逐渐出现意识模糊,于数分钟或数小时内转为昏迷。

2. 不同临床类型的症状与体征

(1)基底核区出血:壳核和丘脑是高血压脑出血的两个最常见部位,它们被内囊后肢所分隔,下行运动纤维、上行感觉纤维及视辐射穿行其中。典型可见"三偏"体征,即病灶对侧中枢性偏瘫、偏身感觉障碍和同向偏盲,大量出血可出现意识障碍。丘脑出血易穿破脑组织进入脑室,出现血性脑脊液。

(2)脑叶出血:临床表现主要取决于出血部位和血肿的大小。顶叶出血可见偏身感觉障碍、空间构象障碍;额叶出血可见偏瘫、运动性失语;颞叶出血可见感觉性失语、精神症状。

(3)脑桥出血:大量出血(血肿>5 ml)累及脑桥双侧,常破入第四脑室或扩展至中脑,患者于数秒至数分钟内出现昏迷、四肢瘫痪、去大脑强直发作、双侧瞳孔缩小呈针尖样、呕吐咖啡样胃内容物、中枢性高热、中枢性呼吸障碍等,通常在24 h或48 h内死亡。小量出血表现为交叉性瘫痪或共济失调性轻偏瘫、两眼向病灶侧凝视麻痹,可无意识障碍。

(二)辅助检查

1. 头颅CT 临床疑诊脑出血时首选头颅CT检查,可确定血肿部位、大小、形态、是否破入脑室、血肿周围水肿带和占位效应等。发病1周内CT扫描脑血肿呈现高密度占位信号。

2. 脑脊液检查 大多数患者因脑出血破入脑室或蛛网膜下隙而呈血性脑脊液,并有蛋白增高。

3. 磁共振成像(MRI) MRI可根据血肿信号的动态变化,判断出血时间,如急性期T_1扫描出血灶呈低信号,1周后呈等信号,3~4周呈高信号。MRI常可显示陈旧性出血灶,而CT扫描则不易检出。

4. 数字减影血管造影(digital subtraction angiography,DSA) 可检出脑动脉瘤、脑动脉畸形等。

二、急救措施

(一)一般处理

1. 保持安静、防止再出血 患者绝对卧床休息,头部抬高30°。保持治疗环境安静,避免不必要的搬动及检查。避免咳嗽、情绪波动和排便用力。躁动不安时,可适当应用镇静药。

2. 保持呼吸道通畅、防止脑缺氧加重　持续吸氧,动脉血氧饱和度维持在90%以上。抬高头部30°,意识障碍者取侧卧位,头偏向一侧,以保持呼吸道通畅,利于口腔及呼吸道分泌物向外引流,防止误吸。及时吸出口腔、气道分泌物和呕吐物,必要时行气管插管或气管切开。

3. 保证营养和维持水、电解质平衡　记录24 h出入量。发病48 h内禁食,以静脉补液维持必要的水分,每日液体入量按尿量加500 ml计算。48 h意识障碍好转者可进流食,不能进食者可给予鼻饲,保证给予足够的热量。定期检查血液生化,纠正酸碱平衡失调。

(二)控制高血压、改善微循环

急性脑出血时血压升高是颅内压增高情况下保持正常脑血流量的脑血管自动调节机制。目前对于应用降压药仍有争议,降压可影响脑血流量,造成脑组织低灌注或脑梗死,降压过快可导致心、肾缺血性梗死。但持续高血压可使脑水肿恶化。因此,应恰当地调整、稳定血压,当收缩压>26.7 kPa、舒张压>16.0 kPa时应适度降压治疗,一般舒张压降至约13.3 kPa水平较合理。急性期后可常规用药控制血压。

(三)脱水降颅压、消除脑水肿

脑出血后脑水肿约在48 h达到高峰。脑水肿可使颅内压增高,严重者可导致脑疝,是脑出血的主要死亡原因。控制脑水肿是脑出血急性期治疗的重要环节。抬高头部30°,及时应用高渗脱水药。目前临床首选20%甘露醇,其他药物有七叶皂苷钠、呋塞米、10%血浆清蛋白、高渗葡萄糖等。

(四)手术治疗

宜在发病后6~24 h进行,可挽救重症患者生命及促进神经功能恢复,预后与术前意识水平有关。常用手术方法有小脑减压术、开颅血肿清除术、钻孔扩大骨窗血肿清除术、钻孔微创颅内血肿清除术等。

三、护理措施

(一)病情观察

1. 意识状态　意识改变往往提示病情变化,应定时观察和判断意识情况。出现以下征象应警惕病情恶化:①神志清醒转变为嗜睡状态;②对疼痛反应趋向迟钝;③原躁动不安突然转向安静、昏睡或昏睡中出现鼻鼾声;④在清醒状态下出现小便失禁。

2. 生命体征

(1)体温:发病后出现低热,多为出血后被机体吸收所产生的吸收热;发病后数小时内即出现持续性高热,且应用抗生素及解热药物效果不佳,提示系丘脑下部体温调节中枢受损所致,为中枢性高热;发病早期体温正常,数日逐渐升高,常提示有合并感染。

(2)脉搏和心率:注意观察脉搏的速率、节律、强弱等。脉搏缓慢是颅内压增高的表现,脉搏增强提示血压升高,脉搏细弱有循环衰竭的趋势。

(3)呼吸:观察呼吸频率、节律和深浅等。脑桥、中脑受损时可出现中枢性过度呼吸,呼吸可加快至70~80次/分;颅内压增高可导致脑疝而使呼吸减慢或突然停止;呼吸不规则或出现叹息样呼吸、潮式呼吸提示病情危重。

(4)血压:颅内压增高时常引起血压增高,特点是收缩压增高,而舒张压不增高或增高不明显。如果血压突然下降,提示循环衰竭或合并消化道出血,应立即通知医师处理。

3. 瞳孔　观察患者双侧瞳孔是否等大及对光反应的灵敏度。双侧瞳孔大小不等,对光反应迟钝或消失,提示脑干损伤;双侧瞳孔缩小呈针尖样,并伴有高热,是原发性脑桥出血特征之一;一侧瞳孔进行性散大伴对光反应消失,意识障碍加重,频繁呕吐,颈项强直,则揭示小脑幕裂孔疝形成。应立即配合医师进行抢救。

4. 癫痫　脑出血可引起癫痫发作。注意观察抽搐发生的部位、次数、持续及间隔的时间、发作时有无大小便失禁及瞳孔对光反应是否存在等。

5. 并发症　及时预防、发现和治疗并发症对于挽救脑出血患者生命有积极的意义。出现咖啡样呕吐物,应注意上消化道出血的可能;两侧瞳孔大小不等,对光反应迟钝或消失,意识障碍程度逐渐加重,预示脑疝发生。咳嗽、咳痰、发热提示呼吸道感染。

6. 出入量的观察及记录　脑出血患者多应用脱水药降颅压,减轻脑水肿。因此,正确记录出入量尤为重要,可以及时反映患者的肾功能情况和脱水效果,为医师提供调整治疗方案的依据,防止过度脱水引起的血容量不足、血压下降、电解质紊乱、肾功能损害等不良反应。

(二)防治再出血

急性期应绝对卧床休息4~6周,避免不必要的搬动或刺激。避免剧烈咳嗽和用力排便。便秘者可用开塞露软化大便。各种操作如吸痰、翻身、留置胃管等应动作轻柔,防止剧烈咳嗽及喂食时的呛咳。谢绝亲友探访,以免因情绪波动引起血压和颅内压的波动。意识状况、生命体征、肢体活动等突然恶化,预示再出血的可能,应积极配合医师进行抢救。

(三)正确使用脱水药

1. 20%甘露醇125～250 ml静脉滴注,要求必须在30 min内滴完,必要时加压滴入。有心血管疾病的老年人,特别是疑有心力衰竭者滴速不宜过快。

2. 静脉快速滴注甘露醇时,由于甘露醇的高渗作用使血容量突然增加,血压升高,使心脏负荷增加。因此,在静脉滴注过程中应严密观察心率、脉搏、呼吸、血压等。

3. 注意观察尿量及肾功能情况,防止急性肾衰竭的发生。定期检测电解质、肝功能、肾功能,以免发生水、电解质紊乱及脏器衰竭。

4. 建议使用PICC或中心静脉输注甘露醇。勤巡视,避免甘露醇渗出导致组织坏死。

5. 甘露醇遇冷易结晶,若有结晶须在温水中加温溶解冷却后使用。

(四)加强基础护理,预防并发症的发生

1. 肺部感染　保持室内空气流通。定时翻身、叩背、吸痰,及时清除口腔、呼吸道的分泌物。必要时给予超声雾化,以稀释痰液。

2. 消化道出血　多发生于出血后1～2周,也可在发病后数小时即大量呕血而致死亡。鼻饲者注意观察抽出的胃液有无咖啡色沉渣。对患者的呕吐物及大便应及时送检隐血。

3. 泌尿系感染　多见于女性和留置导尿管者。对尿失禁的患者应及时更换尿垫,保持会阴及床单的整洁和干燥。定时检查尿常规,必要时做中段尿培养。留置导尿者应做好导尿管的护理。

4. 压力性损伤　定时翻身,避免皮肤长时间受压,必要时使用气垫床。

第四节　胸外伤救护

胸外伤多由于暴力挤压、冲撞、跌倒、坠落、钝器打击、锐器或枪弹伤所致。胸部创伤分闭合伤和开放伤两大类,后者又以胸膜屏障完整性是否被破坏分为穿透伤和非穿透伤。严重胸外伤包括肋骨或胸骨骨折、创伤性气胸、损伤性血胸、损伤性心包积血、肺或支气管的损伤等。常因损伤胸内脏器或血管而引起气胸、血胸,导致呼吸循环功能障碍以致危及生命。迅速正确的救护,是提高抢救成功率的关键。

一、临床表现

(一)症状与体征

1. 胸痛　胸痛是胸外伤最常见的症状,伤处压痛明显,疼痛随呼吸运动加重。

2. 呼吸困难　常可因气胸和血胸引起肺萎陷、呼吸道及肺实质的损伤、呼吸道血液或分泌物的堵塞、反常呼吸运动、胸痛而致呼吸活动的受限等原因而引起呼吸困难。

3. 呼吸异常运动　当肺部、胸膜及胸壁发生损伤时，可出现伤侧的呼吸运动减弱或消失。当多根、多处肋骨骨折时，胸壁失去肋骨支撑，大块胸壁"软化"，呼吸运动时，与其他部位胸壁活动相反，吸气时凹陷，呼气时向外凸出，严重影响呼吸功能，称为"浮动胸壁"或"连枷胸"，此种呼吸称为反常呼吸。反常呼吸时，纵隔随着呼吸摆动，称为"纵隔摆动"。

4. 休克　损伤胸内脏器或大血管时，常因严重失血及呼吸功能障碍而导致休克。

5. 咯血　肺组织、气管、支气管损伤时，可出现咯血或痰中带血的症状。

6. 皮下气肿　张力性气胸患者皮下扪诊时可有握雪感，听诊时可有捻发音，这是皮下气肿的特异体征。

(二)辅助检查

1. 胸部 X 线检查　胸部 X 线检查对胸外伤的诊断具有很重要的意义。可以明确有无肋骨骨折，骨折的部位及性质，判断胸内有无积血、积气及量的大小，显示纵隔移位情况及肺组织的萎缩程度等。

2. 胸腔穿刺　损伤性血胸胸腔穿刺抽出不凝固血液时即可明确诊断。

3. 其他　B超、CT、磁共振成像、支气管镜、支气管造影等检查可协助诊断。

二、急救措施

1. 保持呼吸道通畅，维持呼吸、循环功能稳定　高流量给氧。病情允许者，鼓励患者咳嗽排痰，及时解除呼吸道梗阻，必要时行气管插管或气管切开，给予呼吸机辅助呼吸。

2. 迅速补充血容量，积极抗休克　对失血性休克者，应立即建立 2 条以上大口径静脉通路，输液、输血或血浆代用品，以补充血容量。

3. 处理创伤　对各种不同类型的严重胸外伤，根据其特点，给予及时相应的处理。开放性气胸应迅速封闭伤口，变开放性为闭合性，并及早予以清创缝合。张力性气胸应于锁骨中线第 2 肋间处行穿刺减压。连枷胸引起反常呼吸者应对胸部加压包扎，或行胸壁牵引治疗。创伤性血胸者应立即补充血容量，行胸腔穿刺，进行性血胸应及早开胸探查止血。心脏压塞者，可行心包穿刺减压。

4. 气胸、血胸的处理　可行胸腔闭式引流术，引流出胸腔内的积气、积血。积气多聚集在胸腔的上部，故常选在锁骨中线第 2 肋间插管引流。积液常处于低部，可选择在腋中线和腋后线之间的第 6～8 肋间穿刺引流。

5. 积极抗感染　清创缝合包扎时注意无菌操作,静脉滴注抗生素,对有外伤的患者还应及时注射 TAT,预防破伤风感染。

6. 手术及术前准备　对需手术治疗的患者应迅速做好术前准备,如备血、配血交叉试验、青霉素皮试、普鲁卡因皮试、备皮、留置导尿等。

三、护理要点

1. 严密观察生命体征及病情变化　加强患者神志、面色、体温、呼吸、脉搏、血压、胸壁运动、尿量的观察,必要时监测血气分析,并做详细记录。如患者出现神情淡漠、脉搏细弱、血压下降、脉压变小、尿量减少等休克早期症状时,应积极给予抗休克措施。

2. 保持呼吸道通畅　协助患者有效咳嗽排痰,咳嗽时,用手按压住胸部伤口。病情允许者,可采取半卧位,以利于呼吸、咳嗽排痰及胸腔引流。

3. 保持静脉输液的通畅　如失血严重应迅速建立 2 条以上大血管输液通路,快速输入血浆代用品或平衡液,以迅速补充血容量。

4. 根据病情需要做好急救的物品准备　做好氧气、输液、胸腔穿刺包、胸腔闭式引流包、气管切开包、心包穿刺包、吸痰设备、呼吸机等准备工作,协助医师进行各种治疗措施。

5. 保持胸腔闭式引流的通畅　妥善固定胸腔闭式引流管,定时观察引流液的量、颜色、性质、水柱的波动情况,并准确记录。如引流量多,颜色为鲜红或暗红色,性质较黏稠,易凝血,则提示胸腔内活动性出血。

6. 发现并处理其他系统损伤　对多发伤患者,在病情稍稳定后,应进行详细的全面检查,及时发现其他系统的损伤,并给予相应的处理。

7. 控制感染　加强基础护理,预防各种并发症的发生。

第五节　腹部外伤救护

腹部创伤不论是战时或平时均是较为常见的一种外科急症,临床上常根据腹部皮肤的完整性是否被破坏而分为闭合伤和开放伤两大类,闭合伤误诊、漏诊率高。腹部创伤若损伤实质性脏器或大血管常可引起严重出血及休克,损伤空腔脏器常导致内容物流入腹腔而造成腹膜炎,这也是腹部创伤患者死亡的主要原因。

一、临床表现

(一)症状与体征

1. 腹痛　腹痛是腹部创伤最首要的表现。腹痛呈进行性加重或范围扩大,甚至遍及全腹则考虑为内脏损伤,早期压痛最明显处即是损伤的脏器所在部位。损伤实质性脏器(如肝、脾、肾)或大血管时,腹痛呈持续性,常导致内脏出血,以致发生失血性休克。损伤空腔脏器(如胃、肠、胆囊、膀胱)时,内容物(如胃液、肠液、胆汁、尿液)流入腹腔,造成剧烈腹痛,常伴有腹膜刺激症状。必须注意的是,不能单纯依据腹痛的性质或程度来判断内脏损伤的严重程度,如患者意识障碍、合并多发伤或使用镇痛药后,腹部症状可不明显。

2. 休克　创伤早期,可因腹腔内实质性脏器或大血管的损伤而导致出血性休克,可表现为神情淡漠、面色苍白、脉搏细数、血压下降等。创伤晚期,可因腹腔内空腔性脏器损伤,内容物流入腹腔,引起腹腔感染,甚至出现感染性休克。

3. 腹膜刺激征　腹膜刺激征包括腹部压痛、腹肌紧张、反跳痛,是空腔脏器损伤后引起急性腹膜炎的典型体征。

4. 胃肠道症状　内脏损伤后刺激腹膜,常引起反射性恶心、呕吐。如患者腹腔内有出血或积气,可在短期内出现进行性加重的腹胀。此外,有时还可见胃肠道出血症状,如呕血、便血。

(二)辅助检查

1. 腹腔穿刺术　腹腔穿刺术是一种简易、有效的诊断方法,多用于诊断腹部闭合伤。如抽出不凝固血液,常提示腹腔内出血。

2. 腹腔灌洗术　在腹腔穿刺阴性而又怀疑腹内脏器损伤时可采用腹腔灌洗术。灌洗出血性液体、胆汁或肠内容物,或在灌洗液中找到细菌者,则提示有内脏损伤。

3. 实验室检查　实质性脏器伤常可见血红蛋白、血细胞比容下降,空腔脏器伤可见白细胞计数明显升高。

4. 影像学检查　B超可检测脏器外形、大小,检测腹腔内有无血肿、积液并可定位。X线片可观察膈下积气、腹腔内积液及某些脏器的大小、形态、位置与邻近脏器的关系改变。CT对软组织和实质性脏器损伤有较高的诊断分辨力。

二、急救措施

(一)保持呼吸道通畅,维持呼吸、循环功能

吸氧,必要时气管插管或气管切开,给予机械通气。

(二)积极防治休克

立即建立2条以上大口径静脉通路,有条件者可行中心静脉置管。快速输液、输血,以补充血容量。输液肢体最好选择上肢,以免在合并下腔静脉等血管损伤时,下肢输液有增加内出血的可能性。

(三) 迅速处理伤口

腹部损伤合并危及生命的颅脑或胸部外伤时,应首先处理合并伤。对开放伤患者,应给予有效的止血包扎,如伴有脏器脱出,不应将脱出的脏器回送入腹腔,可先用生理盐水敷料覆盖后,用换药碗扣住包扎,以免造成腹腔感染。对闭合伤患者,未明确诊断前禁用镇痛药,以免掩盖症状。

(四) 积极做好术前准备

对行剖腹探查或手术治疗的患者应迅速做好术前准备,如备血、交叉配血试验、青霉素皮试、普鲁卡因皮试、备皮、留置导尿等。

(五) 积极抗感染

静脉滴注抗生素,对开放性腹部创伤或有空腔脏器损伤的患者应特别注意防止感染的发生。对有外伤的患者还应及时注射 TAT,预防破伤风感染。

(六) 其他

留置胃管,持续胃肠减压,抽吸出胃内容物。休克或尿潴留者应留置导尿,准确观察并记录尿量,及时发现休克的早期表现。

三、护理措施

1. 严密观察生命体征及病情变化　加强患者神志、呼吸、脉搏、血压、尿量及出血情况的观察。如怀疑有内脏损伤时,应每 15~30 分钟监测生命体征 1 次。如患者出现神情淡漠、脉搏细数、血压下降、脉压变小、尿量减少等休克早期症状时,应积极给予抗休克措施。密切观察各种引流液的性质、量、颜色,并予以记录。各引流管固定妥善,保持通畅。

2. 根据病情,采取适宜的体位　病情允许者,应采用半卧位。①半卧位有利于膈肌下降,胸腔容积增大,改善呼吸和循环;②有利于使腹腔渗出液流入盆腔,促使感染局限化,便于引流,控制感染;③有利于减轻腹痛、腹胀。合并休克者,应采取头高足低(中凹)卧位。

3. 积极抗休克　如失血严重者应迅速建立 2 条以上大血管输液通路,快速输入血浆代用品或平衡液,以迅速补充血容量。

4. 在诊断明确前,须禁食、水　手术后肛门排气后方可进食流质饮食。

5. 加强基础护理,预防并发症　协助患者翻身、叩背,预防肺部感染及压力性损伤的发生。

第六节　急腹症救护

急腹症是以突然剧烈腹痛为首要症状的疾病的总称,具有发病急、进展快、病情重、需要早期诊断和紧急处理的临床特点。临床按发病特点分为外科急腹症和内科急腹症两大类,但两者无绝对界线。外科急腹症发病突然,腹痛剧烈,以急症手术治疗为主;内科急腹症发病较急,腹痛较重,以非手术或禁忌手术的非手术治疗为主。目前,急诊所谓广义的急腹症包括内科、外科、妇科、儿科的许多疾病,它们之间既有不同,也有相似之处。急腹症病因复杂,病情多变,一旦延误诊断,治疗、护理不当,将会导致诸多并发症甚至死亡。因此,进行及时的病情评估和监护并采取正确的急救护理措施对患者的安危十分重要。

一、临床表现

(一)一般情况

年龄、性别、居住地等可提供有关疾病的线索。幼年期急腹症以先天性畸形、肠道蛔虫病、肠套叠及绞窄性疝为多见;青壮年期以急性阑尾炎,胃、十二指肠溃疡穿孔及胆道蛔虫病为好发;中、老年期则以胆囊炎、胆石症、结肠肿瘤及乙状结肠扭转为多见。从性别来看,胃、十二指肠溃疡穿孔以男性居多,急性胰腺炎则以女性多发。12岁以上女性应追问月经史、盆腔器官病史。从居住地来看,在我国南方和沿海地区以胆石症多见,在农村与蛔虫病有关的急腹症较多见。

(二)病史

仔细询问既往史和现病史有助于急腹症的诊断和治疗,如胃、十二指肠溃疡穿孔患者以往常有溃疡病史,胆道疾病、阑尾炎也常有以往发作史,上消化道出血可有肝病史。其他如手术史、月经史对诊断也能提供重要线索。了解腹痛的起病情况和腹痛的部位、性质、程度、伴随的胃肠道症状及其他伴随症状。

(三)症状

1. 腹痛　急性腹痛为急腹症中最早和最主要的症状。

(1)起病情况:明确有无发病诱因、起病缓急、症状出现的先后主次与演变过程等。如外伤后的腹痛应考虑内脏破裂出血;暴饮暴食后的腹痛应考虑胃、十二指肠溃疡穿孔,胰腺炎,胆囊炎;剧烈活动后的腹痛应考虑肠套叠与肠扭转或尿路结石;发热后的腹痛应考虑内科病,例如下叶肺炎累及膈胸膜,使疼痛放射至上腹部;腹痛十分剧烈且迅速累及全腹应考虑空腔脏器破裂、穿孔、梗阻及实体脏器破裂出血;有慢性便秘史的老年人突发腹痛、腹胀应考虑乙状结肠扭转的可能性;开始腹痛较轻,以后才逐渐加重者,多为炎症性病变。

(2)腹痛的部位:一般来说,疼痛开始的部位或最显著的部位,可反映腹部不同器官的病变,有定位价值。但除此一般规律外,腹痛部位与病变不一致的现象应注意以下情况。

1)腹腔以外的疾病:由于病变刺激肋间神经和腰神经分支($T_8 \sim L_1$),可引起所属腹部的反射性疼痛,如右下肺大叶性肺炎、胸膜炎可反射引起右侧上、下腹痛,而易被误诊为急性胆囊炎或急性阑尾炎。

2)转移性腹痛:如急性阑尾炎的腹痛可始于上腹或脐周,然后再转移至右下腹。

3)异位内脏引起的腹痛等。

4)放射性痛:由于内脏病变,相应神经支配的关系,受刺激的内脏神经末梢冲动而在脊髓的相应体表部位出现疼痛,常见的有急性胆囊炎及胆管疾病可放射至右肩或右肩胛区,急性胰腺炎可放射至左腰背。

(3)腹痛的性质:①阵发性绞痛常因空腔脏器有梗阻,致平滑肌痉挛性收缩而引起,如机械性小肠梗阻、胆管结石和输尿管结石等,疼痛持续时间长短不一,有间歇期,但可反复发作,阵发性加重;②持续性钝痛或隐痛多表示炎症性或出血性病变,如胆囊炎、阑尾炎、肝脾破裂出血等;③持续性腹痛伴有阵发性加重表明炎症的同时伴有梗阻或梗阻性疾病伴血供障碍,如胆结石合并胆道感染、肠梗阻发生绞窄等;④刀割样或烧灼性锐痛多见于消化性溃疡穿孔,消化液的化学刺激作用于腹膜而引起的剧痛;⑤钻顶样疼痛常见于胆道蛔虫病与胰管蛔虫病;⑥胀痛常为器官包膜张力增加、系膜牵拉或肠管胀气扩张等所致。

(4)腹痛的程度:腹痛程度有时能反映病变的严重程度,如单纯的炎症,腹痛较轻;腹膜炎、肠梗阻、绞窄性肠梗阻等病变腹痛剧烈;胃、十二指肠溃疡穿孔,因消化液对腹膜的化学刺激,可以导致患者出现难以忍受的剧烈疼痛甚至休克。但由于患者对疼痛的耐受性有很大的差异,腹痛程度各异。如老年人或反应差的患者,有时病情虽重,往往腹痛却表现不太重。临床上也有腹痛的程度与病变的轻重不完全一致,如胆道蛔虫病,没有或仅有轻微的器质性损害,但患者表现剧烈疼痛;阑尾炎坏死穿孔或腹膜炎导致休克等特殊情况下,腹痛似有减轻,但却是病情恶化征兆。因此,对腹痛程度必须严密细致地观察。

2. 消化道症状

(1)恶心、呕吐:恶心、呕吐发生的迟早,呕吐与疼痛的关系,呕吐物的性质与多少,均对鉴别诊断有帮助。如急性胃肠炎患者发病早期频繁呕吐;急性阑尾炎患者呕吐常在腹痛后 3～4 h 出现；胃、十二指肠溃疡、瘢痕性幽门梗阻患者，一般在下午或晚间发生呕吐；机械性肠梗阻因肠腔积液与肠痉挛，在阵发性绞痛的同时，呕吐可频繁而剧烈；麻痹性肠梗阻在持续性胀痛的同时，其呕吐呈溢出性；急性胆囊炎患者在阵发性绞痛的同时伴有呕吐；急性重型胰腺炎早期可伴频繁呕吐，呕吐物量大，可见胆汁；高位小肠梗阻呕吐出现早且频繁，低位小肠梗阻呕吐出现迟而少，但呕吐物可含粪样物；如呕吐物有蛔虫且伴有上腹绞痛时，应考虑胆道蛔虫病。

(2)粪便情况：对急腹症患者应注意粪便的有无、性状及颜色。腹痛发作后停止排气、排便，可能是机械性肠梗阻；反之，伴腹泻或便后伴有里急后重，可能是肠炎或痢疾；果酱样血便是小儿肠套叠的特征；柏油样黑便伴有剑突下部绞痛和发热是胆道出血的表现。

(四)体征

1. 全身情况　对患者的一般情况做全面了解，包括体温、脉搏、呼吸、血压、神志、肤色、体位、疼痛程度的监测与评估。检查重要脏器心、肝、肺、脾、肾的功能。

2. 腹部体征　按视、听、叩、触的顺序检查，主要检查腹部外形、肠鸣音的变化、肝浊音界和移动性浊音、压痛与肌紧张等。

(1)腹部外形：仔细观察患者腹部有无手术瘢痕、有无弥漫性胀气、有无局限性隆起、有无肠型和蠕动波、腹式呼吸运动是否受限、脐周有无静脉曲张、有无出血点等。

(2)肠鸣音的变化：一般听诊常选择在右下腹近脐部，观察肠鸣音的频率和音调，如肠鸣音亢进伴有气过水声或金属音，结合腹痛、腹部胀气或发现肠襻，提示有机械性肠梗阻；肠鸣音由亢进转为减弱以至消失，提示肠管有绞窄或麻痹；幽门梗阻或胃扩张时上腹有振水音。

(3)肝浊音界和移动性浊音：叩诊先从无痛区开始，用力要均匀。急性胃扩张或腹膜炎时，叩诊呈鼓音；若肝浊音界偏小或消失，对胃肠穿孔有一定的诊断意义。移动性浊音阳性，说明腹腔内有渗液或渗血，对腹膜炎的诊断有意义。

(4)压痛与肌紧张：嘱患者平卧屈膝，使腹壁松弛，腹部触诊从无痛区域开始，然后再触及可疑部位，触诊目的在于着重发现压痛、肌紧张、反跳痛的部位、范围、程度。固定的、持续性的腹部压痛常是原发病灶所在处，局限性腹壁压痛、反跳痛和肌紧张，表示病变局限；全腹都有明显压痛、反跳痛与肌强直，常为空腔脏器穿孔引起弥漫性腹膜炎的体征。表浅的压痛或轻度肌紧张而压痛不明显、疼痛不剧烈，常为邻近器官病变引起的牵涉痛。

3. 直肠与阴道检查　直肠指检是判断急腹症病因及病情变化的简便而有效的方法，应注意有无触痛、肿块和指套染血。对于下腹部的急腹症，直肠指检可以触及深部的压痛或摸到炎性包块。若阴道检查子宫颈有举痛、后穹隆饱满等,有助于盆腔病变的诊断。

(五)辅助检查

1. 实验室检查　血常规、尿常规、便常规、血细胞比容、血清电解质、酮体及血清淀粉酶是最常做的急诊化验。白细胞及其分类计数对炎症性急腹症诊断有意义。红细胞计数、血红蛋白和血细胞比容的连续观察常用于判断腹腔内出血情况。对疑有急性梗阻性化脓性胆管炎的患者,应测定血清转氨酶和尿胆红素。血淀粉酶、尿淀粉酶测定,对诊断急性胰腺炎有一定帮助。

严重急腹症患者肝功能、肾功能及电解质的测定对判断水、电解质紊乱有重要的诊断价值。疑有卟啉病要测尿紫质,怀疑铅中毒时应查尿铅。如粪便内带鲜红色血,提示下消化道出血,柏油样便提示上消化道出血,脓血便多为细菌性痢疾。

2. B超检查　可了解肝、胆道、胰、脾和泌尿系统有无病变,对急腹症的鉴别诊断很有帮助,对腹腔内脓肿的诊断有一定价值,是某些急腹症诊断的首选项目,对妇产科、内科心血管急腹症有鉴别价值。

3. X线检查　是急腹症辅助诊断的重要项目之一。常用的X线检查方法有胸部透视、腹部透视和胸、腹部X线片。可观察肺炎、胸膜炎、膈肌运动、膈下有无游离气体及肠管积气和肠管积液等情况。

4. CT　主要用于消化道系统急腹症,如实质性脏器破裂、炎症、脓肿、肿瘤等的鉴别。此外,对泌尿科及妇产科的外伤、炎症、结石、梗阻、肿瘤和脓肿等诊断有意义。

5. 磁共振胆胰管成像(MRCP)　对创伤性急腹症、胆道及泌尿系统急性梗阻、血管及出血性急腹症、感染性急腹症等有诊断价值。

6. 数字减影血管造影(DSA)　对血管方面的疾病,如血管血栓形成、血管畸形、血管瘤、消化道出血、腹部脏器外伤大出血等有极其重要的诊断价值。

7. 经皮肝穿刺胆道造影(PTC)和经内镜行胰胆管造影(ERCP)　对胰管、胆管结石、感染、狭窄、肿瘤等有诊断价值。

8. 内镜检查　主要包括纤维胃镜、十二指肠镜、结肠镜、腹腔镜等,对原因不明的消化道出血、外科急腹症有助于诊断。

9. 诊断性腹腔穿刺和腹腔灌洗　对腹部创伤、急性重型胰腺炎、急性腹膜炎、胃肠道穿孔、腹腔内脏自发性或病理性破裂等均可直观确诊。右下腹或左下腹腔穿刺抽得脓性渗液,提示腹膜炎;若抽得血性渗液,则提示急腹症中的绞窄性病变或提示慢性急腹症中的肠结核或肠肿瘤;若抽到血性鲜红色液体,则提示腹内脏器破裂出血,如阴道后穹穿刺抽到血性鲜红色液体,提示宫外孕。

(六)鉴别诊断

急诊临床实践工作中最重要的是鉴别外科急腹症还是内科急腹症,因其有不同的治疗方法与治疗手段,故必须抓住明确的鉴别要点。

1. 外科急腹症特点

(1)腹痛最早出现且是最主要症状。

(2)腹痛较重,且腹痛部位明确,有固定压痛点。

(3)起病较急,腹痛多先于发热或呕吐。

(4)常伴有腹膜刺激征,腹痛区压痛、腹肌紧张和反跳痛,患者多"拒按"腹痛区。

(5)腹式呼吸减弱或消失,肠鸣音亢进或消失。

(6)发病突然,经内科处理不见好转。

2. 内科急腹症特点

(1)腹痛非最早出现且非主要症状。

(2)腹痛程度较轻,定位不明,往往是时轻时重,忽左忽右。

(3)一般先有发热或呕吐、腹泻,而后出现腹痛。

(4)腹部无局限性固定压痛点,患者常"喜按",无腹膜炎性体征,多有轻微肌紧张,肠鸣音正常或活跃。

(5)腹式呼吸不受限制,未消失。

(6)可有其他部位的阳性体征,如右下肺大叶性肺炎和胸膜炎时,肺部有啰音和胸膜摩擦音。

(7)若为女性,可有月经紊乱及阴道出血史,腹痛常起于中、下腹部,可向会阴部放散。

3. 注意事项

(1)老年人因反应迟钝,严重的腹痛其表现可能很轻微,压痛及反跳痛均不明显,白细胞计数和体温也不升高。

(2)婴幼儿因神经发育尚不健全,病变虽不严重,但全身反应可能有明显的高热和白细胞计数增高,由于婴幼儿的腹肌不发达及其查体时哭闹不合作,显得全身紧张。因此对老年人和婴幼儿的急腹症诊断,要全面分析,防止误诊。

(3)明确急腹症的病变性质及病变脏器,对急腹症的鉴别诊断具有特殊意义。

二、急救措施

(一)外科急腹症的急救

1. 诊断明确的外科急腹症,应及时选择适宜的手术治疗方法。

2. 诊断不明确的外科急腹症,应按下列原则处理。

(1)严密观察生命体征、神志、表情的变化。

(2)监测心、脑、肺、肝、肾等重要脏器的功能变化。

(3)注意恶心、呕吐、腹胀、排便等胃肠道症状,以及腹痛部位、腹痛性质、腹痛范围的变化。

(4)观察腹部体征的变化,如腹膜刺激征、肠型、肠蠕动、肝浊音界、移动性浊音等,有无新体征的出现。

(5)直肠指检、双合诊及选择适当的辅助检查以明确诊断。

(6)慎用吗啡类镇痛药,以免影响病情观察。疑有肠坏死及肠穿孔时禁用泻药及灌肠。

(7)加强支持疗法,防止水、电解质、酸碱紊乱及休克的发生,有效控制感染,防止腹胀,为手术创造良好条件。

3. 严格掌握非手术指征。①症状、体征已稳定好转者;②发病时间超过 3 d 而病情无恶化者;③腹膜刺激征缓解且已局限者。

4. 严格掌握手术指征。①在严密观察下,施行非手术治疗无效者;②疑有肠坏死或肠穿孔且有严重腹膜炎者。

(二)内科急腹症的急救

1. 诊断明确的内科急腹症,镇痛有利于病情恢复。肝胆疾病及输尿管结石患者可选用阿托品、吗啡类药物镇痛。胃、十二指肠溃疡引起的疼痛可选择制酸药、解痉药及 H_2 受体阻滞药。功能性腹痛可采用针刺疗法、电刺激镇痛法、镇静药等。

2. 诊断不明确的内科急腹症,应严密观察病情,力争早诊断、早治疗的同时给予支持疗法,但观察期间严禁使用镇痛药,以免掩盖病情、贻误诊断。

三、护理措施

(一)体位

急腹症患者一般采用半卧位,使腹腔渗液积聚在盆腔,便于局限、吸收或引流,且有利于呼吸、循环功能。合并休克者宜采用休克体位(仰卧中凹位或平卧位),以保证全身重要脏器的血液供应。对半卧位患者要鼓励并协助患者经常变换受压部位,定期主动或被动活动双下肢,防止发生压力性损伤和静脉血栓。

(二)"四禁四抗"原则

"四禁四抗"原则即对诊断尚未明确的急腹症患者应禁食水,禁灌肠或禁服泻药,禁镇痛药,禁止活动。"四抗"为抗休克、抗体液平衡失调、抗感染及抗腹胀。

1. **禁食水与胃肠减压** 对胃肠道穿孔、肠梗阻或已出现肠麻痹等病情较重者,必须严格禁食、禁水,以减少胃肠道内容物漏出或加重腹胀。禁食患者同时给予胃肠减压,严格执行胃肠减压护理常规,保持有效引流。通过减低胃肠道内压力,可减轻腹胀,改善胃肠壁的血液供应,防止胃肠内容物继续漏入腹腔等,有利于腹腔炎症局限及促进胃肠蠕动的恢复。

2. **禁灌肠或禁服泻药** 腹腔炎症较重的患者,可避免感染扩散或发生穿孔。疑有消化道穿孔者可防止病情加重。

3. **禁镇痛药** 对诊断不明的急腹症患者禁用吗啡、哌替啶类麻醉性镇痛药,以免掩盖病情,贻误抢救。

4. **禁止活动** 疑腹腔内脏器出血或穿孔的患者,不许随意搬动,严格限制活动,防止加重病情。

5. **抗休克** 详见"休克救护"相关内容。

6. **抗体液平衡失调** 急腹症患者多数需要禁食、禁水,故需补充水、电解质、维生素、蛋白质,维持水、电解质和酸碱平衡。注意保持输液通畅,随时调节输液速度,观察有无输液反应。准确记录 24 h 液体出入量,以便随时调整补液计划。

7. **抗感染** 对于炎症性病变、穿孔性病变主张联合应用抗生素,严格掌握药物的浓度、给药时间、配伍禁忌,注意观察药物的治疗效果及不良反应等。

8. **抗腹胀** 保持胃肠减压引流通畅、有效,针灸或药物封闭足三里穴,必要时肛管排气。

(三)病情观察

急腹症是一个变化多端的复杂过程,在不同条件下表现差异极大,护士应有高度的责任感,认真仔细地观察病情的变化,综合分析各种辅助检查结果,为进一步确切诊断和制定治疗方案提供依据。

1. **观察全身情况** 定时观察患者的生命体征、神志、体位、姿势,了解有无内出血及体液平衡失调等表现。

2. **观察腹部情况** 连续观察腹部的症状和体征,注意腹痛的部位、范围、性质、程度的动态变化。

3. **观察辅助检查结果** 观察血常规、尿常规、粪常规、血清电解质、二氧化碳结合力、血气分析、肝功能、肾功能等实验室检查结果,以及 X 线检查、B 超、腹腔穿刺、直肠指检等检查的结果,分析结果并记录。

(四)心理护理

急腹症患者因病情发生急、变化快且腹痛难忍,往往给患者造成恐惧等情绪改变。

护士在接诊患者时,应主动、热情地关心、安慰患者,尽快安排患者就诊,病情危重者应开通绿色通道,优先就诊并协助急救处理,以减轻患者的不良情绪反应。病情观察期间,耐心向家属、患者解释腹痛的原因,说明观察腹痛与病情变化的意义,使患者能正确认识疾病及其变化过程,积极配合治疗及护理工作。

(五)术前准备

及时做药物过敏试验、交叉配血、备皮、常规实验室检查及 X 线片、B 超等检查,以备紧急手术时需要。体弱或老年患者应做好重要脏器的功能检查。

(六)术后护理

1. 体位　根据不同的麻醉方法安置体位,待生命体征平稳后,改为半卧位。

2. 禁食　静脉补液维持体液平衡,术后 2～3 d 肛门排气后,拔除胃管,进少量流质饮食、半流质饮食,逐渐恢复普通饮食。1 周内禁甜食、牛奶、豆粉等,防止发生腹胀。

3. 胃肠减压　按胃肠减压护理常规护理。

4. 病情观察

(1)术后密切监测血压、脉搏、呼吸、体温和神志及面色的变化。

(2)观察有无腹痛、腹胀及腹膜刺激征。

(3)观察和记录腹腔引流液和胃肠减压液的颜色、性状和量。

(4)观察切口敷料有无渗血、渗液及脱落。

(5)严格记录 24 h 液体出入量。

5. 防治感染　遵医嘱应用有效抗生素,进行各项操作时严格遵守无菌操作原则。嘱患者深呼吸,做有效的咳嗽、咳痰动作,协助患者勤翻身并叩背,促进排痰,防止肺部感染。

6. 早期活动　鼓励患者早期下床活动,促进肠蠕动恢复,防止发生肠粘连。

7. 防治腹腔脓肿　腹腔感染较重的患者手术后,脓液积存于膈下、盆腔、肠间等部位,被大网膜、肠管、肠系膜和脏器所粘连包裹,形成腹腔脓肿。腹腔脓肿可分为膈下脓肿、盆腔脓肿、肠间隙脓肿,其中以膈下脓肿及盆腔脓肿较为常见。

(1)膈下脓肿:脓液积存于膈肌下、横结肠及其肠系膜上方的间隙内,称为膈下脓肿,以右膈下脓肿多见。一般多在原发病好转后又出现明显的全身及局部感染症状,全身中毒症状重于局部症状,如寒战、高热、脉率增快、食欲减退、全身不适,白细胞计数明显升高,体温升高常发生于术后 1 周,以弛张热为主。患侧上腹部持续性钝痛,可向肩背部放射,脓肿刺激膈肌偶可出现呃逆等。患侧局部肋间隙饱满,有深压痛、叩击痛,肝浊音界扩大,患侧胸部呼吸音减低或胸膜摩擦音。X 线片可见患侧膈肌升高,膈肌运动减弱或消失,肋膈角模糊或有反应性积液,有时可见膈下气-液平面。B超示膈下有液性暗区并可协助定位,引导穿刺,以明确诊断。脓肿较小时,患者取半卧位,应用足量、有效抗生素,或配合局部穿刺抽脓并用无菌生理盐水或抗生素溶液定期冲洗及脓腔内注入抗生素等,可使脓肿缩小或吸收。脓肿较大时,协助医师及时手术切开、换药并充分引流。保持引流通畅,观察引流液颜色、性质、量,鼓励患者深呼吸,以促进脓液的排出,促进脓腔闭合。根据细菌培养和药物敏感试验,选用有效抗生素。高热患者应给予物理降温并输液,给予高蛋白质、高热量、高维生素饮食,多饮水以增强机体抵抗力。

(2)盆腔脓肿:腹内炎性渗出物或腹膜炎的脓液常积聚于直肠子宫陷凹、直肠膀胱陷凹而形成盆腔脓肿。因盆腔腹膜吸收毒素能力较低,全身症状较局部症状轻,主要表现为典型的直肠或膀胱刺激症状,如下腹坠胀不适、里急后重、大便频而量少、黏液粪便、尿急、尿频、排尿困难等。直肠指检直肠前饱满并有可触痛的包块,有时有波动感。较小脓肿可应用抗生素并配合热水坐浴、温盐水(40~43 ℃)及抗生素溶液保留灌肠。脓肿较大时,应协助医师经直肠前壁(男性)或阴道后穹(女性)穿刺、切开引流,加强换药,全身应用抗生素,加强营养等。

第七节 酸碱平衡失调救护

正常人体血液的pH通过体内缓冲系统肺、肾及离子交换几个方面的调节以维持在7.35~7.45,机体组织和细胞必须处于具有适宜酸碱度的体液环境中才能进行正常的生命活动。当细胞外液酸碱度出现变化,机体发生酸中毒或碱中毒时,称为酸碱平衡失调。危重患者由于呼吸循环障碍、温度变化和代谢变化、人工机械通气、抗酸及碱性药物应用等因素的影响,可出现酸碱平衡失调,加重病情。酸碱平衡失调有代谢性酸中毒、代谢性碱中毒、呼吸性酸中毒和呼吸性碱中毒。

一、临床表现

(一)代谢性酸中毒

代谢性酸中毒为临床最常见的酸碱失调,血浆中HCO_3^-浓度降低。

1. 病因

(1)酸产生过多:感染、创伤(烧伤)等分解代谢亢进及休克、循环或呼吸衰竭,乏氧代谢致酸性物质产生过多。

(2)氢离子排出减少:肾功能不全,排出氢离子功能障碍。

(3)"失碱性"酸中毒：严重腹泻、肠瘘丢失大量碱性物质或大面积烧伤使细胞外液丧失，导致 HCO_3^- 减少。

(4)输入大量高浓度葡萄糖：老年人或极度营养不良者输入大量高浓度葡萄糖，使血糖＞33.3 mmol/L 时，可伴发代谢性酸中毒。

2. 临床表现　主要表现为呼吸因代偿有力且深而快，严重者可出现中枢神经抑制，包括嗜睡、谵妄，甚至昏迷、死亡。

3. 血气分析

(1)无代偿的代谢性酸中毒：pH＜7.35，$PaCO_2$ 正常，HCO_3^- 下降。

(2)代偿性酸中毒：pH 7.35～7.45，HCO_3^- 下降；因呼吸代偿，$PaCO_2$＜5.33 kPa。

(二)代谢性碱中毒

血浆中 HCO_3^- 浓度升高。

1. 病因

(1)氯丢失性代谢性碱中毒：持续性呕吐或胃液引流致大量胃液丢失，肠液中的碳酸氢盐未被胃液中的盐酸中和即吸收到血液，使血中 HCO_3^- 增加。

(2)长期使用利尿药：如呋塞米、依他尼酸等，使 Na^+、H^+ 和 Cl^- 丢失。

(3)输入大量碱性药物或输入枸橼酸钠：治疗代谢性酸中毒时输入碱性药物过多、输入大量库存血。

2. 临床表现　表现为手指麻木、手足痉挛和心律失常。由于血清的碱性化可导致脑脊液和延髓化学感受器的碱性化，呼吸受抑制，胸部运动减弱，频率变慢，出现发绀，并导致高碳酸血症。严重者昏迷，甚至死亡。

3. 血气分析　因呼吸代偿，$PaCO_2$＞5.33 kPa，pH＞7.45，HCO_3^-＞27 mmol/L。

(三)呼吸性酸中毒

1. 病因　主要原因为肺通气、弥散和肺功能障碍，使 $PaCO_2$、HCO_3^- 增高。

(1)二氧化碳排出紊乱：二氧化碳弥散障碍(慢性阻塞性肺疾病，如慢性支气管哮喘、肺气肿等)、通气不足(胸部挤压伤、气道梗阻、麻醉药或镇静药物、中枢神经系统疾病)。

(2)二氧化碳生成增加：高热、甲状腺功能亢进等过度代谢导致二氧化碳生成增加。

2. 临床表现　主要表现为缺氧和二氧化碳潴留。$PaCO_2$ 增高时，由于对中枢的抑制和脑血管的扩张作用，可引起颅内压增高，患者出现嗜睡、头痛等。当 $PaCO_2$＞10.7 kPa 时，则出现木僵和昏迷。

3. 血气分析　$PaCO_2$ 升高，pH 降低。

(四)呼吸性碱中毒

1. 病因　主要为过度换气,如疼痛、焦虑、碱性药物和利尿药物摄入过多、机械通气过度、小儿过度哭闹及高热等,致使二氧化碳排出过多,血二氧化碳分压下降。

2. 临床表现　呼吸常深长、快速,胸闷,口周和肢体感觉异常,碱中毒常伴低钙血症,可出现手足搐搦,腱反射亢进。

3. 血气分析　pH 升高,$PaCO_2$ 降低,HCO_3^- 降低,血清钾降低和血清氯升高。

二、急救措施

(一)一般护理

保持病室安静,减少对患者的刺激。保持呼吸道通畅,加强翻身叩背。加强基础护理。

(二)病情观察

密切观察生命体征,特别是观察呼吸的变化,呼吸的变化是酸碱失衡的一个重要表现,应注意观察呼吸频次及深度。酸碱失衡可出现呼吸浅快或深慢,严重者可出现呼吸衰竭或呼吸停止。

(三)定期查电解质及血气分析

如有条件可进行血氧饱和度及呼出气的二氧化碳分压监测。

(四)对症处理

1. 代谢性酸中毒　治疗目的是使 pH 正常化。

(1)调动 2 种代偿机制:首先,调动肾的排 H^+ 功能甚为重要。另外,应加大呼吸通气量以排出更多的二氧化碳,以减少血浆中 $H_2CO_3^-$ 的浓度。

(2)碱性药物的应用:是使 pH 迅速恢复正常的最有效方法。首选5％碳酸氢钠注射液,因其作用快,不良反应少。

2. 代谢性碱中毒

(1)单纯缺氯者:有胃液丢失者以生理盐水等量补充其丢失量。

(2)缺氯又缺钠者:停用利尿药,补充氯化钠。

3. 呼吸性酸中毒

(1)急性呼吸性酸中毒:有二氧化碳排出障碍者,一般均有氧的交换障碍,如肺水肿,应行气管内插管,采用机械通气,这是治疗呼吸性酸中毒和低氧血症的有效方法。

(2)慢性呼吸性酸中毒:治疗致病因素如抗肺部感染,使用支气管解痉药等。

4. 呼吸性碱中毒

(1)减少通气量:机械通气过度者,可酌情减少潮气量及通气频率。

（2）增加吸入气体二氧化碳的含量，给予5%二氧化碳及氧气混合吸入，适当加长连接气管插管管道的长度，以增大无效腔。紧急情况下可用纸袋、口罩等罩于口鼻，促使二氧化碳吸收。

三、护理措施

1. 严密观察病情变化。

（1）持续心电监护：严密监测生命体征、血氧饱和度等变化，并做好记录。呼吸深快而用力，提示代谢性酸中毒；呼吸慢、不规则，有代谢性碱中毒的可能。

（2）行为：注意观察患者的行为改变。酸中毒、碱中毒时可出现定向力障碍，严重者出现痴呆、昏迷。

（3）感觉：碱中毒时可有口周、四肢麻木、肌肉痛性痉挛。

（4）尿的酸碱度（pH）：肾是调节体液pH的重要器官，所以尿pH可大致反映体液的pH。简单地测量尿pH的方法是用pH试纸。正常尿pH 4.5～8.0，24 h pH一般为6.0，所以，尿应该是酸性的。尿持续酸性提示代谢性酸中毒、呼吸性酸中毒；尿持续碱性，提示呼吸性碱中毒及醛固酮过多、失胃酸引起的代谢性碱中毒。

（5）正确记录24 h出入量，配合医师定期抽血查血气分析。

2. 根据病情给予吸氧　代谢性酸中毒患者给予氧流量为2～4 L/min；呼吸性酸中毒者予低流量间隙吸氧，呼吸性碱中毒者用5%二氧化碳与氧气混合气体吸入，代谢性碱中毒患者有缺氧时给予吸氧。

3. 补液　遵医嘱给患者补液治疗并做好补液治疗的护理。

第6章

内科危重症护理

第一节 突发窒息护理

窒息是指因外界氧气不足或其他气体过多或呼吸系统发生障碍而导致的呼吸困难,甚至停止呼吸的现象。常见有①机械性窒息:因机械作用引起呼吸障碍,如缢、绞、扼颈项部,用物堵塞呼吸道,压迫胸腹部,及急性喉头水肿或食物吸入气管等造成的窒息;②中毒性窒息:如一氧化碳中毒,大量的一氧化碳由呼吸道吸入肺,进入血液,与血红蛋白结合成碳氧血红蛋白,阻碍氧与血红蛋白的结合与解离,导致组织缺氧造成的窒息;③病理性窒息:如溺水和肺炎等引起的呼吸面积丧失;④脑循环障碍引起的中枢性呼吸停止;⑤新生儿窒息及空气中缺氧的窒息,如关进箱、柜内,空气中的氧逐渐减少等。

一、临床表现

窒息主要表现为二氧化碳或其他酸性代谢产物蓄积引起的刺激症状和缺氧引起的中枢神经麻痹症状。窒息的发展可分为3个阶段:①因二氧化碳分压升高,引起短时间内呼吸中枢兴奋加强,继而呼吸困难,丧失意识;②全身痉挛,血管收缩,血压升高,心率减慢,流涎,肠蠕动亢进;③痉挛突然消失,血压降低,呼吸逐渐变浅而徐缓,叹气样呼吸,不久呼吸停止。

发生窒息现象时,若患者出现呼吸微弱,应立即排除窒息原因并施行人工呼吸。丧失抢救时机必然使心脏停搏、瞳孔散大、全身反射消失,最终死亡。

二、急救措施

1. 维持呼吸道通畅

(1)清除呼吸道异物:可用手抠或镊、钳取出异物,或用导管插入咽、喉、气管内进行吸引。

(2)环甲膜穿刺或切开术:用内径 3 mm 的粗穿刺针穿刺插入或环甲膜横向切开 1~2 cm。

2. 纠正缺氧　高浓度吸氧,流量为 4~6 L/min,必要时应用呼吸机辅助呼吸。

3. 心肺复苏　心搏、呼吸停止者行心肺复苏术。

4. 病因治疗。

三、护理要点

1. 尽快查找病因,保持呼吸道通畅。

2. 病情监测。监测体温、呼吸、脉搏、血压、血气分析、神志、瞳孔等,持续心电监护,若患者出现胸闷、烦躁、发绀等立即抢救。

3. 迅速开放静脉,并根据病情调整输液速度。

4. 做好气管切开或气管插管护理。

5. 心理护理。

6. 预防并发症:积极防治低氧血症、酸碱平衡失调、肺不张、肺水肿、肺部感染、急性呼吸衰竭、心搏骤停等并发症的发生。

第二节　休克的护理

休克是机体有效循环血容量减少、组织灌注不足、细胞代谢紊乱和功能受损的病理过程,它是一个由多种病因引起的综合征。氧供给不足和需求增加是休克的本质,产生炎症介质是休克的特征,因此恢复对组织细胞的供氧、促进其有效的利用,重新建立氧的供需平衡和保持正常细胞的功能是治疗休克的关键环节。现代的观点将休克视为一个序贯性事件,是一个从亚临床阶段的组织灌注不足向多器官功能障碍综合征(multiple organ dysfunction syndrome,MODS)或多器官衰竭(multiple organ failure, MOF)发展的连续过程。因此,应根据休克不同阶段的病理生理特点采取相应的措施。休克的分类方法很多,但尚无一致意见。目前主流分类方法将休克分为分布性休克、心源性休克、低血容量性休克及梗阻性休克,但它们之间并不互斥,很多循环衰竭患者同时存在数种休克(多因素休克)。休克的诊断关键是应早期、及时发现休克。要点是遇到严重损伤、大量出血、重度感染及过敏患者和有心脏病史者,应想到并发休克的可能。临床观察中,对于有出汗、兴奋、心率加快、脉压小或尿少等症状者,应疑有休克。若患者出现神志淡漠、反应迟钝、皮肤苍白、呼吸浅快、收缩压降至 12.0 kPa 以下,提示患者已进入休克抑制期。

一、临床表现

通过对休克的监测,不但可了解患者病情变化和治疗反应,而且可为调整治疗方案提供客观依据。

(一)一般监测

1. **精神状态** 反映脑组织血液灌流和全身循环状况。如患者神志清楚,对外界的刺激能正常反应,说明患者循环血量已基本足够。若患者表情淡漠、不安、谵妄,或昏睡、昏迷,则反映脑功能因血液循环不良而发生障碍。

2. **皮肤温度、色泽** 是体表灌流情况的标志。如患者的四肢温暖,皮肤干燥,轻压指甲或口唇时局部暂时缺血呈苍白,松压后色泽迅速转为正常,表明末梢循环已恢复,休克已好转。反之,则说明休克情况仍存在。

3. **维持稳定的血压** 在休克治疗中十分重要。但是,血压并不是反映休克程度最敏感的指标。在判断病情时,还应兼顾其他的参数进行综合分析。在观察血压情况时,还要强调应定时测量、比较。通常认为收缩压<12.0 kPa、脉压<2.67 kPa 是休克存在的表现。血压回升、脉压增大则是休克好转的征象。

4. **脉率的变化** 多出现在血压变化之前。血压还较低,但脉率已恢复且肢体温暖者,常表示休克趋向好转。常用脉率(bpm)/收缩压(mmHg)计算休克指数,帮助判断休克的有无及轻重。休克指数为 0.5,多提示无休克;>1.0 提示有休克;>2.0 为严重休克。

5. **尿量** 是反映肾血液灌注情况的重要指标。尿少通常是早期休克和休克复苏不完全的表现。尿量<25 ml/h、尿比重增加者表明仍存在肾血管收缩和供血量不足。血压正常但尿量仍少且比重偏低者,提示有急性肾衰竭可能。尿量维持在 30 ml/h 以上时,则提示休克已纠正。此外,创伤危重患者复苏时使用高渗盐液者可能产生明显的利尿作用,累及垂体后叶的颅脑损伤可出现尿崩现象,尿路损伤可导致少尿与无尿,判断病情时应予以注意鉴别。

(二)特殊监测

特殊监测包括以下多个血流动力学监测项目。

1. **中心静脉压(central venous pressure,CVP)** 中心静脉压代表右心房或胸腔段腔静脉内压力的变化,可反映全身血容量与右心功能之间的关系。CVP 的正常值为 0.49~0.98 kPa。当 CVP<0.49 kPa 时,表示血容量不足;CVP>1.47 kPa 时,则提示心功能不全、静脉血管床过度收缩或肺循环阻力增高;若 CVP>1.96 kPa 时,则表示存在充血性心力衰竭。但 CVP 受多种因素的影响,故临床实践中,首先要结合临床具体情况来解读CVP的数值,并且通常进行连续测定,动态观察其变化趋势以准确反映右心前负荷的情况。

2. 肺毛细血管楔压(pulmonary capillary wedge pressure,PCWP) 应用Swan-Ganz漂浮导管可测得肺动脉压(pulmonary arterial pressure,PAP)和PCWP,可反映肺静脉、左心房和左心室的功能状态。PAP的正常值为1.3～2.9 kPa;PCWP的正常值为0.8～2 kPa,与左心功能内压接近。PCWP低于正常值反映血容量不足(较CVP敏感);PCWP增高可反映左心房压力增高(如急性肺水肿)。因此,临床上当发现PCWP增高时,即使CVP尚属正常,也应限制输液量以免发生或加重肺水肿。此外,还可在做PCWP时获得血标本进行混合静脉血气分析,了解肺内动、静脉分流或肺内通气/灌流比的变化情况。但必须指出,肺动脉导管技术是一项有创性检查,有发生严重并发症的可能,发生率为3%～5%,故应严格掌握适应证。

3. 心排血量(cardiac output,CO)及心指数(cardiac index,CI) CO是心率和每搏量的乘积,可经Swan-Ganz导管应用热稀释法测出,成年人CO的正常值为4～6 L/min。为了排除人的体表面积不同对心排血量的影响而便于比较,常用CI来表示,正常值为2.6～4.0 L/(min·m^2)。

4. 血气分析 包括静脉血气和动脉血气分析(arterial blood gas analysis)对于大多数不明原因休克的患者,如果需要准确估计气体交换和酸碱平衡紊乱,应进行动脉血气分析来帮助诊断和治疗(例如,由于组织灌注不良,脉搏血氧测定可能不可靠)。对于任何表现出血压不稳定并担心为休克的患者,可进行静脉血气(venous blood gas,VBG)分析。VBG的优点是可以在初始采血进行实验室检查时进行,而且将快速提供关于患者pH、CO_2、碳酸氢盐、碱不足和血清乳酸水平等多方面数据,尤其当进行动脉血气分析被延迟时。

二、急救措施

休克是由不同原因引起的有共同临床表现的综合征,应当根据休克的原因及其不同发展阶段的重要生理紊乱采取相应的治疗。创伤性休克伤势严重,其生命体征在伤后1 h内即会显示出极大的变化,故国际急救界素有"伤后黄金1 h"的专业急救理念。治疗休克的重点是恢复灌注和对组织提供足够的氧。近年强调氧供应和氧消耗超常值的复苏概念,应达到以下标准:氧释放(oxygen delivery,DO_2)＞600 ml/(min·m^2),氧利用容积(volume of oxygen utilization,VO_2)＞170 ml/(min·m^2),心指数(CI)＞4.5 L/(min·m^2),最终目的是防止多器官功能障碍综合征(MODS)。

(一)一般紧急治疗

一般紧急治疗包括积极处理休克的原发伤及原发病,如制动、止血、保证呼吸道通畅。采取头和躯干抬高 20°～30°、下肢抬高 15°～20°体位,以增加回心血量。及早建立静脉通路,并用药维持血压;早期予以鼻导管或面罩吸氧;注意保温。

(二)补充血容量

补充血容量是纠正休克引起的组织低灌注和缺氧的关键。应在连续监测动脉血压、尿量和 CVP 的基础上,结合患者皮肤温度、末梢循环、脉搏幅度及毛细血管充盈时间等微循环情况,判断补充血容量的效果。首选晶体溶液进行液体复苏,必要时给予胶体溶液或白蛋白,或者进行成分输血。也可用 3%～7.5% 高渗盐溶液行休克复苏治疗。

(三)积极处理原发病

外科疾病引起的休克,多存在需手术处理的原发病变,如内脏大出血的控制、坏死肠襻切除、消化道穿孔修补和脓液引流等。应在尽快恢复有效循环血量后,及时施行手术处理原发病变,才能有效地治疗休克。有的情况下,应在积极抗休克的同时进行手术,以免延误抢救时机。

(四)纠正酸碱平衡失调

酸性内环境对心肌、血管平滑肌和肾功能均有抑制作用。在休克早期,又可能因过度换气,引起低碳酸血症、呼吸性碱中毒。按照血红蛋白氧解离曲线的规律,碱中毒使血红蛋白氧解离曲线左移,氧不易从血红蛋白释出,可使组织缺氧加重。酸性环境能增加氧与血红蛋白的解离从而增加向组织释放氧,对复苏有利,故目前对酸性平衡的处理多主张宁酸毋碱,不主张早期使用碱性药物。另外,使用碱性药物须首先保证通气良好,否则会导致二氧化碳潴留和继发呼吸性酸中毒。

(五)血管活性药物的应用

在充分容量复苏的前提下可能需要应用血管活性药物,以维持脏器灌注。随着对休克发病机制和病理生理变化的深入研究,对血管活性药物的应用和疗效也不断进行重新评价。血管活性药物辅助扩容治疗,可迅速改善循环和升高血压,尤其是感染性休克患者,提高血压是应用血管活性药物的首要指标,理想的血管活性药物应能迅速提高血压,改善心脏和脑血流灌注,又能改善肾和肠道等内脏器官血流灌注。

1. 血管收缩药　多巴胺、去甲肾上腺素和间羟胺。

2. 血管扩张药　α受体阻滞药、抗胆碱能药。

3. 强心药　包括兴奋α和β肾上腺素能受体兼有强心功能的药物,如多巴胺和多巴酚丁胺等。

(六)治疗 DIC,改善微循环

DIC 的主要处理原则是治疗基础病因,从而消除持续性凝血和血栓形成的诱因。

对于没有出血的患者,只要血小板计数≥$100×10^9$/L,不主张常规预防性输注血小板和凝血因子。但如果有大出血、出血高风险或需要有创性操作,则应给予治疗。相比之下,DIC患者一般禁止给予抗纤溶药物,如氨甲环酸(TXA)、氨基己酸(EACA)或抑肽酶。除围术期或住院治疗急性躯体疾病期间进行预防性抗凝血,以及治疗静脉血栓栓塞症(VTE)或动脉血栓栓塞(ATE)外,几乎没有证据支持急性或慢性DIC患者进行抗凝血治疗。

(七)皮质类固醇和其他药物的应用

皮质类固醇可用于感染性休克和其他较严重的休克。同时需要给予适当的肠内营养和肠外营养,以加强营养支持和免疫调节治疗。

三、护理措施

(一)体位

平卧位,下肢抬高15°~30°,以增加回心血量及心排血量,以利呼吸。有呕吐者头偏向一侧。

(二)快速补充血容量

1. **正确选择静脉通道** 选择远离受伤部位的静脉血管,如头部、胸部、上肢受伤应选择下肢静脉;腹部、盆腔、下肢受伤,应选择上肢静脉;四肢受伤,选择颈外静脉。

2. **准确掌握输液速度** 抗休克的根本措施是尽快恢复有效循环血量,对休克时间短者,通过补充血容量,休克很快得到纠正。因此尽快用16~18号留置针建立2条以上静脉通道,加压输液,保证45 min输入1500 ml以上液体。同时预防肺水肿、急性左侧心力衰竭的发生。对于高龄休克患者,在短时间内不能供给血源的情况下,补充平衡液,要求15~30 min输入800~1500 ml液体;对肥胖、水肿患者,可先输入7.5%氯化钠注射液250 ml。

3. **遵医嘱准确用药** 在血容量补足情况下,方可使用扩血管药物。缩血管药和扩血管药根据病情可联合使用。用药时以小剂量、低浓度、慢速度开始,逐渐达到理想水平,生命体征平稳后逐渐减量。严防药物溢漏于静脉外,以免引起皮下组织坏死。

(三)配合医师处理原发性损伤

正确、及时处理原发性损伤与恢复有效循环血容量同样重要。对骨折及出血伤口应加压包扎,用夹板初步固定。如创伤引起的内脏破裂出血,应立即做好交叉配血、备皮、药物过敏试验、留置各种导管等术前准备。合并呼吸、循环骤停者,立即行心肺复苏。据有关统计学结果显示,实质性脏器损伤后6 h以内能否得到救治与预后有密切关系。

(四)多参数监护仪监护

1. 注意患者的意识改变 烦躁、表情淡漠患者应取头平足高位,以改善脑循环。

2. 体温过低 是创伤性休克患者一大症状,创伤重、低血容量均可使体温下降,尤其是老年人及小儿,输液时应加温液体和血液制品,调高室温,加盖毛毯。

3. 循环及组织灌注的观察 记录脉搏、血压、中心静脉压、末梢温度及湿度的变化,及时调整输液速度。

4. 尿量的观察 尿量是反映肾灌流和全身血容量的敏感指标,应记录每小时尿量,保证每小时尿量≥30 ml。若每天尿量≤500 ml 或≥1000 ml,尿比重<1.010,肌酐、尿素氮短期内成倍增高,水、电解质代谢发生改变,提示肾衰竭已发生。

5. 呼吸的观察 注意呼吸频率、节律、幅度的改变。观察口唇、末梢皮肤有无发绀,保持呼吸道通畅,给氧 4~6 L/min。吸入 40~45 ℃的温热氧气,以改善组织氧合和灌注,纠正酸中毒。

同时注意监测血氧饱和度、动脉血气变化。若二氧化碳分压($PaCO_2$)>6.67 kPa,PaO_2<8.0 kPa,提示有呼吸窘迫综合征,立即配合气管插管,给予机械通气。

(五)预防

在早期处理原发性损害及抗休克的基础上,早期积极防治感染,综合监测,及早发现多脏器衰竭现象。

(六)营养支持

严重创伤患者往往合并酸碱失衡和电解质紊乱,处于高代谢和负氮平衡状态,导致体液大量消耗,免疫力下降,易出现各种并发症。由于营养支持时间与患者原发病的危重程度无关,故一旦循环、呼吸平稳,即开始实施营养代谢支持。原则是高热量、高蛋白质、高维生素饮食,主张肠内营养。

(七)心理护理

突发的创伤性事件、在抢救过程中紧张的抢救气氛、各种监护仪器设备及维持生命的各种管道都有可能诱发患者恐惧、无助,甚至精神障碍。因此,在护理上应设法缓和监护室的紧张气氛,尽可能创造安静、舒适、愉快的环境,使患者真正达到身心休息。

第三节 急性心肌梗死护理

急性心肌梗死是在冠状动脉病变基础上,发生冠状动脉血供急剧减少或中断,使相应的心肌严重而持久的急性缺血性坏死,是冠状动脉粥样硬化性心脏病的一种严重类型。临床表现有持久性胸骨后剧烈疼痛、发热、白细胞计数和血清心肌酶谱增高及心电图进行性改变。其并发症有乳头肌功能失调或断裂、心脏破裂、栓塞、心室壁瘤、心肌梗死综合征。死亡多发生在第1周内,尤其是在数小时内。如果发生严重的心律失常、休克或心力衰竭,则病死率进一步升高。

一、临床表现

(一)症状和体征

1. 症状

(1)梗死先兆:50%以上的患者在起病前有前驱症状,如乏力、活动时心悸、气短、烦躁、频发心绞痛等。

(2)疼痛:常在无明显诱因情况下发生疼痛,部位与性质和心绞痛相同,多发生在清晨,疼痛持续时间长,可达数小时或数天,含服硝酸甘油多不能缓解。患者常烦躁不安、大汗、有濒死感。部分患者疼痛位于上腹部,常被误认为胃穿孔、急性胰腺炎等急腹症。少数患者无疼痛,一开始就表现为休克和心力衰竭。

(3)全身症状:发热、心动过速等,体温一般在38 ℃左右。

(4)胃肠道症状:疼痛剧烈时常伴有恶心、呕吐、上腹部胀痛,重者可有呃逆。

(5)心律失常:75%~95%的患者会出现心律失常,多发生在起病1~2周,尤以24 h内最多见,以室性心律失常多见,其次为房室传导阻滞和束支传导阻滞。

(6)低血压和休克:常见血压下降,休克多在起病后数小时至1周发生,主要为心源性休克。

(7)心力衰竭:主要为急性左心衰竭,可在起病最初几天内发生,或在疼痛、休克好转阶段出现。右心室心肌梗死患者可一开始就出现右心衰竭的表现,伴血压下降。

2. 体征

(1)心脏体征:心浊音界轻度至中度扩大;心率增快,少数可减慢;心尖区第一心音减弱,可出现第四心音奔马律,少数有第三心音奔马律;部分患者可因反应性、纤维性心包炎出现心包摩擦音;二尖瓣乳头肌功能失调或断裂时,可于心前区闻及粗糙的收缩期杂音或伴收缩中、晚期喀喇音;可出现各种心律失常。

(2)血压:几乎所有患者都有血压下降。原有高血压病史者可在发病后血压降至正常,原无高血压病史者血压可降至正常以下,且可能不再恢复到起病前的水平。

(3)其他:与心律失常、休克、心力衰竭有关的其他体征。

(二)辅助检查

1. 心电图　急性心肌梗死的心电图表现可以分为ST段抬高的心肌梗死(STE-

MI)及非 ST 段抬高的心肌梗死(NSTEMI)。

(1)STEMI 最早的 ECG 改变是出现超急性期或高耸 T 波,但并不常见。此后,记录受累心肌区域电活动的导联上出现 ST 段抬高;ST 段波形如下:①最初,J 点抬高,ST 段保持凹形。②一段时间后,ST 段抬高更加明显,且更凸起或弓背向上。③ST 段最终可能与 T 波无法区分;QRS-T 波群可能类似于单相动作电位。

ESC/ACCF/AHA/WHF 的心肌梗死定义:联合委员会制定了 STEMI 诊断的具体 ECG 标准。①两个解剖学相邻导联新发 J 点 ST 段抬高,诊断临界标准:除 $V_2 \sim V_3$ 导联外的其他所有导联 J 点 ST 段抬高≥0.1 mV。②$V_2 \sim V_3$ 导联采用如下标准:≥40 岁的男性中,抬高≥2 mm;<40 岁的男性中,抬高≥2.5 mm;任何年龄段的女性,抬高≥1.5 mm。

这些 ECG 改变会逐渐演变;ST 段逐渐恢复到等电位线(基线)上,R 波波幅明显减小,Q 波加深。此外,还会出现 T 波倒置。这些改变一般发生于心肌梗死事件后的 2 周内,但进展可能更快,在就诊几小时内出现。

(2)NSTEMI:表现为 ST 段压低和(或)T 波倒置,而无 ST 段抬高和病理性 Q 波。这类 ST-T 波异常可能在许多导联上广泛存在。

ESC/ACCF/AHA/WHF 的心肌梗死第 4 版通用定义:联合委员会制定了 NSTEMI 的具体 ECG 诊断标准,即在 2 个相邻导联上新出现水平型或下斜型 ST 段压低≥0.5 mm,和(或)两个相邻导联上 T 波倒置>1 mm 伴突出的 R 波或 R/S>1。

2. 放射性核素心肌显像 根据坏死心肌及心肌细胞的特点,通过静脉注射不同的放射性元素,同时进行扫描或照相可以了解心肌梗死的部位和性质。

3. 超声心动图 超声心动图有助于了解心室壁的运动和左心室功能,诊断室壁瘤和乳头肌功能失调等。

4. 肌钙蛋白 cTnI 和 cTnT 是心肌损伤的生物标志物,兼具特异性和敏感性,是评估疑似急性心肌梗死患者的首选血清学检测方法。

对于疑似 STEMI 的患者,如果第一次检测肌钙蛋白没有升高,不应延迟相应治疗。

二、急救措施

急性心肌梗死患者延误治疗是其存活率低的关键因素。大多数患者在症状发作后长达 2 h 或更长时间并未就诊,相当大的一部分患者等到 12 h 或更长的时间方才就诊。一般超过 12 h 的再灌注治疗几乎没什么益处,所以强调急性心肌梗死要尽早治疗。对于确诊或疑有急性心肌梗死的患者,发病后应就地抢救。

1. **给氧、监护** 保持安静,患者卧床休息,给予吸氧及心电监测。

2. **积极溶栓**

(1)常用药物:目前临床常用的溶栓药物有尿激酶、链激酶、重组组织型纤溶酶原激活药等。不同溶栓药物对滴注时间有不同要求,要严格遵医嘱执行。以尿激酶为例,应用时须保证100万~150万U的药物在30 min内静脉滴注完毕(一般要求前15 min静脉滴注2/3,后15min静脉滴注1/3)。

(2)适应证:①发病6 h内;②相邻2个或2个以上导联ST段抬高≥0.2 mV;③年龄在70岁以上,而无近期活动性出血、脑卒中、出血倾向、糖尿病视网膜病变、严重高血压、严重肝肾功能障碍等禁忌证者可进行溶栓治疗。

(3)效果判断:溶栓效果可以通过冠状动脉造影直接判断,或者根据如下几个条件。①心电图抬高的ST段于2 h内回降50%;②胸痛2 h内基本消失;③2h内出现再灌注性心律失常;④血清CK-MB及cTnI峰值提前出现,间接判断血栓溶解。

3. **治疗并发症** 做好心肌梗死并发症的观察,并及时处理。

三、护理措施

(一)一般护理

1. **休息** 向患者及家属解释急性期卧床休息可减少心肌耗氧量,减轻心脏负荷,防止病情加重。发病后1~3 d患者必须绝对卧床休息,可平卧或半卧,由护士帮助完成日常生活照护,限制探视;1周后可逐渐过渡到床边活动,如坐在床边或椅子上;第1~2周可帮助患者逐步离床站立或在室内缓步走动;第2~3周可逐步从室内过渡到室外走廊内慢步走动。活动量力而行,如出现胸闷、气促、心悸、心律失常等应停止活动。除病重者外,卧床时间不宜过长。

2. **吸氧** 根据病情给予患者间断或持续吸氧。

3. **监测** 做好生命体征监测,持续监测心电图变化,密切观察心率、心律、血压和心功能的变化,为及时采取治疗措施提供客观资料。

4. **心电监护** 急性期患者须在监护室进行心电监护,观察患者连续心电图、血压、呼吸情况。如果发现频发室性期前收缩或多元性室性期前收缩、R-on-T、短暂阵发性室性心动过速或严重的房室传导阻滞时,要警惕心室颤动或心搏停止的发生,应立刻通知医师,加强病情监护,备好抢救车和除颤器。

5. **饮食与排便** 疼痛剧烈时禁食。最初3 d给予流质饮食,以后逐渐过渡至半流质饮食、软食和普食。食物应低脂、低胆固醇、易消化,禁止摄取过冷或过热的饮料,少食多餐。患者卧床期间由于活动量小、进食量少、不习惯床上排便等原因,易发生便秘,因此,可适量进食水果、蔬菜,必要时给予缓泻药,并嘱患者排便时勿用力,以免加重心肌缺血、缺氧,甚至猝死。

(二)症状护理

1. 疼痛　遵医嘱及时给予镇痛药物,如吗啡、哌替啶等。保持病室内安静,避免不良刺激,稳定患者情绪,给予吸氧。

2. 心律失常　一般而言,前壁心肌梗死患者易出现室性心律失常,下壁心肌梗死患者易出现缓慢性心律失常(房室传导阻滞等)。前壁心肌梗死如发生房室传导阻滞提示梗死范围广泛,病情严重。护理人员要密切观察心电监护仪显示的心律情况,根据显示及时、准确地判断病情变化,并积极处理。

3. 心力衰竭　详见本章第六节急性左侧心力衰竭救护程序。

(三)溶栓治疗的护理

1. 注意仔细观察患者皮肤、黏膜、呕吐物、尿液等有无出血倾向,并注意询问患者疼痛有无减轻及程度。

2. 在溶栓前为患者做18导联心电图。

3. 溶栓开始后2 h内每隔30 min复查1次12导联心电图(正后壁及右心室梗死者做18导联心电图)。

4. 溶栓后1周内前3 d每天复查心电图2次,随后4 d每天复查心电图1次。

(四)心理护理

护士要耐心向患者及家属做好安慰工作,让患者感受到医务人员的关心。重视患者及家属的感受,在向患者或家属明确疾病危重性的同时,鼓励患者表达自己的想法,尤其是对于有疾病恐惧和焦虑的患者,努力稳定他们的情绪,帮助患者树立战胜疾病的信心,使他们积极配合治疗。在救护过程中,医务人员要沉着冷静、有条不紊地开展工作,使患者产生信任感和安全感。

(五)出院指导

1. 对患者进行相关知识的教育,积极配合治疗,定期复查。

2. 活动要适量,避免过度劳累,主动控制外界各种刺激因素,如不看刺激性、暴力性强的电影及高度紧张的比赛等,注意防寒保暖。

3. 限制钠盐摄入,不暴饮暴食,避免刺激性的食物,多食蔬菜、水果,保持大便通畅,必要时使用缓泻药。

4. 随身携带硝酸甘油以备急用,药品妥善放置,防止遗失、受潮、失效等。

5. 教会患者家属简单的家庭救护,感到不适时应:①就地休息,不要用力;②拨打"120"求救电话;③迅速口服随身携带的硝酸甘油等药物;④有缺氧表现时可给予吸氧

(4~6 L/min)；⑤如果患者出现呼吸、心搏骤停，应立刻给予胸前区叩击1~2次，并实施人工呼吸和心脏按压。

第四节　急性哮喘的护理

急性重症哮喘（急重哮喘）是指气喘、咳嗽、胸闷突然加重或在原有的基础上进行性加重。从哮喘发作后短时间内即进入危重状态，临床上常难以处理。这类哮喘发作患者可能迅速发展至呼吸衰竭，并出现一系列的并发症。重症哮喘对常规治疗反应差，与支气管黏膜水肿、积液栓塞、支气管痉挛等有关。

一、临床表现

(一)症状和体征

1. 症状　喘息、咳嗽、呼吸困难（呼吸频率＞30次/分）、强迫端坐呼吸、不能平卧、不能讲话、大汗淋漓、焦虑。病情严重者可出现意识障碍，甚至昏迷。

2. 体征　面色苍白，口唇发绀，被迫采取前弓位，可有明显的三凹征（胸骨上窝、锁骨上窝、肋间隙），双肺布满哮鸣音，危重哮喘患者呼吸音或哮鸣音可明显降低甚至消失，表现为所谓的"沉默胸"。可有血压下降，脉率＞120次/分或变慢或不规则。

(二)辅助检查

1. 动脉血气分析　$PaCO_2$＞5.33 kPa，PaO_2＜8.00 kPa，SaO_2＜90%。

2. 血常规检查　发作时可有嗜酸性粒细胞增高，但多不明显，如并发感染可有白细胞数增高，分类中性粒细胞比例增高。

3. 呼吸功能检查　在哮喘发作时有关呼气流速的全部指标均显著下降，1 s用力呼气量、1 s用力呼气量占用力肺活量的比值、最大呼气中期流速、25%与50%肺活量时的最大呼气流量及呼气流量峰值均减少。

4. 心电图　可出现心动过速、肺型P波。

二、急救措施

(一)一般治疗

1. 给氧　重症哮喘患者都存在不同程度的低氧血症，可给予鼻导管吸氧2~4 L/min或面罩给氧4~7 L/min。注意及时复查血气分析，如有二氧化碳潴留，需及时给予无创甚至有创呼吸机辅助呼吸。

2. 补液　及时纠正脱水，如不能经口摄入水，可由静脉给予补充，补液量为

2500～3000 ml/d。若有心力衰竭补液量适当减少。

3. 纠正酸碱失衡和电解质紊乱　根据血气分析判断酸中毒或碱中毒情况,如果出现呼吸性酸中毒或代谢性酸中毒,可适当应用碳酸氢钠。此外,酸中毒时,钾离子从细胞内移出,使血钾升高,但当使用碳酸氢钠及机械通气后,血钾可明显下降而出现碱中毒及心律失常,故应注意监测电解质变化,及时调整血钾含量。

(二)药物治疗

1. 糖皮质激素　是目前治疗哮喘最有效的药物,应尽早使用,常用的是琥珀酸氢化可的松100～400 mg/d,分次静脉滴注,亦可静脉注射地塞米松10～30 mg/d,分次给予。症状缓解后逐渐减量,然后改为口服和吸入雾化剂维持。

2. 茶碱　是目前治疗哮喘的有效药物,常用的药物为氨茶碱,静脉注射首次剂量为4～6 mg/kg,缓慢静脉注射,时间不得少于10 min。氨茶碱静脉滴注时为0.8～1.0 mg/kg,每天注射量不能超过1.0 g。氨茶碱慎与β_2受体激动药联用,易诱发心律失常,两药合用时应适当减少剂量。

3. β_2受体激动药　是控制哮喘急性发作的首选药物。当用于重症哮喘治疗时可采用0.5%沙丁胺醇溶液1～2 ml加入生理盐水稀释为0.1%溶液,以压缩空气(同时给O_2)或压缩氧气为动力吸入给药(0.1～0.2 ml/min)。如果吸入效果差,可给予0.5 mg,以2～8 μg/min静脉滴注。因全身不良反应发生率高,故尽量少用。

4. 抗胆碱类药　与β_2受体激动药联合吸入治疗使支气管舒张作用增强并持久,尤其是用于夜间哮喘及多痰的患者。常用药物为异托溴铵气雾剂,每日3次,每次20～80 μg。

5. 控制感染　选用相应抗生素,并应注意厌氧菌及二重感染,预防下呼吸道感染等综合治疗是目前治疗重症哮喘的有效措施。

(三)机械通气

如果病情恶化缺氧不能纠正时,可进行机械通气,如有严重并发症如气胸、纵隔气肿时,在切开引流情况下仍可给予机械通气。

三、护理措施

(一)一般护理

1. 病室环境　患者应进入监护室进行监护,病室内必须保持空气流通、新鲜,无灰尘、煤气、烟雾、油漆及其他一切刺激性物质。

2. 体位　协助患者取半卧位,背后给予支撑物。

(二)病情观察

1. 神志　密切观察患者的神志变化,重症哮喘急性发作时,患者常伴有呼吸衰竭,可出现嗜睡、意识模糊,甚至昏迷。

2. 呼吸　注意观察呼吸频率、节律、深浅度和用力情况,患者常出现喘鸣音减弱乃至消失、呼吸变浅、神志改变等情况,此时常提示病情危重,应及时处理。

3. 血气分析　注意正确采集动脉血,并及时进行血气分析,如果合并Ⅱ型呼吸衰竭表明病情危重,应立即采取措施,挽救患者生命。

(三)有效吸氧

遵医嘱为患者调节合适的氧流量,并告诉患者和家属不能擅自改变氧流量。在救护过程中注意观察氧气鼻导管是否脱出,面罩是否有效固定,以保证吸氧的有效性。

(四)正确雾化吸入

教会患者在进行雾化吸入治疗时应注意深呼吸,同时用口腔吸气、鼻腔呼气,以保证药液发挥最大的作用。

(五)出院指导

1. 保持室内空气新鲜,无煤气、烟雾、油漆等刺激气味,严禁吸烟。应多开窗通风换气,室温要适宜,注意防寒保暖。

2. 避免接触各种哮喘诱因,注意增加营养,进行适量的运动,以增强体质。

3. 患者应严格戒烟,严重的有害物质可引起支气管痉挛,诱发哮喘。

4. 患者哮喘发作时应卧床,取半卧位。不宜使用内装羽毛或陈旧棉絮的枕头,以免诱发或加重哮喘。如有条件,可适当吸氧。

5. 饮食宜清淡,忌辛辣、生冷、腥发食物。应戒酒,避免过咸、过酸及过饱。哮喘急性发作时,宜以流质食物为佳,以适当补充水分。

6. 发作有时间规律者,应于发病前 2 h 服药,如氨茶碱;痰多不易咳出者,可用平喘的气雾剂喷入咽喉部,但不宜频繁使用,以免成瘾或中毒。如有面色苍白、大汗淋漓、明显发绀、呼吸困难、四肢厥冷等重症哮喘发作,应尽快送医院治疗。

第五节　高血压危象护理

高血压危象是高血压急症之一,是指由于周围血管阻力突然上升,致使血压明显升高引起的一系列临床表现,血压以收缩压显著升高为主,可高达 33.3~34.7 kPa,舒张压也相应升高至 16.0~18.7 kPa。

一、临床表现

(一)症状和体征

1. 起病急,剧烈头痛、恶心、呕吐、心悸、多汗、耳鸣、眩晕、气急及视物模糊等症状。

2. 收缩压常升高到 33.3~34.7 kPa，舒张压可升高至 16.0~18.7 kPa。

3. 严重者出现暂时性偏瘫、失语、眼底视盘水肿及出血等，甚至昏迷。

(二)辅助检查

高血压患者应做尿常规、血脂、血糖、肾功能、心电图、胸部 X 线、超声心动图、眼底检查等，以了解重要脏器心、脑、肾等功能与变化，以及有无并发冠状动脉粥样硬化性心脏病、高脂血症、糖尿病等，有助于对病情的估计，对确定治疗也有参考价值。必要时测定尿儿茶酚胺、血浆肾素活性等。

二、急救措施

急救原则是立即消除诱因，采取降压治疗，但血压降到安全范围应放慢速度，以免影响脏器供血，对老年人更应特别注意。

(一)迅速降压

降压要做到迅速、安全、有效，但血压下降程度不宜过低。如肾功能正常，无脑血管病或冠状动脉粥样硬化性心脏病者则血压可降至正常。若患者为 60 岁以上高龄，有冠状动脉粥样硬化性心脏病或脑血管病，或肾功能不全，血压下降过快过猛可导致冠状动脉或脑动脉供血不足，使心、脑、肾功能逐步恶化。对于大多数高血压急症患者，在第 1 小时内应将平均动脉压逐渐降低 10%~20%，此后的 23h 再进一步降低 5%~15%。这种方法通常在第 1 小时达到 <24.0/16.0kPa 的目标血压，在接下来的 23h 达到 <21.3/14.7kPa 的目标血压(但在这段时间内很少达到 <17.3/10.7kPa)。缺血性脑卒中的急性期通常不降低血压，除非适合进行再灌注治疗的患者血压 ≥24.7/14.7kPa 或不适合进行再灌注治疗(采用溶栓治疗)的患者血压 ≥29.3/16.0kPa。急性主动脉夹层收缩压应快速(20min 内)降至 13.3~16.0kPa 的目标水平，以降低主动脉剪切力。

(二)常用降压药物

1. 硝普钠　硝普钠 25 mg 加入 10% 葡萄糖注射液 250 ml 中静脉滴注，开始速度每分钟 50 μg，视血压情况控制滴数。注意硝普钠的毒性，硝普钠诱发氰化物中毒的危险因素包括疗程延长(>24~48h)、潜在的肾损害，以及使用剂量超过身体对氰化物的解毒能力[即 >2μg/(kg·min)]。使中毒风险降至最低的方法包括：使用最低的可能剂量、避免长时间使用(即不超过 2~3d)、密切监测患者(特别注意不明原因的酸血症或血清碳酸氢盐浓度降低)。

2. 拉贝洛尔　可通过一系列静脉注射或恒定剂量输注给药。静脉注射的初始剂量为 20 mg,此后每 10 分钟注射 20~80 mg,直至总剂量 300 mg。静脉滴注的速度为 0.5~2.0 mg/min。

3. 酚妥拉明 非选择性 α 肾上腺素能阻滞药,仅限于治疗儿茶酚胺活性增加所致的重度高血压。一般剂量为 10~15 mg,根据需要每 5~15 分钟注射 1 次。

(三)防治脑水肿

用甘露醇、呋塞米等进行脱水治疗。有惊厥者镇静止惊可肌内注射苯巴比妥钠、地西泮或水合氯醛灌肠等。

(四)加强监护

患者应入重症监护室(intensive care unit,ICU)治疗,以获得密切的监测。注意观察心、脑、肾灌注情况。

三、护理措施

(一)一般护理

1. 运动与休息 协助患者采取半卧位,嘱其安静休息,避免过度劳累、过度焦虑、情绪激动、精神紧张等应激因素和不良影响。

2. 饮食与排便 详见本章第六节急性左侧心力衰竭救护程序。

3. 禁烟限酒 饮酒可降低服用降压药物的疗效,尼古丁可使血压一过性升高,并降低药物的降压作用。

(二)严密观察病情

1. 严密观察血压 根据医嘱及时测量血压并做好记录,条件允许时可测 24 h 动态血压,以观察血压水平及昼夜变化规律。

2. 正确测量血压

(1)测量前 30 min 禁止吸烟或饮用咖啡等刺激性饮料,安静休息至少 5 min 以上。

(2)被测上臂肘部与心脏保持在同一水平高度,血压计放置与心脏同一高度。

(3)根据被测对象选择合适的袖带,袖带缚于被测者上臂,下缘应在肘弯上 2.5 cm,听诊器胸件置于肘窝肱动脉处。

(4)快速充气,当桡动脉搏动消失后继续再充气使汞柱再升高 4.00 kPa (30 mmHg),随后以恒定的速率缓慢放气,放气过程中听到的第一个声音为收缩压读数,消失音为舒张压读数,如果声音不消失则可把变音处作为舒张压。

3. 用药观察 注意药物不良反应的观察,严格按规范调节用药速度。

(三)出院指导

1. 控制体重 体重指数(body mass index,BMI)根据公式 BMI=体重(kg)/[身

高(m)]² 计算。中国人群平均 BMI 中年男性为 21～24.5,中年女性为 21～25。建议应控制在 24 以下。体重超重者须通过运动和饮食来调节。

2. 血压自控　患者应学会正确的血压测量方法,定时自测血压并做好记录,这对评价血压水平和降压治疗具有重要的参考意义。

3. 正规用药　患者须遵医嘱正确、规范地用药,不可擅自停药、减药、换药,以免出现血压控制不稳定的情况,同时在服药期间应注意防止因体位突然变换而导致的直立性低血压的发生,在变换一种姿势时勿过快、过猛。

4. 自救常识　患者外出时应备足常用药,在自觉不适时要立刻停止活动,就地休息,服用药物。家属应尽量保持镇静,让患者安静,取半卧位,抬高其头部,并尽快送患者到医院救治。运送中应尽量保持行车平稳,以免因过度颠簸而造成脑卒中。注意保持昏迷者呼吸道通畅。

第六节　急性左侧心力衰竭护理

急性心力衰竭是由于急性心脏病变引起心排血量急剧减少,导致组织器官灌注不足和急性淤血综合征。根据病程发展速度可分为急性心力衰竭和慢性心力衰竭;根据发生部位可分为左侧心力衰竭、右侧心力衰竭和全心衰竭。临床上以急性左侧心力衰竭为多见,出现以肺水肿为主要表现的各种临床症状,是严重的急危重症,抢救是否及时与患者预后密切相关。

一、临床表现

(一)症状和体征

1. 症状　咳嗽、胸闷、阵发性呼吸困难或端坐呼吸,进而重度呼吸困难,频率可达每分钟 30～40 次,烦躁不安伴大汗,咳粉红色泡沫样痰,严重者意识不清甚至休克。

2. 体征　面色青灰、口唇发绀,呈强迫端坐位呼吸,四肢厥冷。听诊可闻及心率明显加快,两肺布满湿啰音,心尖区第一心音减弱,出现第三心音奔马律。

3. 老年患者临床特点　老年患者中常见无症状性左侧心力衰竭,临床上可无肺淤血症状,但有左心室收缩功能障碍,射血分数降低,早期或潜在性左侧心力衰竭,因缺乏典型症状而诊断困难。遇有诱因,可使潜在左侧心力衰竭急剧恶化,甚至发生肺水肿,危及生命。临床上对患冠状动脉粥样硬化性心脏病、心肌梗死、高血压心脏病、心肌病、糖尿病及尿毒症的老年患者,应高度警惕无症状性左侧心力衰竭存在的可能,防治各种增加心脏负荷和诱发心力衰竭的因素。

(二)辅助检查

根据患者的病史及症状和体征,一般不难做出诊断。

1. X线检查　肺门蝴蝶影并向周围扩展,Kerley B线,心界扩大,心尖冲动减弱。
2. 超声心动图　左心房、左心室肥大,搏动减弱,基础心脏病形态学改变,左心室射血分数<50%。
3. 心电图　窦性心动过速或各种心律失常、心肌损害,左心房、左心室肥大。
4. 动脉血气分析　低氧血症、低碳酸血症、代谢性酸中毒。

二、急救措施

急性左侧心力衰竭起病急,病程进展迅速,一旦发生要迅速处理。

(一)体位

立即嘱患者取端坐位,并提供倚靠物,帮助患者节省体力;嘱其两腿下垂,以减少静脉回流。注意保护患者,防止发生坠床。

(二)吸氧

立即给予高流量氧气吸入,流量为6~8 L/min,湿化瓶内加入20%~30%乙醇湿化,以降低肺内泡沫的表面张力,使泡沫破裂,改善肺泡通气。

(三)镇静

吗啡5~10 mg皮下注射或肌内注射,或3~5 mg静脉注射,5~15 min可重复使用。对于已有呼吸抑制、昏迷、慢性阻塞性肺疾病患者禁用。

(四)快速利尿

呋塞米20~40 mg静脉注射,但对急性心肌梗死引起的急性左侧心力衰竭慎用,因为可能会导致血容量不足,使梗死面积进一步扩大。

(五)血管扩张药

硝普钠从10 μg/min开始,每5~10分钟可增加5~10 μg,直至发挥疗效为止,一般在100~200 μg/min可达到满意效果,血压低者可合用多巴胺,或选用硝酸甘油0.5~1.0 mg舌下含服,每10~15分钟重复1次,也可将硝酸甘油10 mg加入5%葡萄糖注射液250 ml中静脉滴注。

(六)洋地黄制剂

5%葡萄糖注射液20 ml加毛花苷C 0.4~0.8 mg缓慢静脉推脉注射,必要时2~4 h可再给予0.2~0.4 mg。病情缓解后,可给予地高辛口服维持。

(七)其他药物

对伴有支气管痉挛者可选用氨茶碱0.25 g稀释后缓慢静脉注射,减轻支气管痉挛,扩张血管,加强利尿。采用地塞米松 10~20 mg 静脉注射有助于肺水肿的控制。

(八)病因和诱因治疗

高血压患者须紧急降血压;二尖瓣严重狭窄者必要时紧急行二尖瓣球囊成形术或二尖瓣分离术;感染者给予抗生素治疗;严重心律失常者给予及时抗心律失常治疗。

三、护理措施

(一)一般护理

1. 休息　严重的心力衰竭患者应严格卧床休息,根据症状控制情况,逐步有计划地进行一些活动,如在床上做一些简单的肢体活动,在床边扶床走动等。避免各种不良的精神刺激,注意放松,保持平静乐观的心态。

2. 饮食与排便　心力衰竭患者都不同程度地存在水钠潴留的情况,在日常饮食中要根据病情发展程度限制钠盐的摄入,如轻度心力衰竭患者每日钠盐摄入量可控制在 5 g 左右,中度患者每日不超过 2.5 g,而重度患者必须限制在每日 1 g。多食用易消化、维生素含量丰富的蔬菜、水果及蛋白质丰富的食物,避免暴饮暴食。保持大便通畅,必要时使用缓泻药。

3. 病情观察　加强对患者病情的观察,注意监测患者的生命体征变化,控制输液量与速度。

(二)用药护理

1. 利尿药　使用利尿药可以帮助患者排出体内过多的水分,减轻肺淤血,因而利尿药应尽量在白天使用,避免因频繁排尿而影响患者夜间睡眠。在准备就寝时,帮助患者排尿后再入睡,同时把呼叫器、便器等放在患者易拿取处。

2. 血管扩张药　滴注硝普钠须使用避光输液导管,以避免药物分解降低药效。此外,硝普钠等血管扩张药物都有较强烈的血管扩张作用,在用药期间注意观察患者有无低血压的发生,尤其是在患者体位发生改变时,要注意加强护理安全工作,避免因低血压导致意外的发生。

3. 洋地黄制剂　洋地黄类药物的治疗量与中毒量非常接近,且个体使用差异较大,在患者用药期间,应向患者明确说明该类药物不能超量服用,即便漏服一次,下一次也不能加量补服。告知患者洋地黄中毒的各种表现,如各种心律失常、恶心、呕吐、视物模糊、黄视等,以便患者及时发现异常情况并及时报告。

(三)出院指导

1. 环境与温度　室内注意通风,保持空气新鲜和流通。冬季室内每日至少通风 2 次,每次 30 min,但要注意患者自身保暖,避免感冒。保持室内温度维持相对恒定,减少冷、热刺激,冬季最好在20 ℃左右,夏季使用空调时要注意室内外温差不宜过大。

2. 饮食与排便　选择富含必需氨基酸的优质蛋白,如牛奶、瘦肉、淡水鱼等,热量勿过高。避免饮用刺激性的饮料,如浓茶、咖啡、汽水等,同时戒烟、戒酒。注意限制钠盐的摄入,避免食用高钠食品,如皮蛋、酱菜、腌肉等。勿暴饮暴食,尤其晚餐应避免过饱,宜少食多餐。保持大便通畅,避免便秘时过度用力,必要时适当使用缓泻药。

3. 合理运动　合理安排作息时间,在医师的指导下根据心脏功能情况,进行适当的活动和锻炼,提高心功能储备力,增强抗病能力。运动时掌握好"度",根据公式[最大心率=220(或210)-年龄]计算个人活动时最高心率值,以小于等于该值并不感到疲劳为宜。如心功能Ⅰ级患者,可以慢跑、打太极拳、做操。心功能Ⅱ、Ⅲ级患者,可以到室外平地散步,做些力所能及的活动。

4. 加强监测　患者应注意观察自己脉搏、血压、面色、尿量、体重的变化。夜晚睡觉前应观察踝部是否水肿,夜间睡眠是否有被憋醒感。当出现心慌、咳嗽、呼吸困难、难以平卧、水肿、恶心、呕吐、尿量减少、一天之内体重增加1 000 g以上,说明心功能不全并加重,应立即去医院就诊,以便医师随时调整治疗方案。

5. 正规用药　不可随便停药、减药,尤其是在使用洋地黄制剂时,严禁擅自调整用药,这对于心功能不全的长期控制与预后极为重要。同时日常用药要固定位置放置,药品名称、用法、剂量等都要标识清楚,外出时要随身携带急救药品。

6. 定期随访　心功能不全的治疗是一个长期的过程,应根据医嘱定期到医院复诊随访。

第七节　急性呼吸窘迫综合征护理

急性呼吸窘迫综合征(acute respiratory distress syndrome,ARDS),是一种继发的、以急性呼吸窘迫和低氧血症为特征的综合征,是由多种病因导致的具有肺血管阻力增高、肺顺应性降低、肺泡萎陷、分流量增多、低氧血症等特点的一种急性进行性呼吸衰竭。其病因常与创伤、休克、感染、误吸、氧中毒等因素引起的肺损害有关,是急性呼吸衰竭中较为严重、处理棘手、病死率最高的临床综合征。

一、临床表现

(一)症状和体征

1. 症状　除原发病如外伤、感染、中毒等相应症状外,主要表现为进行性呼吸窘迫、气促、发绀,常伴有烦躁、焦虑、出汗等。其呼吸窘迫的特点是呼吸深快、用力,呼吸频率>28次/分,伴明显的发绀,用一般氧疗法不能改善。

2. 体征　除原发病如外伤、感染、中毒等相应体征外,早期体征可无异常,或仅闻及双肺少量细湿啰音。后期多可闻及水泡音,可有管状呼吸音。

(二)辅助检查

1. 胸部X线片　早期可无异常或是轻度间质性改变,表现为肺纹理增多,边缘模糊,斑片状或大片阴影等间质性肺泡性改变。

2. 动脉血气分析　提示不同程度的低氧血症,$PaO_2<8$ kPa,氧合指数$PaO_2/FiO_2<26.7$ kPa。

二、急救措施

1. 迅速纠正缺氧　高浓度(>50%)氧疗有利于萎陷的肺泡扩张,使PaO_2升至较为安全的低水平(>8 kPa)。神志清醒者可用面罩给氧,昏迷者可行气管插管或气管切开,给予呼吸机辅助呼吸,重症ARDS患者需要用呼气终末正压呼吸(positive end expiratory pressure,PEEP)。

2. 治疗肺间质水肿　限制入水量,控制输液。应用利尿药,促进水肿消退。在ARDS后期输入血浆蛋白,可提高胶体渗透压,有利于间质水肿的回收。

3. 纠正微循环障碍、减轻损伤　主要用α受体阻滞药或其他血管扩张药、糖皮质激素及抗血小板凝聚药等。

4. 积极治疗原发病。

5. 呼吸、心搏骤停者即行心肺复苏术。

三、护理措施

1. 病情允许时采取端坐位,以利膈肌下降,胸廓扩张,从而增大呼吸量。

2. 严密观察体温、脉搏、呼吸、血压、24 h出入量等。

3. 吸氧,保持呼吸道通畅,必要时行气管插管或气管切开,给予呼吸机辅助呼吸。注意气道护理,并做好呼吸机的管理及消毒工作。

4. 做好口腔及皮肤护理,注意更换体位,预防压力性损伤。

5. 给予易消化、富营养、高热量流质或半流质饮食。

6. 防治并发症。积极防治多器官衰竭、脑栓塞、自发性气胸、纵隔气肿、上消化道出血、心律失常、败血症、弥散性血管内凝血(disseminated intravascular coagulation,DIC)等并发症的发生。

第八节 咯血的护理

咯血是指喉以下呼吸道任何部位的出血,经喉、口腔而咯出。一次咯血量≥300 ml 或 24 h 咯血量≥600 ml 称为大咯血。因此,熟悉和掌握咯血,尤其是大咯血的诊断和处理,具有重要的临床意义。

一、临床表现

(一)症状和体征

1. 症状 咳嗽伴咯血。一次咯血量≥300 ml 或 24 h 咯血量≥600 ml。
2. 体征 肺部叩诊一侧呼吸音减弱和(或)出现啰音,对侧肺野呼吸音良好,常提示出血即在该侧。

(二)辅助检查

1. 痰液检查 可查到相应致病菌或癌细胞,对明确咯血的病因帮助很大。
2. X 线检查 每个咯血者均应进行胸部 X 线检查,可见肺部不规则环状透光阴影或蜂窝状影或浸润性病灶或浸润影伴空洞或团块。
3. 其他 胸部 CT、纤维支气管镜检查、放射性核素扫描等。

二、急救措施

急救原则主要是止血,使呼吸道通畅,同时进行病因治疗。

1. 体位 发现患者大咯血后,让患者取患侧卧位,床脚抬高。由心血管疾病引起者取半卧位。家属可用手掌拍击背部,使积血易于咯出。
2. 开放气道 如发现患者喉头作响、烦躁不安、呼吸浅速,应立即撬开患者的口腔,清除口腔、咽喉部积存的血块,恢复呼吸道通畅。如果患者发生意识丧失、呼吸骤停,应立即进行人工呼吸。
3. 迅速配血 做血型配血。
4. 积极止血

(1)卡巴克洛 2.5~5.0 mg,口服,每 6 小时 1 次。

(2)氨基己酸(6-氨基己酸)4~6 g,以 5%葡萄糖注射液或生理盐水注射液 100 ml 稀释,于 15~30 min 静脉滴注完毕,维持量每小时 1 g,持续 2~24 h 或更久。

(3)氨甲苯酸(对羧基苄胺)0.1~0.2 g,以 5%葡萄糖注射液或生理盐水注射液 100 ml 稀释后静脉滴注,最大量为 0.6 g/d。

(4) 垂体后叶素 5～10 U,用 20 ml 生理盐水稀释,缓慢静脉注射 10 min 以上,或以 10～20 U 加入 5% 葡萄糖注射液 500 ml 中缓慢静脉滴注,必要时每 6～8 小时重复 1 次。

5. 适当止咳、镇静　如果可能,应避免使用镇静药,但绝对必要时可给予硫酸可待因,每次 30 mg,肌内注射,每 3～6 小时 1 次,以减少咳嗽。用地西泮以减少焦虑,每次 10 mg,肌内注射。

6. 完成相关实验室检查　包括全血计数、分类及血小板计数,血细胞比容测定,动脉血气分析,凝血酶原时间和不完全促凝血激酶时间测定,胸部 X 线片检查。

三、护理措施

(一)一般护理

1. 体位　绝对卧床休息,如患部明确则取患侧卧位,头转向一侧,以利于将积血咯出并防止血液流向健侧肺部,导致病灶播散。如患部不明确,则取平卧位,禁忌取坐位、半坐位或头高位,防止体位不当而导致咯血窒息的发生。

2. 病室环境　病室内保持安静,通风,空气清新。通过加强空气流通等方法,尽快驱散室内因咯血而弥漫的血腥味。

3. 饮食　大咯血期间患者应禁食,症状控制后可进食流质、半流质饮食。

(二)病情观察

1. 监测生命体征　密切监测患者血压、呼吸、体温、脉搏的变化,观察血容量改善情况并做好记录。

2. 严格记录出入量　做好失血量记录,发生大咯血时做好补血、补液的准备,记录 24 h 出入量,以便及时纠正水、电解质的失衡。

3. 用药观察　观察患者用药后的反应,如使用垂体后叶素的患者应注意观察其血压变化。

(三)心理护理

患者看见咯血往往都有紧张、恐惧的心理状态,应耐心安慰患者,鼓励患者在不用力咳嗽的情况下尽力将血随时咯出,对精神过度紧张的患者在肺功能良好的情况下可给予适量的镇静药,如地西泮、苯巴比妥等。

(四)出院指导

1. 适当锻炼　在稳定期应适当进行体育锻炼。可以按照床上运动、床边活动、室内走动的顺序慢慢增加活动量,逐步过渡到行走、慢跑、家务劳动等,不可操之过急。

2. 坚持药物治疗　遵医嘱坚持对基础病变的药物治疗,不可擅自减药、停药。

3. **饮食** 在大咯血时应暂时禁食。咯血停止后且病情稳定后再给予高蛋白质、高维生素、易消化的食物。避免受凉,防止呼吸道感染。保持大便通畅以免用力排便致肺内压力增加导致再次咯血。

4. **室内环境** 保持室内环境清洁、安静、空气流通。实验证明,室内每日开窗通风1~2次,每次30 min,即可有效地净化空气。

5. **定期随访** 患者应定期到医院复查,如有不适,及时就诊。

第九节 上消化道出血护理

上消化道出血是指十二指肠悬肌(又称屈氏韧带)以上的消化道,包括食管、胃、十二指肠或胰、胆等病变引起的出血,胃-空肠吻合术后的空肠病变出血亦属这一范围。大量出血是指在数小时内失血量>1000 ml或循环血容量的20%,其临床主要表现为呕血和(或)黑粪,往往伴有血容量减少引起的急性周围循环衰竭。上消化道出血是临床常见的急症之一,病死率高达8.0%~13.7%。

一、临床表现

(一)症状和体征

1. 症状

(1)呕血和(或)黑粪。

(2)出血量400ml以内可无症状;出血量中等可引起贫血或进行性贫血、头晕,突然起立可产生晕厥、口渴、肢体冷感及血压偏低等。大量出血达全身血量的30%~50%(1500~2500 ml)即可发生休克,表现为烦躁不安或神志不清、面色苍白、四肢湿冷、口唇发绀、呼吸困难、血压下降至测不到、脉压缩小及脉搏快而弱(脉率>120次/分)等,若处理不当,可导致死亡。

(3)氮质血症。

(4)中度或大量出血患者,于24 h内发热,多在38.5 ℃以下,持续数日至1周不等。

2. 体征

(1)消瘦:左锁骨上凹淋巴结肿大,上腹包块者多见于胃癌。

(2)蜘蛛痣、脾大、腹水者多见于肝门静脉高压胃底-食管静脉曲张破裂。

(3)黄疸、胆囊肿大、剧烈上腹痛、呕血呈条状血块,提示肝外型胆道出血。

(4)皮肤、黏膜出血,提示有全身性疾病,如皮肤、黏膜,尤其颜面、上肢皮肤及口腔、鼻咽部黏膜有毛细血管扩张和毛细血管瘤，见于遗传性出血性毛细血管扩张症。

(二)辅助检查

1. 胃镜检查　是目前诊断上消化道出血病因的首选检查方法。

2. X线钡剂检查　主要适用于患者有胃镜检查禁忌证或不愿进行胃镜检查者。

3. 其他　选择性动脉造影、放射性核素、^{99m}锝(^{99m}Tc)标记红细胞扫描、吞棉线试验等。

二、急救措施

(一)一般急救措施

1. 卧床休息，保持呼吸道通畅，避免呕血时血液吸入引起窒息，必要时吸氧。活动性出血期间禁食。

2. 严密监测患者生命体征，如心率、血压、呼吸、尿量及神志变化。

3. 观察呕血及黑粪情况。定期复查血红蛋白浓度、红细胞计数、血细胞比容与血尿素氮，必要时行中心静脉压测定。对老年患者根据情况进行心电监护。

(二)积极补充血容量

立即配血，尽快建立有效的静脉通道，尽快补充血容量。在配血过程中，可先输平衡液或葡萄糖盐水，开始时输液速度宜快。输液及输血量视患者周围循环动力学及贫血改善情况而定。尿量是有价值的参考指标，有液体过剩风险的患者需要密切监测；应注意避免因输液、输血过快、过多而引起肺水肿，原有心脏病或老年患者必要时可根据临床表现及血流动力学监测输入量。肝硬化患者宜用新鲜血。

(三)积极采取止血措施

1. 食管-胃底静脉曲张破裂大出血的止血措施

(1)药物止血：用血管升压素收缩内脏血管，减少肝门静脉血流量，降低肝门静脉及侧支循环的压力，从而控制食管-胃底静脉曲张出血。常用的药物是垂体后叶素静脉滴注，目前主张同时使用硝酸甘油静脉滴注或舌下含服。有冠状动脉粥样硬化性心脏病者应慎重使用血管升压素，以免诱发缺血性心脏病，如必须使用，建议联用硝酸酯类药物。建议使用生长抑素等药物，止血效果好。

(2)气囊压迫止血：持续压迫时间最长不应超过24 h。该方法患者痛苦大、并发症多，不作为首选止血措施，仅限于药物不能控制出血时作为暂时止血用。

(3)内镜治疗：内镜直视下注射硬化剂至曲张的静脉，或用皮圈套扎曲张静脉，或2种方法同时使用，不仅能达到止血的目的，还可有效防止早期再出血。

(4)外科手术或经颈静脉行肝内门体静脉分流术：在大量出血经上述方法治疗无

效时,唯有进行外科手术。

2. 其他病因所致上消化道大量出血的止血措施

(1)抑制胃酸分泌:急性上消化道出血收治入院的患者常会接受质子泵抑制药(proton pump inhibitor,PPI)治疗。专家建议,刚开始应经验性地给予急性上消化道出血患者静脉用 PPI,目前已不推荐 H_2 受体拮抗药。

(2)内镜治疗:有内镜下直接夹闭罪犯血管,或对出血灶喷洒止血药物、高频电凝止血、激光止血、局部注射血管收缩药或硬化剂等。

(3)手术治疗。

(4)介入治疗:在少数情况下,既无法进行内镜治疗,又不能耐受手术者,可考虑在选择性肠系膜动脉造影找到出血灶的同时进行血管栓塞治疗。

三、护理措施

(一)一般护理

绝对卧床休息,保持呼吸道通畅,避免呕血时血液吸入引起窒息,必要时吸氧。活动性出血期间禁食。

(二)病情观察

1. 出血量的观察　观察并记录出血次数及出血量,如色泽有变化,应保留呕吐物和(或)粪便以备检验。患者出现烦躁不安、神志模糊、面色苍白、皮肤湿冷及少尿等,说明出血量多。

2. 生命体征的观察　严密监测患者生命体征,如心率、血压、呼吸、尿量及神志变化,对老年患者根据情况进行心电监护。

(三)药物疗效观察

定期复查血红蛋白浓度、红细胞计数、血细胞比容与血尿素氮,必要时行中心静脉压测定。

(四)特殊止血方法的护理

气囊压迫止血的护理详见相关内容。需行内镜止血或急诊手术止血者应嘱患者禁食,积极做好术前准备。

(五)做好心理护理和生活护理

安抚患者,做好口腔护理,保持床单位干净、整洁,确保患者身心得到充分休息。

(六)输血、输液的护理

尽快建立有效的静脉通道,补充血容量。根据病情调节输血、输液速度,有心肺疾患的患者,输液速度不宜过快,必要时可根据中心静脉压调整输入量。

(七)健康教育

1. **合理休息,不可过劳** 慢性肝病患者由于肝功能缺失,已不能满足全负荷工作的需要。因此,应注意休息,做到力所能及、劳逸结合。提倡散步、太极拳等较舒缓的运动,不适合做快跑、急走等剧烈的活动。生活要有规律,工作要量力而行,避免熬夜。此外,患者还应保持大便通畅,切忌大便时用力过度。

2. **软化饮食,禁忌粗糙** 进食粗糙的食物有可能划破食管或胃底曲张的静脉引起出血。饮食要注意少食多餐,不宜过饱,寒温适度,不过热。进食最好细嚼慢咽,食物以细软易消化、富含营养及少渣为宜。患者还应戒烟酒,禁辛辣、油煎食品。

3. **情绪轻松,不要紧张** 科学证实,不良的情绪同样可诱发上消化道出血。慢性肝病患者更应注意调节自己的情绪,保持愉快、豁达的心境,树立战胜疾病的信心。过多的紧张和焦虑容易导致胃黏膜糜烂和出血。

4. **禁忌饮酒,合理用药** 避免接触和进食对肝有损害的毒性物质,如酒、某些药物及化学品等。阿司匹林应谨慎使用,以免诱发消化道黏膜出血。如果患者还有食管炎、胃炎、胃溃疡等合并症,应在医师指导下,间断服用制酸药或消化道黏膜保护药。大片的药物应研碎后再服用。

第十节 急性重症胰腺炎护理

急性胰腺炎是常见的急腹症之一,分轻症及重症2型,后者往往比较严重。急性轻型胰腺炎仅可引起轻微的脏器功能紊乱,无局部并发症,临床恢复顺利。急性重症胰腺炎指急性胰腺炎伴有脏器功能衰竭或出现坏死、脓肿或假性囊肿等局部并发症者。病因上分胆源性胰腺炎及非胆源性胰腺炎,我国以胆源性胰腺炎居多,非胆源性胰腺炎包括酒精性胰腺炎、暴饮暴食性胰腺炎、外伤性胰腺炎、药物性(利尿药等)胰腺炎、感染性(腮腺炎等)胰腺炎、高血脂胰腺炎,以及内镜逆行胆胰管造影术后(endoscopic retrograde cholangiopancreatography,ERCP)胰腺炎等,临床上尚有部分患者未能找出明显病因。

一、临床表现

(一)症状与体征

1. **突发性腹痛** 位于上、中腹偏左,伴有恶心、呕吐,疼痛剧烈,呈持续性,可向左肩及左腰背部放射。胆源性疼痛可从右上腹开始。

2. **恶心、呕吐** 腹胀、腹痛开始即可出现,呕吐后腹痛不缓解为其特点,呕吐物为胃十二指肠内容物。

3. 腹膜炎体征　水肿性胰腺炎时,压痛只限于上腹部,常无明显肌紧张。出血性坏死性胰腺炎压痛明显,并有肌紧张和反跳痛,范围较广泛,涉及全腹。深度休克时,体征反而不明显。

4. 腹胀　初期为反射性肠麻痹,严重时由于腹膜炎麻痹性肠梗阻所致,排气、排便停止。大量腹水时加重腹胀,为胃肠麻痹所致。

5. 分型特点

(1)急性轻型胰腺炎:有腹痛,无休克,腹部检查有轻度腹胀,上腹正中偏左有压痛,无肿块,左侧腰背部有轻度触痛。

(2)急性重症胰腺炎:除腹痛、腹胀外,还可有不同程度的休克症状,脉搏增快,血压下降,伴有腹膜炎体征,有时可在上腹偏左触及肿块,左侧腰肋部有明显触痛,腹部隆起,肠鸣音减弱或消失,多数患者有移动性浊音。左侧胸腔内往往有反应性渗出液,少数患者还可出现腰部蓝棕色斑或脐周蓝色改变。

(二)辅助检查

1. 白细胞计数和中性粒细胞均可升高,白细胞$>2\times10^9/L$,提示重症。

2. 血清淀粉酶在发病后 3～4 h 开始升高,如温氏(Winslow)法高于 128 U(正常 8～64 U/ml)、索氏(Somogyi)法高于 500 U(正常 40～180 U/ml)提示本病,24 h 升高达高峰,可持续 4～5 d。尿淀粉酶在发病后 24 h 开始上升,超过 256 U(温氏)、1000 U(索氏)提示本病,可持续 1～2 周。有的医院血淀粉酶采用寡糖底物法、尿淀粉酶采用染色淀粉法也可作为辅助诊断。应注意少数患者血淀粉酶、尿淀粉酶都不升高,以及在胰腺广泛坏死时,淀粉酶也不升高。

3. 血钙降低发生在发病 2～3 d,若低于 2.0 mmol/L 预示疾病严重。

4. 血糖在发病后常升高,若超过 11 mmol/L 表示预后严重。

5. 动脉血气分析中 $PaO_2<8$ kPa 以下,表示有 ARDS 可能。剩余碱(base excess,BE)正常 0 ± 2,$\leqslant-5$ 提示重症。

6. 影像学检查

(1)腹部透视或 X 线片:轻型可见肠胀气,肠腔内积液。重型出现网膜囊积液,广泛肠腔积液,肠梗阻脱水。

(2)增强 CT 检查:可明确诊断胰腺炎症、胰腺坏死、膜外侵犯、假性囊肿、胰腺囊肿,而且还可用于治疗过程中动态监测,对再次手术时间选择及病灶定位都有很大帮助。

(3)B 超检查:可诊断胰腺炎症、胰腺坏死、假性囊肿、胰腺囊肿。B 超简单易行,价格低廉且无损伤,无条件进行CT检查时,可作为主要辅助检查。但由于急性胰腺炎时肠腔胀气较多,对B超检查有较多干扰,可造成假阴性结果。

(4)MRI检查:目前尚不适宜作为急性胰腺炎的辅助检查。

二、急救措施

(一)急性轻型胰腺炎

1. 禁食,胃肠减压。

2. 维持水、电解质平衡。

3. 营养支持治疗。

4. 中药生大黄15 g,口服或直肠内滴注,每日1次。腹部膨隆或肿块形成者,中药皮硝250~500 g,腹部外敷,每日2次。

5. 有15%~20%患者可转为急性重症胰腺炎,对于经上述常规治疗48 h腹部体征及全身状况加重,血钙下降者,应给予强效的胰酶抑制药物——生长抑素,如奥曲肽0.1 mg,静脉滴注,每8~12小时1次。

6. 预防感染:选择易通过血-胰屏障的有效抗生素,如环丙沙星,同时合并使用甲硝唑。

(二)急性重症胰腺炎

按个体化治疗方案处理。

1. 首先从临床上区分胆源性胰腺炎及非胆源性胰腺炎。

2. 胆源性胰腺炎中分胆管梗阻性胰腺炎及非梗阻性胰腺炎。胆管梗阻性胰腺炎患者应急诊手术治疗,解除胆管梗阻,及时引流小网膜腔。无梗阻者,先非手术治疗,待急性胰腺炎缓解后,再做后期有关胆管手术。非手术治疗无效的胆源性胰腺炎患者要及时做胆总管或胆囊造口引流术。

3. 对非胆源性胰腺炎,CT证实有坏死灶者要区分坏死是否已感染。对未感染者要进行非手术疗法,包括急性轻症胰腺炎第1~4项治疗,并给予生长抑素及可靠的抗生素,可选择哌拉西林、环丙沙星及甲硝唑。对坏死已感染者加强监护治疗24 h,在上述非手术治疗过程中,有效的抗生素经验治疗可选择头孢他啶与甲硝唑联合应用,强调根据病原菌培养及药敏试验结果,尽早选用敏感的广谱抗生素治疗,病情改善者仍继续非手术治疗。对病情恶化者应手术治疗。手术方式以清除坏死组织、通畅引流为主。有腹膜后侵犯者,应做腹膜后引流。病情严重者加空肠营养性造口及胃减压性造口。

4. 早期液体积聚不必手术,大多可自行吸收。少数可演变为急性假性囊肿或胰腺脓肿。

5. 急性假性囊肿 B 超及 CT 可明确诊断,若无感染和全身症状,3 个月以后做内引流。3 个月当中,若发生感染随时处理,做外引流。

6. 急性胰腺脓肿采用 B 超或 CT 定位,及时手术行外引流。

三、护理措施

(一)手术前护理

1. 一般护理

(1)绝对卧床休息,可取屈膝侧卧位,剧痛而辗转不安者要防止坠床。

(2)禁食期间有口渴时可用水含漱或湿润口唇,一般不饮水。腹痛和呕吐基本缓解后可由小量低脂、低糖流质饮食开始,逐步恢复到普食,但忌油脂和饮酒。

2. 病情观察和判断　及时发现坏死性胰腺炎、休克和多器官(心、肺、肝、肾)功能衰竭。

(1)密切观察神志、生命体征和腹部体征的变化,特别要注意有无高热不退、腹肌强直、肠麻痹等重症表现,为诊断坏死性胰腺炎及手术提供依据。术后仍必须严密观察。

(2)注意观察呼吸,多次进行血气分析,及早发现呼吸衰竭,及时给予高浓度氧气吸入,必要时予以呼吸机辅助。

(3)注意观察尿量、尿比重,监测肾功能,及时发现肾衰竭。

(4)注意观察有无出血现象,监测凝血功能的改变。

(5)注意观察有无手足抽搐,定时测定血钙。

(6)电解质、酸碱平衡和肝功能的监测。

3. 心理护理　指导患者掌握减轻疼痛的方法,解释禁食、水的意义,关心和照顾其生活。

(二)手术后护理

1. 管路的护理　患者可能同时有胃管、尿管、氧气管、输液管、气管切开、肠造口管、胆总管 T 形引流管及腹腔多根的冲洗引流管,护理上要注意以下几点。

(1)了解每根管路的作用。

(2)维护管路的正常位置,妥善固定,防止滑脱。

(3)保持通畅,正确处理各种堵塞及引流不畅的情况。

(4)保持无菌,防止污染。外接的消毒引流瓶、引流管应定期更换。

(5)准确记录各种引流液的性状、颜色、量。

(6)冲洗液、灌注液要现用现配。

2. 伤口的护理

(1)观察有无外渗、有无裂开,及时换药。

(2)并发胰外瘘者,要注意保持负压引流通畅,并用氧化锌糊剂保护瘘口周围皮肤。

3. 营养方面的护理　由于患者长时间禁食、留置胃管,又有多根引流管,机体消耗比较大,因此,要注意及时补充营养,使机体达到正氮平衡,以利组织修复。营养支持分3阶段。

(1)第一阶段:完全胃肠外营养2～3周,以减少对胰腺分泌的刺激。

(2)第二阶段:肠内营养,采用经空肠造口灌注要素饮食,一般3～4周。

(3)第三阶段:逐步恢复到经口进食。做好全胃肠外营养(total parenteral nutrition,TPN)及肠内营养(enteral nutrition,EN)的护理,防止并发症。有深静脉导管者,按中心静脉常规护理。进行肠道内营养者,给予要素饮食要注意温度、浓度、速度。

4. 做好基础护理及心理护理。

5. 其他　胰腺组织部分切除后,往往会引起内、外分泌缺失之并发症,如过去有隐性糖尿病者,术后症状往往加重,或因胰液缺乏致脂性腹泻。前者应根据检验报告,补充胰岛素,后者注意调节饮食及补充胰酶药。

(三)并发症的护理

出血坏死性胰腺炎和严重的水肿性胰腺炎可继发多种并发症。出现并发症时应及时对症护理。

1. 休克是最常见的并发症。

2. 化脓性感染是其次常见的并发症,如化脓性腹膜炎、胰周脓肿、败血症等,主要致病菌是来自肠道的革兰阴性细菌。

3. 继发急性肾衰竭、急性呼吸窘迫综合征、中毒性脑病等多器官衰竭。

4. 复发性胰腺炎:某些条件下,慢性炎症又可转为急性过程,称为复发性腹膜炎。

第十一节　急性 DIC 护理

弥散性血管内凝血(DIC)是多种疾病发展过程中可能出现的严重病理状态,而不是一个独立的疾病。特点是微血管中发生广泛微血栓,从而消耗大量凝血因子及血小板,并导致继发性纤维蛋白溶解,出现明显的凝血障碍,表现为一组出血综合征。急性 DIC 的病情变化迅速,如不及时治疗,往往危及生命。

一、临床表现

(一)症状与体征

由于原发病病情轻重、起病缓急及微血栓形成的速度不同,使DIC临床表现严重程度不一,一般临床上分为以下3型。①急性型:多见于败血症、产科意外等,病情凶险、变化急剧,往往在数小时至2d发病,有严重出血症状,常合并低血压、休克;②亚急性型:常见于恶性肿瘤转移、白血病等,症状多在数天至数周内出现;③慢性型:较少见,多发生在慢性病,如系统性红斑狼疮,出血不严重,容易与原发病症状相混。引起DIC的病因不同,其临床表现大致相似。

1. 出血 是DIC最常见的早期表现之一,多在低凝状态期出现,继发性纤溶期出血更明显。出血多突然发生,常是广泛性自发性出血,可呈多部位的瘀点或瘀斑,伤口和注射部位渗血,严重者表现为胃肠道、呼吸道、泌尿道出血和颅内出血。

2. 微循环障碍及栓塞症状 由于内脏及周围小血管栓塞,使回心血量减少,心排血量也减少,在短期内造成低血压或休克,常伴有少尿、无尿、呼吸及循环衰竭等症状。休克可使组织缺氧、酸中毒,反过来又加重DIC的发展。微血管内血栓栓塞可使受损部位缺血、缺氧,持续时间过长,可出现器官功能障碍,甚至组织坏死。内脏栓塞常见肺、脑、肝、肾、胃肠等。如肺栓塞常见突发性胸痛、呼吸困难、发绀和咯血。脑栓塞表现为头痛、偏瘫、抽搐,严重者则昏迷。腰痛、血尿、少尿或无尿可能为肾栓塞。胃肠道黏膜栓塞缺血坏死可引起呕血和便血。

3. 溶血 血管内微血栓形成使其管腔变窄,当红细胞通过微血管时,与管腔内纤维蛋白条索相互作用,加之血流不断冲击,易造成机械性损伤和碎裂,产生溶血,称为微血管病性溶血。溶血一般较轻微,在急性溶血时,患者皮肤、黏膜可有黄染,偶有血红蛋白尿。

(二)辅助检查

1. 有关消耗性凝血障碍的检查 ①血小板减少,可见动态下降;②纤维蛋白减少,持续下降或<1.5g/L;③凝血酶原时间延长。

2. 有关纤溶亢进的检查 测定纤维蛋白降解产物(fibrin degradation product, FDP)增多或血浆鱼精蛋白副凝固试验(即3P试验)阳性。

二、急救措施

(一)治疗原发病、去除诱因

有效治疗原发病,可控制DIC进展。如积极控制感染性疾病、治疗休克、纠正酸中毒、保持水和电解质代谢平衡等极为重要。

(二)抗凝血治疗

肝素为临床上常用抗凝血药。

1. 适应证　①严重的出血和血栓形成危及生命,而病因又不能迅速去除时;②准备补充凝血因子或纤溶制剂而促凝物质又仍可能在血液中起作用时;③慢性DIC和亚急性DIC。

2. 禁忌证　①DIC后期,以继发性纤溶为主者慎用;②颅内或脊髓内出血者禁忌;③伴有血管损伤或新鲜创面者、肺结核咯血、溃疡病出血者慎用。

3. 肝素应用注意事项　①肝素用量过大,有引起全身大出血的危险;②肝素还可引起发热、过敏反应、脱发、血小板减少等;③在使用肝素过程中,应尽量减少肌内注射及各种穿刺,以免引起局部血肿。

(三)抗血小板聚集药

抗血小板聚集药适用于慢性DIC及亚急性DIC。

1. 双嘧达莫,100~150 mg,每6小时1次,静脉滴注。

2. 阿司匹林,0.5 g,每天1~2次,口服。

3. 丹参注射液,10~30 ml,每天2~3次,静脉滴注。

4. 川芎注射液,20~30 ml,每天1~2次,静脉滴注。

(四)补充凝血因子和血小板

补充凝血因子和血小板适用于消耗性低凝期和继发纤溶亢进期,高凝期禁用,而消耗性低凝期应与肝素合用。一般每日输注新鲜血200 ml最佳。纤维蛋白原显著降低或血小板显著减少者可分别输注纤维蛋白原浓缩剂或血小板悬液。

(五)抗纤溶治疗

抗纤溶药适用于继发性纤溶亢进而血管内凝血已被基本阻断时,常用的有氨基己酸4~6g,静脉滴注,以后以0.5~1.0 g/h维持,直至出血停止。也可用氨甲苯酸、氨甲环酸等。

(六)溶栓治疗

仅在纤溶不足而有广泛栓塞时应用。常用链激酶可与肝素联合应用。

三、护理措施

1. 病情观察:定时测生命体征,注意观察意识状态、皮肤及黏膜出血范围,若已有呕血、便血、咯血时要记录出血量,并警惕脑出血。

2. 绝对卧床休息,对意识障碍者应采取保护性措施。保持身心安静。

3. 配合医师做好有关检查,如查血小板、纤维蛋白原、凝血时间、FDP等。

4. 静脉采血时注意观察有无血液迅速凝固的早期高凝状态。

5. 用药护理:大剂量肝素可引起自发性出血或出血加重,遵医嘱给予肝素后应注意观察出血有无减轻或加重。定期测凝血时间,以指导用药。

6. DIC的预防:DIC预后不良,特别是急性型,死亡原因多与病因或诱因未能消除、诊断不及时及治疗不恰当等密切相关,因此DIC的预防很重要。

(1) 迅速有效地防治原发病,注意维持水、电解质与酸碱平衡,防止微循环淤滞。

(2) 重症感染患者,除积极控制感染外,要注意血液高凝状态和早期出血倾向,及早应用适量肝素做抗凝血治疗。

(3) 对各型休克的治疗,应设法降低血液黏滞度,解除微血管痉挛,纠正酸中毒,提高动脉血氧分压,维持组织、器官良好的微循环灌注。

(4) 对急性早幼粒细胞白血病,必要时可酌情应用小剂量肝素(0.5～1.0 mg/kg),分次或持续静脉滴注。

第十二节　脑梗死护理

脑梗死(cerebral infarction,CI)是指由于各种原因所致局部脑组织血供中断而造成该部位脑组织缺血、缺氧,进而软化坏死。引起脑梗死的基本原因是供应脑部血液的颅外或颅内动脉中发生闭塞性病变而未能建立及时、充分的侧支循环,使局部脑组织的代谢需要与可能得到的血液供应之间发生超过一定限度的供不应求现象所致。常见血液供应障碍的原因有血管病变(动脉粥样硬化、脑动脉炎症性改变等)、血液成分的改变(红细胞增多等)及血流动力学异常(脑血流量过低、血流速度过缓等)。一些全身性疾病如高血压、糖尿病等可加速或加重脑动脉粥样硬化,亦与脑梗死的发生密切相关。80%的脑梗死发生于颈内动脉,20%发生于椎-基底动脉系统。脑梗死占全部脑卒中的80%,致残率和复发率较高,严重危害中、老年人的生命与健康。临床最常见的类型有脑血栓形成、脑栓塞、腔隙性脑梗死等。

一、临床表现

(一) 症状与体征

1. 脑血栓形成　主要指脑动脉血管病变,特别是脑动脉粥样硬化使管腔狭窄或闭塞,并进而发生血栓形成,造成脑局部供血区血流中断,发生脑组织缺血、缺氧、软化坏死,出现相应的神经系统症状和体征。脑血栓形成随年龄增加其发病率增高,65岁为1%,80岁为3%。其病死率为20%~30%,致残率为30%~50%,复发率为40%~50%。多发生于60岁以上的老年人,约50%的患者有短暂性脑缺血发作(transient ischemic attack,TIA)病史。常在安静状态下发病,症状可在数小时至1d达到高峰。意识多无异常,当椎-基底动脉系统脑梗死或是大脑半球较大区域的梗死影响间脑和脑干上行网状激活系统,可出现意识障碍。按症状和体征演变的进程可分为下列几种。

(1)完全性卒中:指发病后神经功能缺失症状较重且完全,常于数小时内(<6 h)达到高峰。

(2)进展性卒中:指发病后神经功能缺失症状在48 h内逐渐进展或呈阶梯式加重。

(3)可逆性缺血性神经功能缺失:指发病后神经功能缺失症状较轻,持续24 h以上,但可于3周内恢复。颈动脉系统脑血栓的共同点是一侧大脑半球受累,出现对侧中枢性偏瘫、面瘫和舌瘫,对侧感觉减退。椎-基底动脉系统脑血栓的共同特点是脑干和小脑受累,出现交叉性瘫痪、多数脑神经麻痹、交叉性感觉障碍和共济失调等症状。

2. 脑栓塞 是指脑动脉被异常的栓子阻塞,使脑动脉血流中断,脑组织发生缺血性坏死,出现相应的神经功能障碍。栓子以心脏附壁血栓和动脉硬化斑块脱落最多见(占90%),其次为脂肪、空气、癌栓、医源物体等。脑栓塞约占脑梗死的15%,其病死率为20%。多在活动中突然发病,无前驱症状,常在数秒或数十分钟内症状达高峰。少部分患者在几天内呈阶梯式进展恶化(反复栓塞所致)。脑栓塞主要表现为突发性神经功能障碍,与栓塞动脉供血区域相对应。栓子进入大脑中动脉,可出现偏瘫、失语。栓子进入大脑后动脉,出现偏盲。脑内动脉主干闭塞可造成严重脑水肿,出现不同程度的意识障碍,严重者因颅内高压引起脑疝致死。

3. 腔隙性脑梗死 是指深部脑组织中出现小的腔隙病灶,为脑组织发生的小缺血性软化灶或出血灶,经巨噬细胞吞噬被吸收后遗留下来的小囊腔,绝大多数是由于小动脉闭塞所致的缺血性软化灶。腔隙性脑梗死的主要原因是高血压病,发病率为10.0%~27.8%,占急性缺血性脑卒中的25%。本病多见于70岁以上老年人,预后较好,但易再次发作。腔隙性脑梗死可隐袭性或突然性起病,无局灶体征,仅依据影像学检查发现。病前可有TIA表现,目前多认为在TIA持续时间超过1 h者均应考虑本病。其临床表现取决于腔隙的位置,常见以下表现。

(1)纯运动性轻偏瘫(pure motor hemiparesis,PMH):占腔隙性脑梗死的60%以上。表现为对侧中枢性面瘫、舌瘫和肢体瘫痪,也可表现为单纯的面舌瘫或单肢瘫痪。

(2)纯感觉性卒中(pure sensory stroke,PSS):典型地表现为丘脑性感觉障碍,以头皮、鼻、舌、颈、躯干、阴部、肛门等按正中轴严格分为两半,表现为麻木、冷或热感、酸胀感、肿胀感、触电样感觉、针刺等。

(3) 感觉运动性卒中(sensori-mortor stroke,SMS):表现为对侧头面部、躯干及上下肢感觉障碍及面、舌及上、下肢体轻偏瘫。

(4) 构音障碍-手笨拙综合征(dysarthric-clumsy hand syndrome,DCHS):表现为较严重的构音障碍,同侧上肢尤其是手无力及精细运动障碍等共济失调,可有同侧锥体束征,无感觉障碍。

(5) 共济失调性轻偏瘫(ataxic hemiparesis,AH):表现为同侧肢体共济失调,对侧轻度无力。下肢重,足踝尤其明显,上肢轻,面部最轻。

(二)辅助检查

1. 头颅 CT 及 MRI 发病 24~48 h,CT 扫描显示梗死区低密度影,2~3 周可出现造影剂增强现象。CT 对脑梗死的检出率为 70%。发病 12 h 左右 MRI 显示病灶区呈长 T_1 和长 T_2 高信号,24 h 后清楚显示病灶及周围水肿呈长 T_1 和长 T_2 信号,MRI 对脑梗死的检出率高达 85%。

2. 脑脊液检查 大多正常,大面积脑梗死者颅内压可增高,伴出血性梗死时脑脊液呈血性。

3. 超声心动图 是评价心源性脑栓塞的主要根据之一,显示心瓣膜、心室壁及心腔内病变的情况。

4. 血液检查 可发现患者血糖、血脂增高。

5. 单光子断层扫描(single photon emission computed tomography,SPECT) 可在早期显示脑梗死的部位、程度和局部脑血流改变。

6. 脑血管造影 对于年轻的反复发作的腔隙性脑梗死患者,应进行脑血管造影检查,如数字减影血管造影(digital subtraction angiography,DSA),以明确有无因脑血管畸形、动脉炎、脑底异常血管网等造成的梗死。

二、急救措施

(一)保持呼吸道通畅

意识障碍或脑干梗死患者由于口咽运动受损及保护性反射的消失,更容易出现通气障碍。给予持续血氧饱和度监测并使其维持在 95% 以上,如果血气分析或血氧饱和度监测提示有缺氧时应给予吸氧。

(二)溶栓治疗

起病 0~6 h 进行早期溶栓治疗可使血管再通,恢复缺血半暗带区的供血及神经元功能,降低致残率和致死率。急性缺血性脑卒中治疗指南推荐溶栓治疗给药途径有全身静脉给药和局部动脉给药两种。

1. 静脉溶栓治疗　治疗时间为发病 6 h 内,重组组织型纤溶酶原激活物(rt-PA) 0.9 mg/kg(最大量 90 mg),其中 10% 的剂量在 1 min 内静脉注射,其余剂量加入液体内静脉滴注,滴注速度控制在 60 min 内。

2. 动脉溶栓治疗　治疗时间为大脑中动脉闭塞 6 h 内,在数字减影血管造影引导或 X 线荧屏监视下自导管直接向栓子注射 rt-PA,首次剂量为 5 mg,继以 1~2 mg/min 速度滴注,维持 20~30 min,总剂量为 10~80 mg。

(三) 控制血压

1. 低血压的调控　收缩压<12.0 kPa 时,在给予胶体溶液提高血容量的基础上合理应用血管活性药物,如盐酸多巴胺,以保证脑血供和脑灌注。

2. 高血压的调控　发病早期血压可暂时性升高,有利于改善缺血区域的血流灌注,此时无须降压治疗。当收缩压>29.3 kPa 和(或)舒张压>16.0 kPa 时,应给予及时处理。常选用的药物有硝苯地平 5~10 mg,口服或鼻饲给药。

(四) 控制颅内压

脑梗死急性期(1 周内)死亡的主要原因是严重的脑水肿。脑水肿通常在发病的第 3~5 天达到高峰。此时,控制颅内压和预防脑疝的发生最为重要。

1. 过度通气　通过改变脑脊液 pH 而使血管收缩,脑血流下降,从而降低颅内压,是降低颅内压及治疗急性脑疝快速而有效的方法。但其作用效果在几小时内就会减弱,因此只能用于暂时性控制颅内压。

2. 渗透疗法　渗透性脱水药为目前控制颅内压增高的一线药物。首选 20% 甘露醇 250 ml 快速静脉滴注(30 min 内),每隔 6 h 可重复用药,甘露醇能逆转脑疝的临床症状,并限制神经功能恶化的进展。其他药物有甘油果糖、呋塞米等。

3. 低温疗法　低体温能够降低脑代谢,从而降低脑血流量及颅内压。低温治疗应使体温维持在(32±1)℃并持续 48~72 h。

4. 手术治疗　大面积脑梗死伴严重脑水肿及临床症状进行性加重的患者给予药物降颅压治疗效果不理想时,可行手术治疗,如单侧去骨瓣减压等。

(五) 抗凝血治疗

1. 阿司匹林　具有抗血小板凝集的作用,服用后能显著减少复发率和病死率,已被广泛地应用于缺血性脑血管病的治疗。急性脑梗死非溶栓患者应在 48 h 内予以阿司匹林 300 mg/d,溶栓患者应在 24 h 后予以阿司匹林 300 mg/d,连续 14 d,14 d 后改为 40~80 mg/d 长期维持。

2. 那屈肝素钙　为低分子肝素,具有快速和持续的抗血栓形成作用。常用剂量为 0.4～0.6 ml(0.6ml/支)皮下注射。注射部位常选择腹壁前外侧,左、右交替。

(六)神经保护药的应用

脑梗死早期使用神经保护药,具有减少神经细胞坏死、延缓神经细胞生存、促进神经细胞恢复等作用。

1. 尼莫地平　为钙通道拮抗药,在脑梗死早期使用尼莫地平可明显地缩小脑缺血损害的范围,减轻脑水肿的程度。常规剂量为 20～40 mg,每日 3 次,口服。重症患者 1 mg/h 静脉泵入,连续 7～14 d。

2. 神经营养增强药　此类药物能促进脑细胞的氧化、还原,调节神经细胞的代谢、兴奋受抑制的中枢神经,促进损伤神经元的修复再生。常用的药物有脑活素、甲氯芬酯、胞磷胆碱、吡拉西坦、尼麦角林、甲磺酸阿米三嗪萝巴新等。

三、护理措施

(一)一般护理

1. 保持环境安静　患者卧床休息,尽量减少探视和不必要的搬动,以降低脑代谢。

2. 加强营养　发病 48 h 内暂时禁食,予以静脉输液或鼻饲,以维持营养及水、电解质和酸碱平衡。能自行进食的患者,给予高蛋白、高维生素、低盐、低脂、富含纤维素的饮食。面肌麻痹的患者,喂食时应将食物送至口腔健侧近舌根处。

3. 吸氧　脑梗死患者存在不同程度的脑缺氧,可使脑组织进一步受损。给予持续 2～4 L/min 的氧气吸入。及时予以吸痰,必要时行气管插管或气管切开。

(二)密切观察病情变化

1. 生命体征的观察　给予持续心电监护,密切观察呼吸、血压、脉搏、体温等的变化,以此及时发现脑疝、新发生栓塞和心血管功能的变化。脑梗死后出现发热者其致残率及病死率均较高,应严密监测体温变化,如发热立即报告医师采取相应措施,尽力将体温降至正常。

2. 出入量的观察　做好出入量的观察及记录,限制液体的摄入量,以防脑水肿加剧。

(三)溶栓治疗的护理

溶栓治疗早期症状性或致命性颅内出血的发生率为 60%。严格掌握药物的剂量,定时监测出、凝血时间,严密观察皮肤、黏膜、大便等变化。溶栓治疗 24 h 内,每 15～30 分钟监测血压 1 次,24 h 后每小时监测血压 1 次。如患者再次出现偏瘫、原有症状加重或出现剧烈头痛、恶心、呕吐、血压增高等症状,应考虑是否有梗死灶扩大或并发脑出血等,应暂停用药,急查头颅 CT 以确诊。

(四)预防并发症的护理

1. 肺部感染

(1)保持室内空气流通,减少探视。

(2)保持呼吸道通畅。定时翻身、叩背、咳痰。叩背即空握掌心,拍打患者背部,从肺底处逐渐向上,使小气管受到震动,淤积的痰液脱离管壁,汇集到大气管,便于气道蓄积的分泌物排出。

(3)喂食时取半卧位,速度不宜过快,温度在 40 ℃左右,以免冷、热刺激而致胃痉挛造成呕吐。

2. 压力性损伤　肢体瘫痪的卧床患者,使用气垫床以达到整体减压的目的。骨骼隆突而受压处放气垫圈。定时翻身。保持床单位平整干燥。

3. 下肢静脉血栓　下肢静脉血栓是急性缺血性脑卒中的常见并发症之一。其后遗症可致残,使患者丧失劳动能力,严重者栓子脱落可造成肺栓塞致猝死。抬高下肢 20°～30°,下肢远端高于近端。指导患者在床上主动屈伸下肢做跖屈、背屈运动及内外翻运动、足踝的"环转"运动。减少在下肢输血、输液。

4. 泌尿系感染　对排尿困难的患者应尽可能避免导尿,可用诱导或按摩膀胱区的方法以助患者排尿。尿失禁的男患者可用阴茎套连接引流尿袋。女性尿失禁患者,急性期内短期应用导尿管可明显增加患者的舒适感和减少压力性损伤发生的机会。留置导尿管期间应每日进行会阴部护理,定时查尿常规,必要时做尿培养。

(五)加强心理护理

脑梗死致残率高达 72.5%～75.0%,许多患者对自身出现的功能障碍表现出焦虑情绪,应予以足够的心理支持,关心鼓励患者,及早进行功能训练或物理治疗,发挥家庭和社会支持系统的作用。

第十三节　癫痫的护理

癫痫持续状态或称癫痫状态(status epilepticus,SE),是指癫痫持续发作长于 30 min 或 2 次以上连续发作,发作期间患者意识不恢复。SE 是威胁生命的常见急症,若不及时治疗可引起急性脑水肿、高热、循环衰竭和脑细胞大量死亡,导致永久性脑损害。SE 致残率可达 39%～59%,主要表现为不同程度的智力障碍;病死率约为 21%,死亡的直接原因是进行性血压下降和心率减慢、脑缺血缺氧、脑水肿和脑疝。SE 无性别和年龄差异,但以青少年和老年人居多,青少年发生 SE 的主要原因为围生期缺氧和代谢障碍,老年人多见于脑血管疾病和脑萎缩。SE 可由原发性及继发性的原因引起,临床以继发性多见,包括颅脑外伤、中枢神经系统紊乱、脑血管疾病、颅内肿瘤、代谢性脑病、药物中毒、变性等。原发者多迁延 10 年以上为难治性癫痫。首发症状即表现为 SE 者,应首先考虑为脑肿瘤,特别是额叶肿瘤。促发因素常见为突然停药、换药、减药或漏服药物(抗癫痫药),其次为发热、感染、劳累、熬夜、妊娠及分娩等。

一、临床表现

(一)临床表现

1. 全身惊厥性癫痫持续状态(generalized convulsions status epilepticus,GCSE)

为临床最常见的一种典型的 SE,表现为阵发性或持续性肌肉节律性强直、阵挛或强直-阵挛,发作时意识障碍,发作间隙期意识障碍不恢复。可出现严重的自主神经症状,如高热、心动过速或心律失常、呼吸加快或不规律、血压早期升高而后期下降、腺体分泌增加引起发绀(气管、支气管分泌物阻塞)。此外,常有瞳孔散大,对光反射、角膜反射消失,并出现病理反射。GCSE 常伴随外伤,包括舌咬伤、肩关节脱位、头颅外伤和面部创伤。上述症状的加重与反复发作的次数和引起脑缺氧、脑水肿的程度呈正相关。若不及时控制则可致残或死亡。GCSE 病死率高达 20%,主要死亡原因为肺部感染性休克、脑水肿、呼吸功能衰竭。

2. 非惊厥性癫痫持续状态

(1)失神性癫痫持续状态(absence status epilepticus,ASE):典型的 ASE 表现为突发意识障碍,发作持续时间可数分钟或数天。ASE 以儿童多见。ASE 的意识障碍程度轻,表现为嗜睡和意识浑浊,自主运动减少和语言缓慢。

(2)复杂部分癫痫持续状态(complex partial status epilepticus,CPSE):CPSE 意识障碍的程度和脑电图(electroen cephalogram,EEG)的异常活动均表现出多样性、周期性(或持续性)和长久性。此种发作常表现为 2 种形式,一是患者长时间处于矇眬状态,并有反应迟钝、部分性失语及似有目的的自动症;二是患者有一连串的复杂部分性发作,并伴有凝视、毫无反应、语言障碍、固定不变的自动症,2 次发作期间意识处于矇眬状态。如果发现意识障碍和精神状态改变难以用其他病症解释,既往又有部分性癫痫发作或脑内局限性病灶时,应考虑 CPSE 的可能并进行 EEG 检查,加以证实。

3. 单纯部分癫痫持续状态(simple partical status epilepticus,SPSE) SPSE 意识状态基本正常,感觉异常发作包括躯体感觉、视觉、听觉、嗅觉和味觉的发作。运动异常发作包括躯体运动、眼球阵挛、语言障碍或失语发作。发作终止可遗留发作部位一过性偏瘫（Todd 麻痹）。

（二）辅助检查

1. 脑电图（EEG）　发作期间 EEG 可见尖波、棘波、尖-慢波或棘-慢波等样放电。对癫痫诊断有特异性。

2. 急诊 CT 扫描　可明确新的 SE 病因和寻找脑的结构性损伤，如颅内出血、脑肿瘤和脑脓肿等。

3. 视频脑电图（video-EEG）　可同步监测记录患者发作情况及相应 EEG 改变。

4. 单光子断层扫描（SPECT）　有助于癫痫病灶的定位。对 CT 或 MRI 不能发现的病灶更有诊断意义，特别是 SPSE（既往无局限性癫痫、脑内有明确病灶）、ASE（既往原发性癫痫、脑内无明确病灶）的鉴别。

（三）实验室检查

血细胞计数、血糖测定、电解质测定、肝肾功能测定、癫痫药物血药浓度测定、毒物测定、动脉血气检测、脑脊液检测。

二、急救措施

（一）迅速控制癫痫发作

一旦确诊为 SE，应尽快控制发作。据统计，SE 发作持续时间越长，致残率及病死率越高，导致死亡的病程平均为 13 h。因此，针对不同类型，选择强有力而足量的抗癫痫药物是控制 SE 的关键。

1. 地西泮　是控制各类 SE 的有效首选药物。特点为作用快，用药 1~3 min 即可生效，85% 的患者可终止发作，与苯巴比妥类合用效果更好。地西泮首次 10~20 mg（儿童 0.3~0.5 mg/kg）缓慢静脉注射（<2 mg/min），如 30 min 后发作不止可重复应用到发作被控制。为维持疗效，可用地西泮 100~200 mg 加入 5% 葡萄糖注射液 500 ml 中，12 h 内缓慢静脉滴注。

2. 利多卡因　有抗惊厥作用，主要用于地西泮无效者。1~2 mg/kg 加入 10% 葡萄糖注射液中静脉滴注（1~4 mg/min）。癫痫控制后维持 2~3 d 逐渐停药，并加用丙戊酸钠、苯妥英钠。利多卡因对于难治性癫痫持续状态（经足量一线抗癫痫药物如地西泮、苯妥英钠等治疗的不能控制癫痫且持续 1 h 以上者）及老年人 SE 疗效显著。

3. 10% 水合氯醛　成年人 20~30 ml，儿童 0.5~0.8 mg/kg 保留灌肠。

4. 丙戊酸钠（德巴金）　丙戊酸钠的注射剂型，以 15 mg/kg 缓慢静脉注射，>3 min 注射完毕，以后以 1~2 mg/kg 的速度维持静脉滴注。

5. 硫喷妥钠　为快速短效的静脉麻醉药，对首选地西泮治疗后不能控制的顽固性 SE,起效快,疗效好,并对 SE 引起的脑损害有治疗作用。硫喷妥钠 1 g 加入 5%葡萄糖注射液 500 ml 中,按 3～6 mg/min 静脉滴注。

(二)保持呼吸道通畅

头偏向一侧,防止呕吐物引发窒息,尽快清除口腔内分泌物和呕吐物。给予吸氧、吸痰,必要时行气管插管或气管切开。持续心电监护,定期监测血气分析。

(三)纠正酸碱失衡,维持水、电解质平衡

患者伴随频繁发作导致肌肉抽搐、过度呼吸、多汗及高热等都直接影响水、电解质、酸碱平衡,应补充液体及电解质。

(四)并发症的预防

1. 降低脑水肿和颅内压升高　频繁抽搐可引起脑水肿,因此在控制抽搐的同时可静脉滴注 20%甘露醇 250 ml 或静脉注射呋塞米,4～6 h 可重复应用。也可用地塞米松磷酸钠静脉滴注。

2. 高热　癫痫持续状态常有中枢性高热和继发性高热,使脑组织的基础代谢率增高,脑组织需氧量增加,致脑水肿加重。因此,降温是减轻脑水肿、保护脑组织的必要措施。严密观察热型及持续时间,遵医嘱予以降温措施,观察降温效果。有条件时可使用冰毯机降温。

(五)查明病因,给予相应处理

如首次癫痫发作即为 SE,可见于中枢神经系统感染、额叶底部肿瘤、急性中毒等,应对因治疗。

(六)手术治疗

手术治疗的目的是切除引起发作的癫痫灶,可根除癫痫,控制发作。常见手术方法有脑实质癫痫灶清除术、胼胝体清除术、立体定向手术等。

三、护理措施

(一)一般护理

1. 保持环境安静　病室光线宜暗。各种治疗和护理操作尽可能集中进行,动作要轻柔、敏捷,避免由于外界刺激而引起抽搐。

2. 加强营养　由于抽搐,患者体力消耗大,应尽早鼻饲给予高蛋白、高热量、高维生素的流质饮食。

3. 迅速建立静脉通道保证及时有效地供给药物　遵医嘱给予快速、足量、有效的镇静、抗惊厥药物。

(二)维持呼吸功能

1. 保持呼吸道通畅　癫痫发作时,迅速使患者仰卧,松开衣领、腰带,有义齿者取

出,去枕,头偏向一侧,使口腔分泌物自行流出或吸出,防止误入气道引起吸入性肺炎。将缠有纱布的压舌板(急救时用手帕、毛巾等)垫在上下磨牙间,以防舌部咬伤。将患者下颌托起,防止因后舌坠堵塞气道。有舌后坠者及时用舌钳牵出而不影响通气功能。及时清除口腔及呼吸道分泌物,必要时给予气管插管或气管切开。

2. 吸氧　立即予以低流量吸氧,1~2 L/min。及时吸痰,维持氧代谢。床旁备有简易呼吸器、气道护理盘、气管插管、呼吸机等,以便抢救。

(三)病情观察

1. 发作先兆的观察　癫痫发作前期患者可诉胸闷、肢体麻木、头晕、味觉异常,情绪改变或有错觉、幻觉出现,此期为时仅数秒至 1 min,继之出现意识丧失。护士应密切观察、记录发作先兆、症状、频度和持续时间等。

2. 生命体征及意识的观察　持续给予心电监护,密切监测血压、脉搏、呼吸、体温、瞳孔、血氧饱和度等变化,观察用药前后患者意识状态的变化。定时进行血气分析监测。

3. 出入量的观察　准确观察、记录出入量,观察尿液的颜色和量,正确判断患者的血容量状态。

(四)安全护理

1. 防坠床　患者有发作先兆时,应立即平卧,必要时使用保护性约束用具或加床栏,防止发生坠床。对易受磨损的关节,用软垫加以保护,防止撞伤。

2. 防止舌咬伤及下颌脱臼　发作时在上下磨牙之间放置压舌板,用手托起下颌,防止舌咬伤和下颌脱臼。有活动义齿者应及时取下。

3. 防脱臼和骨折　四肢抽动者,不能强力按压肢体,以防脱臼和骨折。

(五)用药护理

1. 正确选择用药途径　治疗 SE 的用药途径一般选择静脉给药,新生儿或儿童可选择直肠内给药。口服给药因吸收不稳定,血药浓度波动较大。

2. 观察药物的不良反应　静脉滴注地西泮有呼吸抑制、血压下降及呼吸道分泌物增加等不良反应。利多卡因对心脏窦房结、房室结和心脏收缩有一定的抑制作用,大剂量应用可产生严重窦性心动过缓、心脏停搏、房室传导阻滞及头晕、呕吐,甚至惊厥、意识障碍等。因此,应严格控制用药速度,给予持续心电监护,密切观察呼吸、心律、血压等,如呼吸表浅、心率变慢,应立即配合医师抢救,进行辅助呼吸和气管插管。

(六)基础护理

及时更换被服,保持床单位整洁。每 2 小时翻身叩背 1 次,口腔护理,每天 2 次,以防真菌或细菌感染。必要时留置导尿,保持会阴部清洁。

第十四节　糖尿病酮症酸中毒护理

糖尿病酮症酸中毒（diabetic ketoacidosis，DKA）是糖尿病最常见的急性并发症；是由于体内胰岛素缺乏，引起糖、脂肪代谢紊乱，以致水、电解质和酸碱平衡失调；以高血糖、高酮血症和代谢性酸中毒为主要表现；多见于胰岛素依赖型糖尿病（1型糖尿病）患者，发病率约占住院患者的30%，临床以发病急、病情重、变化快为特点。任何加重胰岛素相对或绝对不足的因素，均可成为DKA的发病诱因。感染是DKA最常见的诱因，以呼吸道、泌尿道、消化道感染最为常见，占44.4%。其他常见诱因有胰岛素使用不当（突然减量或随意停用或胰岛素失效）、饮食失控（进食过多高糖、高脂肪食物或饮酒等）、应激（外伤、手术、麻醉、急性脑血管病、心肌梗死、甲状腺功能亢进、精神创伤或严重刺激等）。

一、临床表现

(一)症状

早期症状主要为糖尿病本身症状的加重，显著高血糖及酮体使尿量明显增多，体内水分大量丢失，多饮、多尿症状突出。患者软弱、乏力、肌肉酸痛，随着疾病的进展，可出现消化系统、呼吸系统、神经系统的症状。

1. 消化系统　食欲减退、恶心、呕吐在DKA早期十分常见，频繁的呕吐可进一步加重酸中毒及电解质紊乱。可有上腹痛、腹肌紧张及压痛，似急腹症，甚至有淀粉酶升高。

2. 呼吸系统　由于酸中毒，刺激呼吸中枢的化学感受器，反射性引起过度换气，出现呼吸性酸中毒，呼吸加深加快，呼气中有烂苹果味为DKA最特有的表现。

3. 神经系统　由于糖代谢紊乱、糖利用异常，使脑功能处于抑制状态，可出现头晕、头痛、烦躁等症状，严重者出现表情淡漠、反应迟钝、肌张力下降、嗜睡、昏迷。

4. 循环系统　由于DKA时心肌收缩力减弱、心排血量减少，加以周围血管扩张、严重脱水，血压常下降，周围循环衰竭。

(二)体征

皮肤弹性减退、眼眶下陷、黏膜干燥等脱水症，严重脱水可出现心率加快、血压下降、心音低弱、脉搏细数、四肢发凉、体温降低、呼吸深大、腱反射减弱或消失、昏迷。

(三)辅助检查

1. 血糖　明显升高，多在16.7~50.0 mmol/L。

2. 血酮体　定性强阳性,定量＞5 mmol/L,有诊断意义。

3. 血气分析及二氧化碳结合率　代偿期,pH 及二氧化碳结合率可在正常范围,碱剩余负值增大,缓冲碱(buffer base,BB)明显降低,标准碳酸氢盐(standard bicarbonate,SB)及实际碳酸氢盐(actual bicarbonate,AB)亦降低。失代偿期,pH 及二氧化碳结合率均可明显降低,碳酸氢根降至 15～10 mmol/L 以下,阴离子隙增大。

4. 血清电解质　血钠多数＜135 mmol/L,偶可升高至 145 mmol/L 以上。血清钾于病程初期正常或偏低,少尿、失水、酸中毒可致血钾升高。

5. 尿糖　强阳性。

6. 尿酮　强阳性,当肾功能严重损害,肾小球滤过率减少,而肾糖阈升高,可出现尿糖与酮体减少,甚至消失,因此诊断时必须注意以血酮体为主。

二、急救措施

DKA 一经确诊,应立即进行紧急处理。

(一)一般处理

1. 急抽血查血糖、血酮体、电解质、血气分析等。
2. 留尿标本查尿糖与酮体、尿常规。记录 24 h 尿量,昏迷者给予留置导尿。
3. 保持呼吸道通畅,持续吸氧。
4. 对于较重的 DKA 患者,尤其是儿童和老年人及有其他严重并发症的患者应尽量送入 ICU 进行抢救。

(二)补液

DKA 患者常严重脱水,可达体重的 10% 以上,血容量不足,组织微循环灌注不足。

1. 迅速纠正失水以改善微循环与肾功能是抢救 DKA 的首要措施。迅速建立两路静脉通道,一路为小剂量胰岛素治疗,一路为抗生素或纠正水和电解质失调。
2. 早期以补充生理盐水为主,避免输入低渗液而使血浆渗透压下降过速,诱发脑水肿。补液宜先快后慢,每天补液总量为 4000～6000 ml,严重脱水者日输液量可达 6000～8000 ml。
3. 发生休克或低血压者须补充胶体溶液如右旋糖酐、血浆或全血等,并给予其他抗休克治疗。

(三)胰岛素的应用

补充胰岛素为治疗 DKA 的主要措施,通过迅速补充胰岛素,纠正糖和脂肪代谢紊乱和因此而继发的高酮血症和酸中毒。主张选用短效胰岛素,小剂量静脉持续滴注法,以每小时 0.1 U/kg 静脉维持(50 U 胰岛素加入生理盐水 500 ml 中,以 1ml/min 速度持续静脉滴注)。对昏迷、高热、休克、酸中毒深大呼吸等患者,可用首次负荷量胰岛素 20 U 静脉注射。当血糖降至 13.9 mmol/L 时,可改用 5%葡萄糖注射液 500 ml 加胰岛素 12 U 静脉滴注。按此浓度持续静脉滴注使血糖维持在 11 mmol/L。此治疗方法优点为安全、有效,不易发生低血糖和低血钾,脑水肿的发生率低。

(四)纠正电解质及酸碱失衡

1. 纠正低血钾　补液和胰岛素应用治疗 1～4 h,因血钾向细胞转移而容易发生低血钾。如患者有尿排出(≥40 ml/h),应在补液和胰岛素治疗的同时给予静脉补钾。在心电监护下,根据尿量和血钾水平,调整补钾的量和速度。每日补钾总量为 6～8 g,补钾后 2 h 必须及时复查血钾。由于钾进入细胞较慢,一般需 5～7 d 方能纠正低血钾。

2. 纠正酸中毒　对于轻症的 DKA,经胰岛素治疗和补液后,不必补碱。当二氧化碳结合力<11 mmol/L,pH<7.1 时,应给予 5%碳酸氢钠静脉滴注。

(五)防止并发症的发生

加强生命体征和重要脏器功能的监护,防止休克、心力衰竭、心律失常、肾功能不全、脑水肿等的发生。

三、护理措施

(一)一般护理

患者绝对安静卧床,保持病室安静,空气新鲜。给予持续吸氧,以提高肺泡内氧分压,纠正缺氧状态。加强营养支持,可提高机体免疫功能,有利于控制感染。正确观察记录出入量。

(二)严密观察病情变化

加强对生命体征及神志的观察,尤其注意呼吸的气味、深度和频度的改变。发现患者神志和呼吸有酮症酸中毒的可能时,应立即报告医师并准备急救。高血钾患者应持续心电监护,为病情判断和观察治疗反应提供客观依据。

(三)准确采集标本

及时采血、留尿做检查,为医师制定治疗方案提供客观依据。

(四)正确控制补液速度

根据患者心肺功能情况,正确控制补液速度。若心肺功能正常,补液速度应快,2 h 内输入液体 1000～2000 ml,尽快补充血容量,改善周围循环和肾功能。以后根据血压、心率、每小时尿量、末梢循环情况而定。

(五)加强基础护理,预防并发症

加强基础护理是抢救 DKA 的一个重要环节,应注意口腔、皮肤、留置导尿管的护理,预防各种并发症的发生。

第十五节 低血糖危象护理

人体在正常情况下,通过神经、内分泌等调节,糖的分解代谢与合成代谢保持动态平衡,血糖内环境维持相对稳定性,一般餐后血糖不超过 8.96 mmol/L,饥饿时不低于 3.36 mmol/L。正常人血糖可受进食、饥饿、运动、精神因素等因素的影响,但波动范围较小。当某些病理或生理原因使血糖降低,引起交感神经过度兴奋和中枢神经功能障碍的症状及体征,称为低血糖危象。低血糖危象是多种病因所致,具有临床共同特点的综合征。引起低血糖的病因根据低血糖发作的特点可分为空腹低血糖、餐后低血糖、药物引起的低血糖 3 类。葡萄糖是脑的主要能量来源,当血糖浓度过低时,脑内糖的供应缺少可导致缺氧缺血,使脑细胞产生不可逆器质性损害,严重者可导致昏迷,甚至死亡。因此,低血糖危象是急症之一。

一、临床表现

(一)临床表现

当血糖<2.8 mmol/L 时,可产生交感神经兴奋和中枢神经功能障碍两组症状。

1. 交感神经兴奋的表现　患者出现心动过速、心悸、烦躁、面色苍白、出冷汗等。此时患者神志清楚,若不及时补充葡萄糖,则出现中枢神经功能障碍的表现。

2. 中枢神经功能障碍的表现　患者表现为意识模糊、头晕、头痛、焦虑、精神不安以致精神错乱、癫痫发作,甚至昏迷、休克和死亡。这些症状的严重性与低血糖程度、持续时间及血糖下降速度有关。

(二)低血糖原因

1. 胰岛素过多　降糖药物、胰岛素瘤、胰岛细胞癌及异位胰岛素分泌瘤,内生或外用胰岛素均可产生低血糖,严重者出现低血糖危象。注射胰岛素及口服磺脲类降糖药是引起低血糖最常见的原因。糖尿病患者发生低血糖危象常见于延迟进餐、剧烈运动、胰岛素用量过大及注射胰岛素后吸收不均匀等。

2. 反应性低血糖　常见于成年人,以功能性低血糖及早期糖尿病多见。

3. 肝源性低血糖　因肝病使肝糖原合成及血糖分解障碍,如肝硬化。

4. 药物中毒　磺胺类药、水杨酸、乙醇、普萘洛尔等。

(三) 辅助检查

1. 血糖　血糖<2.8 mmol/L，反复测定可肯定诊断，血糖<2.2 mmol/L 则可确诊。

2. 葡萄糖耐量试验(oral glucose tolerance test，OGTT)　血糖呈低平曲线。

3. 血清胰岛素、C 肽、胰岛素原测定　血清胰岛素正常值为(14±8.7) μU/ml，C 肽为 0.8～0.4 pg/ml。若临床有症状，血糖过低，同时血清胰岛素、C 肽及胰岛素原浓度均明显升高者，可确诊为胰岛素瘤。

4. 禁食试验　禁食 24～48h，血糖<2.5mmol/L 者为阳性。胰岛素瘤者有 90% 以上呈现阳性结果。

5. 激发试验　常用的有甲苯磺丁脲(D860)试验、高血糖素试验、亮氨酸试验。

6. 激素测定　若由内分泌疾病引起的低血糖，根据不同的原因可测定生长激素、皮质醇、甲状腺素、肾上腺素、性激素等。

7. 定位影像学检查　CT 扫描、MRI、血管造影及脑电图等，以明确病变位置。

二、急救措施

(一) 血糖测定

凡怀疑低血糖危象的患者，应立即做血糖测定，有条件者应用快速血糖仪测定，以便尽快获知血糖值。在治疗过程中动态观察血糖水平。

(二) 补充糖，升高血糖

神志清楚者，可请患者进食含糖食物，如糖水、橙汁、糖果饼干等。昏迷或抽搐的患者应立即给予静脉注射 50% 葡萄糖注射液 40～60 ml，并继以 10% 葡萄糖注射液 500～1000 ml 静脉滴注，特别是乙醇和磺脲类药物引起的低血糖可能使昏迷持久，老年人或脑中葡萄糖缺乏时间久者对葡萄糖治疗的反应可能缓慢，可根据病情调整滴速和输液量，直至血糖稳定在正常水平。必要时可静脉滴注地塞米松磷酸钠或肌内注射胰高血糖素。患者清醒后，应尽早进食。

(三) 防治脑水肿

一般血糖上升并维持在正常水平 10 min 后，低血糖症状即可缓解，如果血糖正常达 30 min，但昏迷仍持续存在者应考虑有脑水肿的可能，给予脱水药 20% 甘露醇静脉滴注。

(四) 对症处理

抽搐者除补充糖外，可酌情应用适量镇静药。

三、护理措施

1. 昏迷患者按昏迷常规护理。

2. 严密观察病情变化

(1)生命体征及神志的观察:遵医嘱严密观察生命体征及神志变化,发现异常及时汇报医师。

(2)定时监测血糖:在急救期间,应定时监测血糖,以观察和评估治疗效果。使用中效胰岛素(低精蛋白锌胰岛素或长效胰岛素)或氯磺丙脲的患者,清醒后为防止再度出现低血糖反应,需要观察 12~48 h。

3. 安全护理。伴抽搐的患者,遵医嘱应用镇静药。放置床档,必要时使用约束带,防坠床及导管脱落等意外情况的发生。

4. 心理护理。神志清楚的患者,给予精神安慰,消除其紧张心理。

第十六节　高热护理

正常人体温受大脑皮质及下丘脑体温中枢的控制,通过神经、体液因素调节产热与散热过程而保持相对稳定。当体温中枢兴奋或功能紊乱,或产热过多,散热过少,使体温超出正常范围,即为发热。当腋下体温超过 39℃ 时称为高热,超过 41℃ 为超高热,高热同时伴有抽搐、昏迷、休克、出血等为超高热危象。持续高热对脑组织有严重损伤,可引起脑细胞不可逆性损害,是临床常见的危急症之一。

一、临床表现

(一)病史

1. 季节　高热性疾病有较强的季节性,如胃肠道感染、流行性乙型脑炎、疟疾夏季多见,而呼吸道感染以冬、春季发病率更高。

2. 流行病学史　是否到过流行疫区,有无接触过传染病。

(二)临床表现

1. 热型　常见热型有 4 种。

(1)稽留热:体温维持在 39~40℃ 或以上数天或数周,每天体温上下波动不超过 1℃ 者。见于肺炎、伤寒等。

(2)间歇热:高热与无热交替出现。常见于疟疾、肾盂肾炎和淋巴瘤等。

(3)弛张热:体温超过 39℃,波动幅度大,体温上下波动在 2℃ 以上。见于败血症、风湿热、心内膜炎等。

(4)不规则热:发热无规律。常见于癌性发热、流行性感冒、支气管肺炎等。

2. 伴随症状　详细观察、分析发热的伴随症状,对分析病因及严重程度均有重要价值。

(1)头痛、呕吐或昏迷:可见于流行性乙型脑炎、流行性脑脊髓膜炎、脑型疟疾、脑出血、中毒性痢疾。

(2)寒战:在诊断上具有重要的参考意义,发热前有明显寒战者,多见于化脓性细菌感染、大叶性肺炎、败血症、急性肾盂肾炎、急性胆囊炎等。

(3)关节肿痛:常见于风湿热、结核病、结缔组织病。

(4)淋巴结、肝、脾大:可见于血液病、恶性肿瘤、传染病。

(5)尿痛、尿急、尿频:常见于尿路感染。

(6)咳嗽、咳痰、胸痛:常见于呼吸系统疾病,如支气管炎、肺炎、胸膜炎、肺结核等。

(7)恶心、呕吐、腹痛、腹泻:常见于急性胃肠炎、细菌性疾病等。

(8)出血现象:可见于流行性出血热、急性白血病、急性再生障碍性贫血、败血症、重症麻疹及病毒性肝炎等。

3. 中枢性高热　是神经科重症患者最常见的非感染性体温变化,是颅内占位性病变、创伤及血性脑脊液刺激导致体温调节中枢功能损害引起。患者主要表现为发病数小时后体温急剧升高至 39~40℃,持续不退,不伴有白细胞计数增高,无感染证据,无汗、皮肤干燥、躯干温度高而四肢发冷,患者常在 1~2 d 死亡。

(三)实验室及辅助检查

1. 血液检查　白细胞总数及中性粒细胞升高,提示为细菌感染,尤其是化脓性感染;白细胞总数减少见于病毒感染(肝炎病毒、流感病毒等)及疟原虫感染,若同时伴有嗜酸性粒细胞减少或消失,见于伤寒或副伤寒;分类中有不成熟细胞出现,见于急性白血病、骨髓增生综合征;若全血细胞减少伴有发热,见于急性再生障碍性贫血、急性白血病等。

2. 尿液检查　尿中白细胞增多,尤其是出现白细胞管型,提示急性肾盂肾炎;蛋白尿伴或不伴有管型尿提示为系统性红斑狼疮。

3. 影像学检查　包括摄胸部 X 线片、胸部或腹部 CT 扫描,以明确胸、腹部有无病变及病变性质,如肺炎、肺结核、肺脓肿、胸膜炎、肝脓肿、肝癌、肾癌等,并有助于了解胸、腹腔内有无淋巴结肿大。

二、急救措施

(一)降温

迅速而有效的降温是治疗高热患者的关键措施。

1. 物理降温　利用物理原理达到散热目的,是较好的降温方法之一。适用于高热而循环良好的患者。

(1)冰帽:将冰帽戴于患者头部,使脑细胞处于低温环境,以降低脑组织代谢,减少脑细胞耗氧量,以保护脑细胞。

(2)冰袋:将冰袋放置在体表大血管处,如颈部、腋下、腹股沟等处,通过传导方式散发体内的热量。

(3)温水或酒精擦浴:用柔软的毛巾蘸取50%乙醇(酒精)或32℃左右的温水从患者的一侧颈部开始,自上而下擦至足跟部。同样的方法擦另一侧,直至皮肤表面潮红,才能达到有效的降温目的。

2. 药物降温　药物降温可防止肌肉震颤,减少机体分解代谢,从而减少机体产热,扩张周围血管,以利于散热。但药物降温应谨慎使用,只有物理降温后体温再次上升或物理降温效果不理想时,或不适宜用物理降温者,才考虑在物理降温的同时使用药物降温。

(1)吲哚美辛:口服或鼻饲,或采用栓剂纳肛,对某些不易控制的长期发热和癌性发热有效。

(2)肾上腺皮质激素:有扩张血管、稳定体温调节中枢、抑制致热原、控制炎症反应、降低颅内压、防治脑水肿作用。常用地塞米松磷酸钠或氢化可的松静脉滴注。

(3)复方氨基比林:常用剂量为2～4 ml,肌内注射。

3. 冰毯　适用于脑血管疾病引起的中枢性高热,常规物理降温及药物降温效果不理想,而冰毯可有效控制中枢性高热,对减轻脑水肿、降低颅内压、促进脑功能恢复及降低病死率起重要作用。

4. 针刺降温　取大椎、内关、曲池、合谷、百会等穴针刺。

(二)保持呼吸道通畅

给予吸氧,氧流量为2～4 L/min。高热伴抽搐者给予镇静药,头偏向一侧,以免将呕吐物、分泌物吸入阻塞气管而发生窒息或吸入性肺炎,并及时吸出口腔内分泌物。

(三)纠正水、电解质与酸碱平衡失调

鼓励患者多饮水或静脉补充水分、电解质,保证组织充足的血液灌注,加快散热。同时应注意纠正酸中毒、低血钾、低血钙、低血镁等。

(四)对症治疗

1. 控制惊厥、抽搐　为防止继续大量产热,减轻脏器功能受损,控制肌肉过度活动和抽搐是十分必要的。止痉药物首选地西泮静脉注射。

2. 控制脑水肿　选用20％甘露醇静脉滴注。

(五)病因治疗

高热急救的关键是积极针对病因进行抢救。如感染应早期应用抗生素,晚期恶性肿瘤则选用对症退热和营养支持治疗。如病因不明确者应慎用退热药和抗生素,以免掩盖病情,延误急救时机。

三、护理措施

(一)一般护理

1. 卧床休息,保持病室安静,定时开窗通风。病室温、湿度适宜,尽可能安置于空调病室,如无空调设备时,可采用室内放置冰块或用电扇通风等方法降低室温。

2. 口腔护理:在晨起、餐后、睡前做好口腔护理,预防口腔感染,并使患者舒适。唇、舌及口腔黏膜皲裂者,用无菌的冷霜或凡士林涂口唇。

(二)病情观察

1. 体温　定时监测体温,高热者每4小时测量1次,直至体温恢复正常后3d。注意观察高热的伴随症状及程度,同时注意呼吸、脉搏和血压的监测。

2. 观察降温效果及患者反应　降温过程中应密切观察降温后体温的变化,以了解降温效果。不宜在短时间内降温过低,以防引起虚脱。尤其对年老体弱、心、肾疾病患者,应正确掌握退热药物剂量,密切观察用药后患者的反应,以防药物过量引起大汗、血压下降、四肢厥冷等虚脱或休克的发生。

(三)皮肤护理

1. 高热患者退热过程中大量出汗,应随时擦干汗液,保持皮肤的清洁干燥。更换衣物时动作敏捷,避免不必要的暴露,防止受凉。协助患者定时翻身,防止压力性损伤的发生。

2. 使用冰帽时,应避免一侧头部长时间受冰帽压迫,耳郭处衬干毛巾保护,放置冰袋时应用毛巾包裹,并定期更换检查冷敷部位,防止冻伤的发生。

3. 使用冰毯降温的患者,因冰毯表面凹凸不平易发生压力性损伤,因此在降温期间应加强翻身及皮肤护理。

(四)饮食护理

1. 补充能量:保证充足易消化的营养食物,给予高热量、高蛋白的流质或半流质饮食。不能进食者,给予鼻饲或静脉补充营养物质。

2. 水分的补充:急性高热时呼吸加快、皮肤出汗增多,尤其是应用药物降温后,大汗淋漓,致水分丧失,应注意水分的补充,鼓励患者多饮水或给静脉补充水分及电解质,预防水、电解质紊乱。

3. 长期发热者,应经常测量体重,检查血生化结果,详细记录、出入水量,通过监测患者营养状况,提供营养补充的依据。

(五)安全护理

高热惊厥者用压舌板或开口器裹上纱布放在患者上、下磨牙之间,以免将舌咬破。放置床栏,防止坠床等意外情况的发生。

第十七节　急性喉阻塞护理

急性喉阻塞是指喉腔受各种病变的影响发生急性狭窄或阻塞,产生喉生理功能障碍。它是耳鼻喉科的一种急症,以吸气性呼吸困难为主要表现,可在发病几小时甚至几分钟内引起窒息而危及生命,因此,必须予以重视。

一、临床表现

(一)病因

1. 咽喉部的急性炎症　如小儿急性喉炎、喉水肿、咽后壁脓肿等。
2. 异物误吸入咽喉及气管　常见的是花生米或瓜子。
3. 喉水肿　麻醉插管、变态反应、心肾疾病等均可引起喉水肿。
4. 喉外伤　喉外部和喉内部(如异物、烧灼等)的损伤,可因水肿、血肿、气肿等引起急性喉阻塞。
5. 其他　喉肿瘤、双侧声带外展麻痹、喉痉挛等。

(二)症状与体征

1. 吸气性呼吸困难　表现为吸气运动加强、时间延长、感觉吸气费力,可见到吸气时鼻翼扇动。可引起胸骨上窝凹陷、锁骨上窝凹陷及肋间隙凹陷的吸入性三凹征。由于缺氧,患者可出现烦躁不安、不能平卧,严重缺氧则出现四肢发冷、出冷汗、面色苍白或发绀、血压升高、脉搏微细而不规则,可因呼吸衰竭而危及生命。一般将呼吸困难按轻重程度分为以下 4 度。

(1)一度:平静时无症状,哭闹或活动时有轻度吸气期喉鸣音和吸气期胸骨上窝处软组织凹陷。

(2)二度:安静时轻度吸气期呼吸困难,活动时加重,轻度缺氧,脉搏整齐有力。

(3)三度:吸气期呼吸困难明显,喉鸣音较响,吸气期胸骨上窝、锁骨上窝处软组织凹陷明显,缺氧,发绀,烦躁不安,脉搏加快,血压升高,不愿进食。

(4)四度:呼吸极度困难、坐卧不安、出汗、面色发绀或苍白、心律失常、脉搏细弱、血压下降,甚至出现昏迷、衰竭。

2. 声嘶或失声　急性喉阻塞者可出现声音改变,如引起喉阻塞的病变在声门或声门附近者多出现声嘶。

3. 吸气性喉喘鸣　吸气性喉喘鸣是喉阻塞的另一个重要症状,吸入气流急速通过狭窄的声门裂时,气流的摩擦和声带颤动即可发出哮吼和笛鸣,声音可传至邻室,尤其多见于小儿急性喉炎。

(三)辅助检查

间接喉镜、直接喉镜、纤维喉镜、喉 X 线体层片、CT 喉部扫描等辅助检查协助诊断。

二、急救措施

1. 积极去除病因,纠正呼吸困难　明确病因,根据不同病因,做不同处理。如因喉部水肿引起,应给予抗感染及消肿治疗;如因脓肿引起喉阻塞,可切开排脓;如因异物引起,立即取出异物,可在喉镜下取物,也可手术治疗。如患者缺氧严重而致呼吸衰竭,可应用呼吸机辅助呼吸,纠正呼吸功能。

2. 保持呼吸道通畅　清除口、鼻、咽部及气道异物,解除梗阻。喉阻塞严重者,应立即行环甲膜切开术或气管切开术,及时解除梗阻症状。持续吸氧,如出现呼吸性碱中毒时,给予间歇低流量给氧,氧流量为 $1\sim 2$ L/min。

3. 药物治疗　应用抗生素,以控制感染。尽早使用糖皮质激素,减轻局部水肿。也可用抗生素和皮质激素配制液做雾化吸入,直接作用于患处。患者出现烦躁不安、情绪不稳时,可使用镇静药,但禁用吗啡。

4. 心肺复苏　心搏、呼吸骤停者,即行心肺复苏术。

三、护理措施

1. 严密观察病情变化　观察患者面色、神志、呼吸、脉搏等生命体征,如患者已行气管切开术,应特别注意观察气管切开后的呼吸情况。及时观察患者血氧饱和度及呼吸困难程度及四肢、口唇有无发绀等,以便了解缺氧状况是否改善。

2. 解除梗阻,保持呼吸道通畅　清除口、鼻、咽部及气道异物,解除梗阻,保持呼吸道通畅。解开患者衣扣,取下义齿,病情允许者可取头高足低位。及时吸除气道分泌物,必要时给予气管切开。

3. 积极做好抢救用物的准备　床旁备齐急救物品,如气管切开包、吸引装置、氧疗装置、曲颈灯、气管套管等。特别对于呼吸困难者,应严密观察病情,做好气管切开的准备。

4. 迅速建立静脉通道　保持输液通畅,遵医嘱给予抢救药物治疗。

5. 加强气道护理　已行气管切开者,做好气管切开护理。将气管套管妥善固定,松紧适宜。定时给予气道湿化,及时吸除气道分泌物,如痰液黏稠,阻塞呼吸道不易吸出,可给予雾化吸入或气管内持续滴药。定时更换切口敷料,注意无菌操作,必要时应用抗生素,防治切口感染。

第十八节　昏迷护理

昏迷即意识完全丧失,是指由于各种原因导致的意识状态、意识内容及躯体运动均完全丧失的受损严重的意识障碍,主要表现为对外界的各种刺激无反应,同时伴有运动、感觉、反射功能障碍及大小便失禁等。所有颅内局限性或弥散性病变或各种病因所致的代谢性脑病,在其病情发展到重度阶段,严重影响脑正常功能状态时,均可出现不同程度的意识障碍甚至昏迷。昏迷的原因有原发性和继发性两大类。原发性脑损害常见于脑血管疾病、颅内占位性病变、颅脑损伤、中枢神经系统感染等。继发性脑损害常见于缺氧性脑病、呼吸系统疾病(肺性脑病)、消化系统疾病(肝性脑病)、严重感染(感染中毒性脑病)、外源性中毒(药物中毒、农药中毒)等。昏迷是病情危重的信号,病死率高,是重症监护评估的重要项目之一。

一、临床表现

(一)病史

1. 了解昏迷起病的缓急及发病过程。急性起病者常见于外伤、感染、中毒、脑血管病及休克等。

2. 了解昏迷是否为首发症状。昏迷如为病程中发生,则应了解昏迷前有何症状,特别是可引起昏迷的内科疾病。如甲状腺功能亢进患者可出现甲状腺危象,糖尿病患者可出现糖尿病高渗性昏迷和低血糖昏迷,肝硬化患者可出现肝性脑病。

3. 有无外伤史,有无农药、煤气、镇静药等中毒。

4. 有无可引起昏迷的内科疾病,如糖尿病、肾病、肝病及严重的心肺疾病等。对短暂昏迷的患者,应注意有无癫痫或晕厥等疾病。

(二)昏迷程度

昏迷程度取决于意识水平下降的程度,常通过角膜反射、瞳孔对光反射、压眶反应来判断。

1. 浅昏迷　患者随意运动丧失,处于被动状态,对周围事物、声音、强光等刺激均无反应,仅对强烈的疼痛刺激有肢体简单的防御性运动和呻吟伴痛苦表情,各种生理反射如吞咽反射、咳嗽反射、瞳孔对光反射、角膜反射等存在,生命体征无明显变化,但可出现大小便潴留或大小便失禁。

2. 中昏迷　对周围事物及各种刺激全无反应,对剧烈刺激偶可出现防御反应,各种生理反射均减弱,生命体征有所变化,大小便潴留或大小便失禁。

3. 深昏迷　全身肌肉松弛,对周围事物和各种刺激全无反应,各种反射均消失,呼吸不规则,血压下降,大、小便失禁。

(三)脑膜刺激征

昏迷伴脑膜刺激征阳性,提示颅内炎症、颅内出血或脑疝。深昏迷状态时,脑膜刺激征消失。

(四)辅助检查

1. 尿常规　原因不明的昏迷患者,均应查尿常规。从尿糖和酮体可鉴别是低血糖昏迷、饥饿性酮症、乳酸性酸中毒、糖尿病酮症酸中毒、非酮症高渗高糖性昏迷等。若尿大量蛋白质并伴有红细胞、白细胞、管型者,应考虑尿毒症的可能。

2. 血常规　白细胞计数增高,应考虑感染、炎症、脱水及其他应激情况;白细胞计数减少,应考虑血液病变或脾功能亢进;血小板计数低,应考虑血液病的可能性。

3. 脑部检查　脑脊液检查、神经电生理检查、脑血流检查、颅内压检查、影像学检查和脑代谢检查,在确定脑部病变部位、性质和原因方面可发挥重要作用。

二、急救措施

(一)一般急救措施

1. 保持呼吸道通畅。窒息是昏迷患者致死的原因之一,脑对缺氧非常敏感,供氧停止 $4\sim 5\ s$,即可发生脑组织不可逆性损伤。引起缺氧窒息的常见原因有头部位置不当、口咽气道分泌物堵塞、舌后坠及各种原因引起的呼吸肌麻痹等。因此,必须保持呼吸道通畅,有效方法是立即松解患者的衣领,去枕托颈,将患者头部充分后仰,为有利于分泌物排出,将患者面部偏向一侧,用棉签或压舌板将患者口腔、鼻腔分泌物除去。给予吸氧,氧流量为 $1\sim 2\ L/min$。深昏迷患者有呼吸衰竭时给予气管插管并机械通气。

2. 发病 48 h 内禁食,给予静脉补液,控制每日入量＜3000 ml,以免加重脑水肿。

(二)早期应用急救药物

对原因未明,又须立即抢救的患者,应根据初步查体结果早期对症用药。如高血压伴偏瘫,应考虑脑血管疾病的可能,及时给予脱水药如甘露醇、甘油果糖等降颅压;家属可提供病史者如有机磷农药中毒,立即给予洗胃等对症处理。

(三)维持循环血量

立即建立静脉通道,休克者迅速扩充血容量,使用血管活性药物;心律失常者应及时纠正,心肌收缩无力者给予强心药等;血压降低应及时给予升压药维持。

(四)维持电解质、酸碱和渗透压平衡

维持水、电解质、酸碱和渗透压的平衡,可防止对心脏等器官的进一步损害。昏迷 48 h 内禁食,通常用静脉补液法预防、纠正水、电解质失衡。昏迷 72 h 以上的患者,如生命体征稳定,无严重肝、肾功能障碍者可给予鼻饲饮食,提供含有水、电解质和营养丰富的流质饮食。

(五)消除脑水肿

常用 20％甘露醇 250 ml 快速静脉滴注,每天 2～4 次,同时用呋塞米静脉滴注,以加强脱水。外伤引起的脑水肿,可短期内静脉滴注地塞米松磷酸钠 10 mg,每天 1～2 次。

(六)控制抽搐

某些代谢性脑病或神经系统疾病都会引起抽搐发作,癫痫持续状态由于呼吸暂停而缺氧,可加重脑损害,必须及时处理。目前首选地西泮 10～20 mg,静脉注射。

(七)恢复脑功能

1. 促进脑细胞功能恢复的药物　酌情选用胞磷胆碱、三磷酸腺苷(ATP)、辅酶Ⅰ(辅酶 A)、脑活素等。

2. 中枢神经苏醒药　甲氯芬酯、醒脑静等。

3. 降温　降温能降低脑细胞代谢,减少脑耗氧量,增强脑组织对缺氧的耐受力,减轻脑水肿,有助于大脑皮质功能的恢复。常用冰帽、头枕冰袋及冬眠合剂。

(八)纳洛酮的应用

纳洛酮是吗啡受体拮抗药,能有效拮抗 β-内啡肽对机体产生的不利影响,在酒精中毒、脑卒中及麻醉药过量等应激情况下,使用纳洛酮可使昏迷和呼吸抑制减轻。常用剂量为 0.4～0.8 mg,静脉注射或肌内注射,5～10 min 可重复使用,直到预期效果。

(九)病因治疗

根据病史,结合查体及相关检查,病因得到确定后针对病因迅速给予治疗。如脑

梗死给予扩张脑血管、改善脑供血药物；脑出血有手术指征者立即行外科手术治疗；中毒患者给予洗胃，使用解毒药，大量补液促进排泄；一氧化碳中毒者行高压氧疗等。

三、护理措施

(一)保持呼吸道通畅

1. 患者取平卧位，头偏向一侧，使呕吐物自口角流出。及时给予吸痰，气管插管或气管切开者应注意气道湿化。

2. 吸氧：立即给予鼻塞吸氧或面罩吸氧，必要时行气管插管或气管切开。持续心电监护，观察记录呼吸、血氧饱和度等变化。

(二)病情观察

1. 生命体征

(1)体温：高热提示全身或脑部感染。昏迷伴中枢性高热(体温>41 ℃)，提示脑干或下丘脑损害，高热无汗应考虑抗胆碱能药物中毒或中暑；昏迷伴体温过低(<35 ℃)提示为休克、低血糖、肾上腺皮质功能减退、冻伤或镇静催眠药物中毒等。

(2)脉搏：血压升高，脉搏缓慢有力提示颅内压增高。脉搏过快可能为休克、心力衰竭、高热或甲状腺危象。

(3)呼吸：不同水平的脑结构损害可出现各种特殊的呼吸形式。大脑半球广泛损害常引起潮式呼吸，呼吸逐渐增强，后逐渐减弱。中脑下部和脑桥上部损害引起中枢神经源性过度呼吸，频率达40～70次/分，可致呼吸性碱中毒。脑桥下部和延髓上部损害引起共济失调性或点头呼吸。另外，呼吸深大，>24次/分提示糖尿病酸中毒；呼吸浅慢，<12次/分提示心肺疾病、循环衰竭和药物中毒等。昏迷伴烂苹果味提示糖尿病酮症酸中毒，肝臭味提示肝性脑病，氨臭味提示尿毒症，酒臭味提示酒精中毒，蒜臭味提示有机磷中毒，芳香臭味提示敌敌畏或敌百虫中毒。

(4)血压：昏迷伴血压急剧增高提示颅内压增高、高血压脑病或脑出血。昏迷伴血压过低提示脱水、休克、肾上腺皮质功能减退、急性心肌梗死、镇静催眠药中毒等。

2. 瞳孔 密切观察瞳孔大小、形状、两侧是否对称和对光反射情况。一侧瞳孔扩大、对光反射迟钝或消失，多见于脑出血、蛛网膜下腔出血或颞叶钩回疝形成；双侧瞳孔散大，见于中枢神经系统疾病和感染，如颅脑损伤等；双侧瞳孔针尖样缩小提示脑桥、脑室病变损伤交感神经纤维，以脑血管疾病最常见。双侧瞳孔不等大或忽大忽小，对光反射消失，提示小脑幕切迹疝形成，常见于脑出血、颅脑损伤、占位性病变。有机磷中毒或催眠药中毒时双侧瞳孔缩小，肉毒毒素中毒或阿托品类药物中毒时双侧瞳孔扩大。

3. 皮肤　发绀提示缺氧,皮肤樱桃红色可能为一氧化碳中毒;皮肤呈土色、毛发稀疏,可能有垂体功能减退或黏液水肿;色素沉着者应考虑为肾上腺皮质功能减退;败血症者出现皮肤瘀点,亦见于流行性脑脊髓膜炎或紫癜;慢性肝病患者皮肤有蜘蛛痣。

(三) 并发症的预防

1. 肺部感染　因昏迷患者的咳嗽反射减弱或消失,舌根后坠使上呼吸道不畅,同时吸痰管、吸氧管可使感染物吸入肺内。气管插管、气管切开、呼吸机的使用均增加肺部感染的机会。因此,积极防治肺部感染极其重要。

2. 尿路感染　昏迷时可因尿潴留、神经性膀胱、应用导尿管及皮质激素等易并发尿路感染。可行中段尿培养及药敏试验结果选用抗生素。加强会阴护理,定期复查尿常规。

3. 压力性损伤　昏迷患者应每2小时翻身1次,有条件时可给予气垫床,骨隆突处垫气圈。保持床单位的整洁、干燥、平整。

4. 口腔感染　昏迷患者因长期卧床抵抗力低、鼻饲、不能有效排痰、吞咽动作减弱甚至消失等,口腔的缓冲能力和清洁作用也随之下降,容易出现口腔感染,口腔细菌的下移,为引起肺部感染的直接原因之一。因此,定期口腔护理对预防口腔感染和肺部感染具有重要意义。

(四) 安全护理

放置床挡,躁动或抽搐患者必要时四肢使用约束带,以防发生坠床、导管脱落等意外情况的发生。取下活动义齿、耳环、发夹、戒指、手表等物品,修剪指甲,防止抓伤。禁止使用热水袋,以防烫伤的发生。抽搐发作时,应使用压舌板以防患者咬伤舌,不用力按压四肢,以免导致骨折。

第十九节　鼻出血护理

不论任何原因,凡血液从鼻部黏膜流出均称为鼻出血。它是许多局部或全身疾病的症状之一,故又可称症状性鼻出血或继发性鼻出血,为耳鼻喉科常见急症。鼻腔血管较表浅,尤以鼻中隔处黏膜下组织较薄,血管一旦受损,不易收缩至黏膜下层,因而即使是轻微的损伤常会引起较多出血。出血部位因年龄而异,儿童和青年多在鼻中隔前下方的 Little 区,中年以后以鼻顶和下鼻道后端近鼻咽处易出血。

一、临床表现

(一) 病因

1. 局部原因　外伤、气压性损伤、鼻中隔偏曲、炎症、肿瘤、鼻腔异物等。

2. 全身原因

(1)血液疾病引起凝血机制障碍而致出血。

(2)急性传染病如流行性感冒、鼻白喉、麻疹等因高热致鼻黏膜充血、干燥而出血。

(3)心血管疾病导致的动脉压、静脉压增高而致出血。

(4)维生素 C、维生素 K 等缺乏而致出血。

(5)药物中毒影响造血系统的功能而致出血。

(6)内分泌失调等其他疾病。

(二)病史

鼻出血应在最短时间内确定出血部位,判明出血原因,给予有效治疗。有些病因不明者,需在止血之后,再探查其原因。在询问病史时应迅速问清哪一侧先出血、出血时的情况、过去是否发生过鼻出血、此次出血有无自觉原因,根据具体情况进行局部和全身检查。

(三)症状与体征

出血可发生在鼻腔的任何部位,但以鼻中隔前下区最为多见,有时可见喷射性或搏动性小动脉出血。鼻腔后部出血常迅速流入咽部,可表现为吐血、咯血。局部疾病引起的鼻出血,多限于一侧鼻腔,而全身疾病引起者,可能两侧鼻腔内交替或同时出血。出血严重者可导致失血性休克。

(四)特殊检查与实验室检查

鼻内镜、纤维鼻咽镜检查。

二、急救措施

1. 保持呼吸道通畅:平卧或半卧位,及时清除口、鼻、咽部的血液,解除呼吸道梗阻。

2. 积极抗休克:严密观察患者的生命体征及出血情况,对出血较多甚至有休克表现者,应先行抗休克治疗,如给予输血、补液等措施。

3. 局部止血

(1)压迫法:填塞压迫,此法是利用填塞物填塞鼻腔,压迫出血部位,使破裂的血管形成血栓而达到止血目的,包括鼻腔填塞法和后鼻孔填塞法。

(2)收敛法:用浸以 1‰～2‰盐酸麻黄碱(麻黄素)液或 0.1%肾上腺素液的棉片填入鼻腔内止血,然后寻找出血点。

(3)烧灼法:化学药物烧灼法、高频电刀烧灼法,适用于鼻腔前部出血。

(4)黏膜下注射法:将局部麻醉药或硬化剂注射于出血黏膜下,压迫破裂血管止血。

(5)冷冻止血法。

(6)手术止血法。

4. 反复鼻腔填塞,出血时时间较长者,应加用抗生素预防感染。

5. 适当应用止血药,如氨甲苯酸、氨基己酸、酚磺乙胺等。

6. 寻找出血病因,进行病因治疗。

三、护理措施

1. 建立静脉通道,积极抗休克。当患者出血严重、失血过多,出现面色苍白、出冷汗、烦躁不安等休克前期症状时,应尽快建立静脉通道,以便进行输血、输液,抗休克抢救与止血应同步进行。

2. 密切观察病情变化。根据病情给予半卧位或平卧低头位。密切观察病情变化,按时测量血压,注意观察有无继续再出血。如发现患者面色苍白、出冷汗、胸闷、脉搏细数、血压下降等情况,应立即报告医师,并协助医师进行抢救处理。

3. 准备止血用的器械、药品、敷料、曲颈灯、氧气、吸引器等物品。

4. 如出血不严重,则应安慰患者,解除患者思想顾虑与恐惧心理,擦净面部血迹,了解出血量,使患者安静,以减少出血。

5. 嘱患者将口中血液吐出,勿咽下,以免刺激胃黏膜引起恶心、呕吐,同时便于观察出血量,以便及时处理。

6. 做好口腔护理,保持口腔清洁,预防感染。

第7章

妇产科常见病及危重症急救护理

第一节　女性生殖系统生理

一、女性各阶段的生理、心理特点

(一)新生儿期

1. 定义　出生后4周内称新生儿期。

2. 生理特点　受到母体卵巢和胎盘所产生的性激素影响,出生时外阴较丰满,乳房可稍肿大,甚至分泌少量乳汁。出生后,血中女性激素迅速下降,阴道可有少量血性分泌物排出,短期内这些正常的生理现象会自然消失。

(二)儿童期

1. 定义　从出生4周至12岁左右称儿童期。

2. 生理特点　10岁以前主要是身体体格的发育,生殖器为幼稚型。10岁以后,卵泡有一定的发育并分泌激素,乳房开始发育,女性其他特征亦开始出现。

(三)青春期

1. 定义　从月经初潮至生殖器官发育成熟的阶段,一般在10～19岁。

2. 生理特点　月经初潮是青春期开始的重要标志;卵泡发育成熟并有不规律排卵,故月经也常不定期;生殖器官由幼稚型变为成人型;第二性征出现。

3. 心理特点　发育特征出现的年龄有个体差异,出现较早或较迟的女孩,容易产生自卑感和焦虑情绪。

(四)性成熟期

1. 定义　又称生育期,从18岁开始,持续30年左右。

2. 生理特点　是卵巢生殖功能和内分泌功能最旺盛的时期,已建立规律的周期性排卵。

(五)围绝经期

1. 定义　可始于40岁,历时短至1～2年,长至10～20年,指开始出现绝经趋势到最后一次月经的时期。

2. 生理特点　卵巢功能逐渐衰退，月经开始不规则，直至绝经，生殖器官开始逐步萎缩。

3. 心理特点　由于雌激素水平降低，可出现潮热、出汗、情绪不稳定、烦躁和失眠等血管舒缩障碍和神经精神症状。

(六)老年期

1. 定义　一般认为60岁以后的妇女。

2. 生理特点　卵巢缩小，功能衰退，生殖器官萎缩，机体整体出现老化。

二、卵巢的周期性变化及内分泌功能

(一)卵巢的周期性变化

1. 卵泡的发育成熟

(1)由出生时的200万个卵泡至青春期只剩下约30万个卵泡。近青春期及青春期后，在促性腺激素的作用下，每个月发育一批卵泡，但一般只有1个卵泡能发育至成熟，并排出卵子，其余的卵泡则在不同阶段停止发育，通过细胞凋亡机制自行退化。

(2)成熟卵泡的结构由外到内依次是卵泡外膜、卵泡内膜、颗粒细胞、卵泡腔、卵丘，卵丘内有卵细胞，周围包绕透明带和放射冠。

2. 排卵　卵母细胞及其包绕它的卵丘颗粒细胞一起自卵泡排出，称排卵。排卵一般发生在下次月经来潮前14 d左右。

3. 黄体形成及萎缩

(1)排卵后卵泡液流出，卵泡壁内陷，卵泡壁的卵泡颗粒细胞和卵泡内膜细胞向内侵入，周围有结缔组织的卵泡外膜包围，共同形成黄体。

(2)一般在排卵后7～8 d，黄体发育达高峰。卵子排出后，若未受精，则黄体在排卵后9～10 d开始萎缩。

(二)卵巢激素的生理功能

1. 雌激素　由卵泡的颗粒细胞、卵泡内膜细胞以及黄体细胞分泌。人体内的雌激素主要有雌二醇、雌酮和雌三醇。主要生理功能如下。

(1)子宫:促进子宫肌内发育;增加子宫平滑肌对催产素的敏感性;使子宫内膜增生;使子宫颈黏液分泌增加,性状变得稀薄,拉丝度变长。

(2)输卵管:促进输卵管肌层发育及上皮的分泌活动,加强输卵管蠕动,有利于受精卵向子宫腔输送。

(3)卵巢:促进卵泡的发育。

(4)阴道:使阴道上皮增生、角化,糖原增多,维持阴道酸性环境。

(5)乳房:促进乳腺发育,使乳腺管增生。

(6)代谢:促进女性第二性征的发育;促进水钠潴留;促使骨中钙盐沉着。

2. 孕激素　由黄体细胞分泌。以孕酮为主,其代谢产物为孕二醇。主要生理功能如下。

(1)子宫:降低子宫平滑肌兴奋性及其对催产素的敏感性;使子宫内膜由增生期转化为分泌期;使子宫颈分泌黏液减少,性状变稠。

(2)输卵管:抑制输卵管蠕动。

(3)阴道:加快阴道上皮细胞脱落。

(4)乳腺:促进乳腺发育,使腺泡增生。

(5)体温:兴奋下丘脑体温调节中枢,使基础体温在排卵后上升 0.3～0.5 ℃。

(6)代谢:促进水、钠排泄。

3. 雄激素　卵巢产生少量的雄激素,可促进阴毛、腋毛的生长,促进蛋白质合成、肌肉的生长及骨骼的发育。

三、子宫内膜的周期性变化

(一)增生期

1. 时间　月经周期的第 5～14 天。

2. 组织形态　在雌激素作用下,子宫内膜腺体和间质细胞增生,血管增生并弯曲,内膜逐渐变厚。

(二)分泌期

1. 时间　月经周期的第 15～28 天。

2. 组织形态　受孕激素和雌激素的影响,子宫内膜腺体增大、弯曲,腺腔内含有大量的糖原;间质疏松、水肿;血管进一步增生卷曲呈螺旋状,为受精卵的着床和发育奠定基础。

(三)月经期

1. 时间　月经周期的第 1～4 天。

2. 组织形态　由于雌激素、孕激素水平下降,内膜螺旋小动脉持续痉挛,内膜血流减少,使组织坏死、脱落,连同破裂血管的出血,自阴道排出,月经来潮。

四、性周期的调节

(一)丘脑下部对脑腺垂体的调节作用

1. 激素　促性腺激素释放激素(GnRH)。

2. 调节途径　GnRH 通过垂体门脉系统进入腺垂体,调节腺垂体合成和分泌促性腺激素(促卵泡素和黄体生成素)。

(二)脑腺垂体对卵巢的调节作用

1. 激素　促卵泡素(FSH)和黄体生成素(LH)。

2. 调节途径　FSH 在少量 LH 的协同作用下,能使卵泡发育,并分泌大量的雌激素。当 FSH 和 LH 的浓度达到一定比例时,促使成熟卵泡排卵。黄体生成素使排卵后的空泡形成黄体。

(三)卵巢激素的反馈调节

1. 激素　雌激素和孕激素。

2. 调节途径　卵巢产生的性激素对丘脑下部和腺垂体产生反馈作用。雌激素既有正反馈作用,又有负反馈作用。孕激素仅有负反馈作用。

(四)性周期的调节过程

1. 当前次月经周期末黄体萎缩后,雌激素和孕激素量降至最低,对下丘脑的抑制解除,使下丘脑分泌 GnRH。

2. GnRH 刺激腺垂体分泌 FSH 和少量的 LH,两者作用于卵巢,促使卵泡发育成熟,并分泌雌激素。

3. 雌激素一方面使子宫内膜增生;另一方面,当其逐渐增强时,抑制垂体的促性腺激素的分泌(负反馈)。随后雌激素出现高峰,促使促性腺激素尤其是黄体生成素明显增多(正反馈)。

4. 当黄体生成素和促卵泡素达到一定水平时,成熟卵泡排卵,黄体形成并发育成熟。

5. 黄体形成后,分泌大量的孕激素和雌激素,一方面使子宫内膜转为分泌期,另一方面又抑制促性腺激素的分泌和释放(负反馈)。

6. 促性腺激素减少后,黄体萎缩,血中雌激素、孕激素的含量明显减少,子宫内膜激素支持而脱落出血,月经来潮。此时血中雌激素、孕激素的量减少解除了对垂体的抑制,促性腺激素释放激素又开始分泌,下一个性周期又开始了。

五、月经生理及经期卫生

(一)月经

伴随卵巢周期性变化而出现的子宫内膜周期性脱落伴出血。

(二)月经的特点

1. 初潮　第一次月经来潮,年龄一般为 11～18 岁,平均 13 岁。

2. 月经周期　两次月经第 1 天相间隔的时间,一般为 28~30 d。

3. 经期　月经持续的天数,一般为 3~7 d。

4. 经量　每次月经的出血量,约 50 ml,一般不超过 80 ml,以月经的第 2~3 天出血量最多。

5. 月经血特点　呈碱性,色暗红,无臭味,黏稠而不凝固,除血液成分外,还含有子宫内膜的碎片、子宫颈黏液及脱落的阴道上皮细胞。

6. 月经期症状　一般无特殊,但经期由于盆腔充血及前列腺素的作用,有些妇女可出现下腹及腰骶部下坠或子宫收缩痛,并出现腹泻等胃肠功能紊乱症状。极少数女性还可伴有不同程度的情绪不稳、头痛等全身症状,上述症状一般不影响日常工作和生活。

(三)经期卫生

1. 帮助青春期少女认识月经是一种正常的生理现象,消除其紧张心理。

2. 指导妇女做好经期保健。避免精神紧张引起月经不调;保持局部清洁,经期不宜盆浴、性生活,以免引起生殖道感染等。

3. 经期可照常工作,但不宜干重活,不宜长时间地行走,以免盆腔过度充血。

4. 经期出现剧烈腹痛、经量明显增加或减少、经血浑浊并伴有臭味等症状,应及时就诊。

第二节　妊娠生理

妊娠是指胚胎和胎儿在母体内发育成长的过程。其开始于卵子受精,终止于胎儿及其附属物自母体排出。妊娠全过程平均约 38 周。

一、受精、受精卵的发育和植入

(一)受精、受精卵的发育及植入

1. 受精　成熟的卵子与已获能的精子相结合的过程。通常发生在输卵管壶腹部与峡部连接处。

2. 受精卵　受精后的卵子称为受精卵,受精卵的形成标志新生命的诞生。

3. 受精卵发育和植入　受精卵进行有丝分裂的同时,借助输卵管的蠕动和上皮纤毛推动向子宫腔方向移动。

(1)受精后第 3 天,分裂成 16 个细胞的实心细胞团,称为桑葚胚,也称早期囊胚。

(2)受精后第 4 天,早期囊胚进入子宫腔继续分裂发育成为晚期囊胚。

(3)受精后6~7天,晚期囊胚透明带消失,植入子宫内膜的过程,称为受精卵植入或着床。囊胚植入后,内细胞团分裂,发育为内、外胚层,形成羊膜囊和卵黄囊。

(4)受精后3周左右,从胚盘的外胚层又分出中胚层,此时称三胚层时期。3个胚层逐渐分化形成胚胎。

(二)胎儿发育

在受精后6周(即妊娠8周),称为胚胎。从受精后第7周(即妊娠第9周)到分娩前称为胎儿,一般以4周为一孕龄单位,阐述胚胎和胎儿发育的特征。

4周末:可辨认出胚盘和体蒂。

8周末:初具人形,可辨眼、耳、口、鼻,头的大小占身体的1/2。B超可见早期心脏形成并有搏动。

12周末:外生殖器已发育,四肢可活动。

16周末:从外生殖器可辨认性别,头发生长、部分孕妇自觉胎动。

20周末:出现胎脂,全身覆盖毳毛,开始出现排尿及吞咽功能。在孕妇腹部可听到胎心音。

24周末:各脏器已发育,皮下脂肪开始沉积。皮肤仍呈皱缩状。

28周末:头发、指甲已长出,皮肤粉红,皮下脂肪不多。出生后易患呼吸窘迫综合征。

32周末:毳毛脱落。出生后加强护理可存活。

36周末:皮下脂肪丰满,面部皱纹消失,指(趾)甲已达到指(趾)端,出生后能啼哭、有吸吮能力,成活机会大。

40周末:皮下脂肪多,皮肤粉红色,女性大、小阴唇发育良好,男性睾丸已降至阴囊内,出生后哭声响亮,吸吮力强,能很好存活。

二、胎儿附属物的形成及其功能

(一)胎膜

由绒毛膜和羊膜构成。

1. 绒毛膜　胎膜的外层。囊胚植入子宫内膜以后,滋养层表面有许多毛状突起在发育过程中缺乏营养退化萎缩成为平滑肌绒毛膜,构成胎膜的一部分。

2. 羊膜　胎膜的内层。为半透明、无血管、坚韧而柔软的薄膜,与覆盖胎盘、脐带的羊膜相连。

(二)胎盘

1. 构成　由底蜕膜、叶状绒毛膜及羊膜构成。

2. 结构　妊娠足月胎盘呈盘状,圆形或扁圆形,直径为16~20 cm,厚1~3cm,中间厚、边缘薄,重 450～650 g;胎盘分为子面与母面。

3. **血液循环**　受精后第 3 周后,绒毛末端形成毛细血管与胚胎血管相连,形成胎儿胎盘循环。胎儿血自脐动脉至绒毛毛细血管,经与绒毛间隙间的母血进行物质交换后又回到脐静脉入胎儿内;母血则经底蜕膜之螺旋小动脉,开口于绒毛间隙,再经开口的螺旋静脉回流至母体血循环。

4. **功能**
(1)气体交换。
(2)供给营养物质。
(3)排泄作用。
(4)防御功能。
(5)合成功能:可合成绒毛膜促性腺激素、胎盘生乳素、雌激素、孕激素。其中绒毛膜促性腺激素由滋养层合体细胞产生,可用放射免疫测定法于受精后 10 d 左右自母体血清中测出,是诊断早期妊娠最敏感的方法之一。

(三)脐带

1. **组成**　表面覆盖羊膜,内有 2 条脐动脉、1 条脐静脉及胶样结缔组织。
2. **功能**　长约 50 cm,是连接胎儿与胎盘的纽带及胎儿循环的通道。

(四)羊水

1. **来源**　来自母体血浆的漏出液和胎儿尿液。
2. **羊水量**　妊娠 36～38 周最多,约 1000 ml,妊娠足月时平均为 800 ml。
3. **性状及成分**　羊水为中性或弱碱性,妊娠早期,羊水为无色澄清液体,妊娠足月羊水则略显浑浊、不透明,悬有小片状物,包括胎脂、胎儿脱落上皮细胞等。羊水中含有大量激素和酶等。
4. **羊水功能**
(1)保护胎儿:①保持宫腔内恒温;②缓冲机械压力,保护胎儿免受损伤;③防止胎儿和羊膜粘连;④供给胎儿部分营养。
(2)保护母亲:①减轻母体因胎动引起的不适;②临产时传导子宫腔压力,扩张子宫颈;③破膜后冲洗、润滑阴道,减少感染。

三、妊娠期母体的生理变化

(一)生殖系统

1. **子宫**
(1)子宫体:逐渐增大变软,肌纤维肥大变长并增生,间质血管、淋巴管增生;妊娠

12周,子宫底可超越盆腔,足月时其重量增至1000～1200 g,容积达5000 ml;妊娠晚期,子宫常有不同程度的右旋。

(2)子宫峡部:非孕期仅长1 cm,临产时伸展至7～10 cm,称为子宫下段,成为软产道的一部分。

(3)子宫颈:颈管腺体肥大,黏液增多,形成"黏液塞",栓塞于子宫颈管内,可防止感染。临近产期,子宫颈变短,出现轻度扩张

2. 卵巢　卵泡不再活动而无排卵,一般仅在一侧卵巢可见妊娠黄体,妊娠黄体约在妊娠10周后由胎盘代替其功能,开始萎缩。

3. 输卵管　增长但肌层不增厚。

4. 阴道　黏膜变软,充血水肿呈紫蓝色。结缔组织松软,伸展性增强。阴道脱落细胞及分泌物增多;上皮细胞糖原含量增多,酸度也增高,有利于防止致病菌生长。

5. 外阴　外阴肥厚变软,色素沉着,结缔组织松软,故伸展性增加。

(二)乳腺

1. 乳房于妊娠早期开始增大,充血明显,孕妇自觉胀痛及刺痛感。腺管及腺泡增生,乳头增大变黑,乳晕色素沉着,周围皮脂腺呈结节状隆起,称蒙氏结节。

2. 妊娠中、晚期可挤出少量黄色液体,称初乳。

(三)血液循环系统

1. 血容量　妊娠6～8周开始增加,至32～34周达高峰,约增加35%,其中血浆增加40%,红细胞增加20%。血液相对稀释,因此呈现生理性贫血。

2. 血液成分　纤维蛋白原和球蛋白含量增高,使血液黏稠度增加,处于高凝状态。妊娠后期白细胞可增加至15×10^9/L,红细胞沉降率也增快。

3. 心脏　妊娠后期,子宫的增大使膈肌上抬,心脏向左上方移位,使大血管轻度扭曲,故在心尖区及肺动脉瓣区可听到柔和的吹风样收缩期杂音,产后逐渐消失。心率加快,可增加10～15次/分。

4. 血压　妊娠早期及中期血压偏低,妊娠晚期血压轻度升高。一般收缩压无变化,舒张压因外周血管扩张而轻度降低,脉压稍增大。

5. 静脉压　妊娠后盆腔血液回流至下腔静脉的血量增多,加之妊娠子宫的压迫,下肢、外阴和直肠的静脉压升高,孕妇易出现下肢及外阴静脉曲张或痔。孕妇若长时间仰卧,能引起回心血量和心排血量均减少,使血压下降,可发生仰卧低血压综合征。

(四)泌尿系统

1. 生理性糖尿　妊娠期肾的负担加重,肾小球滤过率增加,而肾小管对葡萄糖再吸收能力不能相应增加,约15%的孕妇可出现生理性糖尿。

2. 尿频 妊娠早、晚期均有膀胱压迫征象,出现尿频。

3. 感染 受雌激素、孕激素影响,肾盂及输尿管均扩张且蠕动减弱,尿流缓慢,易发生感染,以右侧多见。

(五)新陈代谢

1. 基础代谢率 早期稍降,中期以后增高,妊娠晚期可增高15%～20%。

2. 水代谢 机体水分平均增加7 L,水钠潴留与排泄形成适当比例而不引起水肿。

3. 糖、蛋白质、脂肪代谢 需求量大为增加。

4. 矿物质代谢 胎儿生长发育需要大量钙、磷和铁等,妊娠期应适量补充以提高血钙值和预防缺铁性贫血,我国建议孕妇每日铁摄入量为18 mg,钙摄入量为1000～1500 mg。

四、妊娠期常见症状

(一)便秘
与妊娠期肠蠕动减弱、排空时间延长、户外运动减少及习惯性便秘有关。

(二)痔
由于妊娠子宫增大压迫和腹压增高,压迫和阻碍痔静脉回流导致痔静脉曲张,因而妊娠期加速痔的发生和发展,亦加重痔的症状。

(三)下肢或外阴静脉曲张
20%的妊娠妇女患有下肢静脉曲张,多有家族史,且因妊娠次数增多逐渐加重。

(四)腰背痛
妊娠期关节韧带松弛,子宫增大,向前凸出使躯体重心移后,腰椎向前凸,背伸肌持续紧张,而致疲劳、疼痛。

(五)小腿痉挛
孕妇缺钙的表现,常发生在小腿腓肠肌,多在妊娠后期,常在夜间发作。

五、胎产式、胎先露、胎方位

(一)胎产式
胎体纵轴与母体纵轴的关系称胎产式。两纵轴平行者称纵产式;两纵轴垂直者称横产式;两轴交叉呈角度者称斜产式,是暂时性的,在分娩过程中多转为纵产式,偶尔转成横产式。

(二)胎先露
最先进入骨盆入口的胎儿部分称胎先露。纵产式包括头先露和臀先露,横产式为肩先露。

(三) 胎方位

胎儿先露部的指示点与母体骨盆的关系称为胎方位,简称胎位。枕先露、臀先露、面先露各有 6 种胎位,肩先露有 4 种胎位。

第三节 妊娠孕妇的护理要点

一、妊娠期妇女的临床表现

(一) 早期妊娠临床表现

1. 停经 生育年龄、月经规律且有性生活史的妇女,一旦月经过期 10 d 以上,应考虑妊娠。

2. 早孕反应 60% 的妇女在停经 6 周左右常出现不同程度的头晕、乏力、嗜睡、择食、恶心及晨吐等,称为早孕反应,一般至妊娠 12 周左右自行消失。

3. 尿频 增大子宫压迫膀胱引起尿频。但子宫增大超出骨盆,症状自然消失。

4. 乳房变化 妊娠 6~8 周,乳房受雌激素及孕激素影响逐渐增大,感乳房胀痛、乳晕着色、乳晕周围出现深褐色蒙氏结节。

5. 妇科检查 阴道及子宫颈充血变软,呈紫蓝色;妊娠 12 周末时子宫底超出盆腔,在耻骨联合上可触及。子宫峡部极为柔软,感觉子宫颈和子宫体部似不相连,称"Hegar 征",是早期妊娠的典型体征。

6. 辅助检查

(1)妊娠试验:可从孕妇的血清及尿中测出滋养细胞分泌的 hCG,协助诊断早期妊娠,称妊娠试验。

(2)超声检查:

1)B 超检查:在妊娠 5 周增大的子宫轮廓中,可见圆形光环即妊娠囊,其内见到有节律的胎心搏动。

2)超声多普勒:妊娠 8 周在增大的子宫区内听到有节律的胎心音。

(3)子宫颈黏液检查:量少、黏稠,涂片干燥后光镜下见排列成行的椭圆体,未见羊齿状结晶则妊娠可能性大。

(4)基础体温测定:排卵规律的妇女,停经后高温相持续 3 周不降,早期妊娠可能性大。

(二) 中、晚期妊娠临床表现

1. 子宫逐渐增大 以手测子宫底高度和尺测耻上子宫长度来估计胎儿大小及孕

周(表7-1)。

表7-1 妊娠各周子宫长度和子宫底高度

妊娠周数	尺测耻上子宫长度(cm)	手测子宫底高度
12周末		耻骨联合上2～3横指
16周末		脐耻之间
20周末	18(15.3～21.4)	脐下1横指
24周末	24(22.0～25.1)	脐上1横指
28周末	26(22.9～29.0)	脐上3横指
32周末	29(25.2～32.0)	脐与剑突之间
36周末	32(29.8～34.5)	剑突下2横指
40周末	33(30.0～35.3)	脐与剑突之间或略高

2. 胎动 妊娠16周起，自觉有胎动，正常胎动为每小时3～5次。

3. 胎心音 妊娠18～20周起可听到。正常胎心率每分钟120～160次。

4. 胎体 妊娠20周后可经腹壁触到胎体。

二、产前检查

(一)产前检查目的

1. 监护孕妇及胎儿。

2. 进行妊娠期卫生宣教。

3. 初步确定分娩方案，做好产前准备。

(二)产前检查时间

1. 从确诊早妊娠开始，建立围生期保健卡。

2. 妊娠20～28周，每4周1次。

3. 妊娠28～36周，每2周1次。

4. 妊娠36周以后，每周1次。

5. 高危孕妇酌情增加次数。

(三)产前检查内容

1. 首次产前检查

(1)询问病史

1)询问年龄、职业、月经史和孕产史、既往史、本次妊娠情况、家族史、丈夫健康状况等。

2)推算预产期：询问末次月经日期(LMP)，从末次月经第1天算起，月数减3(或加9),日数加7(农历日数加15),即为预产期(EDC)。若平时月经周期不规则或末次月经日期记不清,或哺乳期闭经者,则可根据早孕反应出现时间、首次胎动时间、子宫高和胎儿大小等来推算。

(2)全身体格检查:发育和营养状况,测量体重和血压等。

(3)辅助检查:查尿常规、血常规、出凝血时间、血型、肝功能及乙肝表面抗原等。

(4)产科检查

1)腹部检查:检查者站在孕妇的右侧,让孕妇排尿后,仰卧在检查台上,垫高头部,露出腹部,双腿屈曲分开使腹肌放松。①视诊。注意腹形大小,有无手术瘢痕等。②触诊。四步触诊法确定胎儿大小、胎方位、胎先露,胎先露是否衔接等。③听诊。胎心音在靠近胎背上方的孕妇腹壁上听得最清楚。听胎心音时,应注意次数、强弱与节律。

2)骨盆测量:骨盆的大小与形状对分娩有直接影响,可判断胎儿能否经阴道分娩。①骨盆外测量。间接了解骨盆的径线,初步判断分娩的难易。髂棘间径正常值为23~26 cm;髂嵴间径正常值为25~28 cm;骶耻外径正常值为18~20 cm,此径线可间接推测骨盆上口前后径的长短;坐骨结节间径正常值为8.5~9.5 cm。此径线即为骨盆下口的横径。②骨盆内侧量。如骨盆外测量数值小于正常值或既往有难产史,应行骨盆内测量。主要测量骶耻斜径(又称对角径),正常值为12.5~13.0 cm;坐骨棘间径正常值为10 cm以上。

3)阴道检查:如确实需要,则应在外阴消毒下进行。

4)肛门检查:可了解胎先露部、骶骨弯曲度、坐骨棘间径及骶尾关节活动度。

2. 复诊检查

(1)询问上次检查后有无特殊情况出现。

(2)测量血压和体重。

(3)测量宫高、腹围,检查胎方位,听胎心音,检查有无水肿、静脉曲张及其他异常情况。

(4)根据需要做辅助检查。

(5)定期集中讲课,组织孕妇与家属学习有关妊娠、分娩、产褥、新生儿方面的知识。

三、妊娠期妇女的护理

(一)孕期保健指导

1. 环境舒适、安静、空气新鲜;家中不要养猫、犬,避免弓形虫、病毒等感染。

2. 个人卫生与衣着：保持外阴清洁、勤淋浴、勤换衣，衣着宜宽松，不宜穿高跟鞋。

3. 乳房准备：保持乳房清洁，随着乳房的不断发育、增大，应佩戴合适的乳罩。

4. 孕期用药应慎重，对孕妇无不良影响的同时，还必须保证对胚胎、胎儿和新生儿无不良影响。

5. 禁吸烟及饮酒：烟酒对胎儿都不利。

6. 避免感染：孕产妇尽量避免去人多的公共场所，特别是疾病的流行季节。

7. 避免接触有害物质：妊娠前一段时间与妊娠期间避免接触铅、汞、苯、放射线等，以免引起流产、死胎、畸形等。

8. 性生活：妊娠早期应避免性交以免流产；妊娠中期应节制性生活；妊娠晚期应避免性交，以防早产及产褥感染。

9. 胎教：参加一些有趣的交谈和社交活动，保持稳定的情绪，利于胎儿在宫内健康发育成长。

10. 自我监护：教会孕妇和家属数胎动、听胎心音。自妊娠30周开始，可每天早、中、晚各数1 h胎动，将3次胎动的和乘以4，即得12 h的胎动次数，次数在30次或以上，说明胎儿状况良好；如果下降至20～30次，应提高警惕；低于20次，则应及时到医院就诊。

11. 参加孕妇学校的学习。

(二)活动调适

1. 劳动与休息　每天8～9 h的睡眠，午间1 h左右的休息。睡位应取左侧卧位。

2. 增加营养　进食营养、易消化的均衡饮食，晚期应适当增加含钙、铁的食物。

3. 指导孕期体操锻炼　通过盆底肌肉运动；腹肌收缩运动；胸廓提举运动；盘腿坐等减轻孕妇腰背肌肉和四肢疲劳等各种不适。还可以增强腹肌和盆底肌肉张力，增强会阴部肌肉伸展力，为顺利分娩创造条件。

(三)心理调适

妊娠后体形等较大的变化，可引起孕妇担心、忧虑。因而，加强孕妇自我心理调适，向其讲解在妊娠期、产后按照要求认真进行锻炼、注意保养，产后基本上可以恢复原状，并树立将为人母的自豪感。

第四节　分娩期产妇的护理

一、决定分娩的因素

分娩是指妊娠28周及以后的胎儿及其附属物，从临产发动至从母体全部娩出的过程。妊娠满37周至不满42周期间分娩称为足月产。妊娠满27周至不满37周期间分娩称为早产。满42周及其后期间的分娩称为过期产。

(一)产力

1. 定义　将胎儿及其附属物从子宫内逼出的力量称为产力。

2. 组成　产力包括子宫收缩力,腹肌、膈肌收缩力和肛提肌收缩力。

(1)子宫收缩力:简称宫缩,是临产后的主要产力,贯穿于整个分娩过程中。能迫使子宫颈管缩短直至消失、子宫口扩张、胎先露部下降和胎盘胎膜娩出。子宫收缩力具有以下特点。

1)节律性:是临产的重要标志。正常宫缩是宫体肌不随意、有节律的阵发性收缩并伴有疼痛。每次阵缩开始由弱渐强(进行期),维持一定时间(极期),随后由强渐弱(退行期),直至消失进入间歇期。阵缩反复出现,直至分娩结束。

2)对称性:正常宫缩起自两侧子宫角部,以微波形式均匀协调、左右对称地向子宫底中线集中,然后向子宫下段扩散,此为子宫收缩力的对称性。

3)极性:宫缩以子宫底部最强最持久,向下则逐渐减弱,子宫底部收缩力的强度几乎是下段的2倍,此为子宫收缩力的极性。

4)缩复作用:每当宫缩时,子宫体部肌纤维缩短变宽,收缩之后肌纤维不能恢复到原来的长度,反复收缩后,肌纤维越来越短称为缩复作用。缩复作用使子宫腔内容积渐缩小,迫使胎先露部不断下降及子宫颈管逐渐缩短至消失。

(2)腹肌和膈肌收缩力:是第二产程时娩出胎儿的重要辅助力。

(3)肛提肌收缩:协助胎先露部在骨盆腔进行内旋转。胎头枕部露于耻骨弓下时,还能协助胎头仰伸及娩出。胎盘降落至阴道时,协助其娩出。

(二)产道

1. 定义　产道是胎儿娩出的通道。

2. 分类　分骨产道和软产道。

(1)骨产道:指真骨盆,是产道的重要部分。

(2)软产道:是由子宫下段、子宫颈、阴道及盆底软组织所构成的弯曲管道。

1)子宫下段:由非妊娠时长约1 cm的子宫峡部伸展而成,临产后可拉长达7~10 cm。随着产程进展,子宫肌纤维的缩复作用,子宫上段肌壁越来越厚,子宫下段的肌壁被牵拉得越来越薄,在两者间的子宫内面形成一环状隆起,称为生理性缩复环。

2)子宫颈:妊娠期子宫颈变软,临产后,子宫颈管逐渐消失,子宫口逐渐扩张,子宫口完全开全时,直径为10 cm。

(3)盆底、阴道及会阴:胎先露下降直接压迫骨盆底,使软产道下段形成一向前弯的长筒,肛提肌向下及两侧扩展可使会阴体变薄,以利胎儿通过。

(三)胎儿

1. 胎儿大小　胎头是胎体的最大的部分,也是胎儿通过产道最困难的部分。

(1)胎头颅骨

1)构成:由两块顶骨、额骨、颞骨及一块枕骨构成。

2)颅缝:颅骨间的缝隙。两顶骨间为矢状缝,顶骨与额骨之间为冠状缝等。

3)囟门:两颅缝交界的空隙较大处称为囟门。位于胎头前方的菱形空隙称前囟;位于胎头后方的三角形空隙称为后囟。

4)胎头骨缝和囟门:有一定可塑性,分娩时颅骨可轻度移位或重叠,缩小头颅体积,有利于分娩。

(2)胎头径线

1)枕下前囟径:自前囟中心至枕骨隆突下方之间的距离,平均为 9.5 cm。

2)枕额径:自鼻根上方至枕骨隆突的距离,平均为 11.3 cm。

3)枕颏径:自颏骨下方至后囟顶部的距离,平均为 13.3 cm。

4)双顶径:为两侧顶骨隆突间的距离,平均为 9.3 cm。

2. 胎位

(1)纵产式:头先露时,在分娩过程中颅骨重叠,使胎头变形、周径变小,有利于胎头娩出。臀先露时,小而软的胎臀先娩出,阴道不能扩张充分,后出胎头时又无变形机会,使胎头娩出困难。

(2)横产式:足月活胎不能通过产道,对母儿威胁极大。

3. 胎儿畸形　胎儿某一部分发育异常,如脑积水、联体儿等,由于胎头或胎体过大,常在通过产道时发生困难。

二、分娩机制

分娩机制是指胎儿先露部随骨盆各平面的不同形态,被动进行的一连串适应性转动,以其最小径线通过产道的全过程。临床以枕先露中的枕左前位最常见,其分娩机制如下。

(一)衔接

胎头的双顶径进入骨盆上口平面,胎头颅骨最低点接近或达坐骨棘水平,称衔接或入盆。经产妇在分娩后胎头衔接,初产妇多在预产期前 1~2 周。

(二)下降

胎头沿骨盆轴向下方移行的动作称为下降。下降贯穿分娩的全过程。

(三)俯屈

胎头在下降过程中,遇肛提肌阻力,变胎头最小的枕下前囟径(9.5 cm)代替较长的枕额径(11.3 cm),以适应产道继续下降。

(四)内旋转

胎头通过中骨盆时,围绕骨盆纵轴旋转,使胎头矢状缝与中骨盆及骨盆下口前后径相致,称内旋转。枕左前位时胎儿枕部向母体前方转45°。后囟转至耻骨联合下方。此动作在第一产程末完成。

(五)仰伸

内旋转完成后,胎头达阴道口时,宫缩与腹肌压迫使胎头继续下降,而盆底肛提肌的收缩又将胎头向前推进,两者的共同作用(合力),使胎头枕骨下部达耻骨弓下面时,以此为支点逐渐仰伸,使胎头顶、额、面须依次娩出。胎头仰伸时,胎儿双肩径已进入骨盆上口横径。

(六)复位及外旋转

1. **复位** 胎头娩出后,胎头枕部向左旋转45°,使胎头与胎肩恢复正常关系,称复位。

2. **外旋转** 胎儿双肩在盆腔下降。右肩向前旋转,使双肩径与骨盆下口前后径一致,以适应中骨盆及骨盆下口前后径大于横径的特点,此时,胎头枕部则需在外继续向左旋转45°,以保持胎头和胎肩的垂直关系,称为外旋转。

(七)胎肩、胎体娩出

完成外旋转后,胎儿前肩在耻骨弓下先娩出,随即后肩从会阴前缘娩出。双肩娩出后,胎身及下肢随之娩出。

三、分娩的临床经过

(一)先兆临产

1. **胎儿下降感** 胎先露进入骨盆,多数孕妇感到上腹部较前轻松,呼吸较前轻松。此时盆腔内器官受下降的胎头压迫,可引起尿频、腰酸等压迫症状。

2. **不规律宫缩** 常出现在分娩发动前,持续时间短,间歇时间长且不规律,宫缩强度不增加。子宫收缩不引起子宫颈的改变。

3. **见红** 分娩发动前24~48 h,因子宫颈内口附近的黏膜与该处的子宫壁分离,毛细血管破裂后出血与子宫颈黏液一起自阴道排出,称"见红",是分娩即将开始比较可靠的征象。

(二)临产的诊断

规律宫缩为临产开始的重要标志,宫缩持续30 s以上,间歇5~6 min,并伴随子宫颈管消失,子宫颈口扩张及胎先露下降。

(三)产程分期

开始出现规律宫缩直到胎儿、胎盘娩出的全过程称为总产程。临床分为3个产程。

1. 第一产程 又称子宫颈扩张期,从出现规律宫缩至子宫颈口开全。初产妇需11～12 h;经产妇需6～8 h。

2. 第二产程 又称胎儿娩出期,从子宫颈口开全至胎儿娩出,初产妇需1～2 h,不应超过2 h;经产妇通常数分钟完成,不超过1 h。

3. 第三产程 又称胎盘娩出期,从胎儿娩出至胎盘娩出。需5～15 min,不超过30 min。

(四)分娩各期的生理表现

1. 第一产程的生理表现

(1)规律宫缩:产程开始时,宫缩力弱,持续时间较短(约30 s),间歇期较长(5～6 min)。随着产程进展,宫缩力增强,持续时间渐长(50～60 s,)间歇期渐短(2～3 min)。子宫口近开全时宫缩持续时间可长达1 min以上,间歇仅1 min或稍长。

(2)子宫口扩张和胎头下降:描记子宫口扩张与胎头下降曲线,可绘制成图,即产程图。

1)子宫口扩张曲线:将第一产程分为2期。

①潜伏期:从规律宫缩出现至子宫口扩张3 cm,扩张速度较慢,平均每2～3 h扩张1 cm,约需8 h,超过16 h称潜伏期延长。

②活跃期:子宫口扩张3 cm至子宫口开全,扩张速度加快,约需4 h,超过8 h称活跃期延长。

2)胎头下降曲线:以胎头颅骨最低点与坐骨棘平面为关系标明,先露部最低点达坐骨棘平面为"0",在坐骨棘平面下1 cm时,用"＋1"在坐骨棘平面以上1 cm时,用"－1"表达,以此类推。胎头于潜伏期下降不明显,于活跃期下降加快。

(3)胎膜破裂:宫缩时子宫腔内压力增加,增加到一定程度时胎膜自然破裂,称破膜。多在子宫口近开全时破裂。

2. 第二产程的生理表现

(1)破膜:多数自然破膜,未破膜者,行人工破膜。

(2)胎头下降达骨盆底压迫直肠,产妇有排便感,不自主地向下屏气。随着产力的增加,此时会阴膨隆变薄,肛门松弛。

(3)胎头拨露:宫缩时胎头露出阴道口,露出部分不断增大,间歇期又回缩阴道内称"胎头拨露"。

(4)胎头着冠:经几次"拨露",将阴道外口充分扩张,当双顶径越过骨盆出口,宫缩间歇期胎头不再回缩称"胎头着冠"。

(5)胎儿娩出:着冠后胎头仰伸娩出,继之胎头复位外旋转,胎肩、胎体及四肢相继娩出,羊水随之涌出。

3. 第三产程的生理表现

(1)胎儿娩出后,产妇感觉轻松,宫缩暂停,数分钟后又复开始。

(2)子宫腔容积突然明显缩小,胎盘不能相应缩小而与宫壁发生错位出现剥离,子宫继续收缩,直到使胎盘完全剥离而排出。

四、分娩期妇女的护理

(一)入院后护理常规

1. 根据入院产妇情况,进行全身清洁和外阴清洁。

2. 观察生命体征。

(二)心理调适

1. 入院宣教。

2. 以适当的方式复习分娩相关知识。

3. 多关心有异常妊娠及分娩史的产妇。

4. 协助产妇生活护理。

(三)减轻宫缩痛

1. 让产妇适当表达疼痛,如宫缩痛时小声呻吟。

2. 指导产妇深呼吸,按摩其下腹部或压迫腰骶部等缓解宫缩痛。

(四)严密观察产程

1. 保护产力

(1)活动与休息:在宫缩间歇抓紧休息;初产妇子宫口扩张在 5 cm 内,胎头已入盆,胎膜未破者,日间可适当室内活动,有助于子宫口扩张与胎先露的下降。

(2)饮食:于宫缩间歇期,鼓励摄入清淡、营养易消化的半流质饮食或静脉输液补充能量。

(3)大小便:保持大、小便通畅。指导产妇每 2~4 h 主动排尿 1 次,有尿潴留者应及时解除;初产妇子宫颈口开大 3 cm 内,经产妇子宫颈口开大 2 cm 内,子宫收缩不很强时可进行温肥皂水灌肠,但胎膜已破、重度妊娠高血压综合征、妊娠合并内科疾病等情况者,禁忌灌肠。

2. 观察产程

(1)宫缩:应定时观察并及时记录子宫收缩的强度、持续时间、间歇时间和规律性。

(2)子宫口扩张及胎先露下降情况:在宫缩时通过肛门检查了解情况。

(3)胎心音:正常胎心率为120~160次/分,如有异常,及时查找原因并进行处理。

(4)破膜及羊水观察:①破膜后立即听取胎心并及时记录胎心率、破膜时间及羊水性质、颜色和量;②破膜后嘱产妇绝对卧床休息,注意外阴清洁,观察有无脐带脱垂;③破膜超过12 h,遵医嘱给予抗生素预防感染;④如头先露羊水中混有胎粪,提示胎儿窘迫,应立即遵医嘱进行处理。

(5)绘制产程图:通过绘制子宫口扩张曲线和胎先露下降的曲线,判断产程进展是否正常,并指导产程的处理。

(6)准备协助接生。

五、接产的护理配合

(一)巡回护士

1. 外阴清洁、消毒　①产妇取膀胱截石位,可用消毒纱块盖于阴道口,以防冲洗液流入阴道;②先用清水清洗,再用肥皂水清洁,最后用温开水冲洗,顺序为阴阜、大小阴唇、两大腿内侧、会阴与肛门周围。③最后用1:1000苯扎溴铵溶液消毒,顺序为阴阜、大小阴唇、两大腿内侧、会阴与肛门周围。

2. 物品准备　打开产包,按需要准备好下列用品,如会阴切开包、局部麻醉用物及新生儿用物等。

3. 指导产妇屏气用力　①宫缩时,双手握产床把手,深吸气,向下屏气用力;②宫缩间歇时,全身放松,尽量休息。帮助产妇擦汗、喂食品等。

4. 观察产程进展　每隔15min听胎心音1次或用胎心监护仪持续监护;观察宫缩;密切注意胎头娩出的情况。当胎儿娩出后,记录分娩时间,遵医嘱注射子宫平滑肌兴奋药。

5. 护理新生儿

(1)注意保暖:分娩室保持一定的温度与湿度,并备有红外线辐射台用于新生儿抢救。

(2)保持呼吸道通畅:断脐后再次清除口、鼻腔内黏液及羊水,用吸痰器或导管轻轻吸除,以防呼吸道堵塞及吸入性肺炎。

(3)新生儿评分:用于判断有无新生儿窒息及窒息程度。以出生后1 min内的心率、呼吸、肌张力、喉反射及皮肤颜色5项体征为依据。每项0~2分,满分为10分,

8～10分,属正常新生儿;4～7分为轻度窒息,经清理呼吸道、吸氧、用药等才能恢复;0～3分为重度窒息,需紧急抢救。缺氧较严重和严重的新生儿,应在出生后 5 min、10 min 时再次评定。

(4)眼与皮肤:用抗生素眼药水滴眼预防新生儿眼炎,用纱布轻轻擦干皮肤上的血迹和羊水。

(5)新生儿体检及填写新生儿记录:新生儿脐带结扎完毕后,进行详细体格检查并在新生儿记录单上打上足印及拇指印,系上标明母亲姓名、床号、新生儿性别、体重、身长及出生日期的手圈和包被。

(6)早吸吮、早接触:在新生儿娩出后 30 min 内进行,可促进母婴情感,也促使脑垂体释放催产素和催乳素,促进子宫收缩及乳房泌乳。

6. 胎盘娩出后 2 h 观察(也被称为第四产程)　观察产妇血压、脉搏、呼吸、宫缩情况、阴道流血量、膀胱是否充盈,外阴、阴道有无血肿等。

(二)协助接产的护士

1. 准备工作:按手术要求刷手,穿接生衣及戴消毒手套,铺无菌巾。如产妇膀胱过度充盈,进行导尿。

2. 协助保护会阴:站在产妇右侧,当胎头拨露使阴唇后联合紧张时,开始保护会阴,并告知产妇勿移动臀部。

3. 结扎脐带:先用75%乙醇消毒脐根周围,然后用气门芯胶管套扎法或双重棉线结扎法进行脐带结扎。

4. 协助胎盘娩出并检查。

5. 协助检查软产道,如有裂伤配合缝合。会阴裂伤按轻重程度分为3度。Ⅰ度:限于会阴后联合、会阴皮肤、阴道黏膜裂伤;Ⅱ度:除以上裂伤外,会阴肌肉也有裂伤;Ⅲ度:会阴黏膜、会阴体及肛门括约肌完全裂伤,甚至直肠裂伤。

6. 协助产妇更换干净衣裤,清理用物,填写分娩记录。

第五节　产褥期妇女护理

一、产褥期生理

(一)定义

产褥期指从胎盘娩出至产妇全身器官(除乳房外)恢复或接近非孕状态的一段时间,一般为 6 周。

(二)产褥期各器官的生理变化

1. 生殖系统

(1)子宫:胎盘娩出后子宫逐渐恢复到孕前状态的过程称子宫复旧。主要变化是子宫体肌纤维的缩复和子宫内膜的再生。

1)子宫体肌纤维的缩复:肌细胞胞质蛋白质被分解排出,肌细胞缩小使子宫体积缩小和重量减少。产后第1天宫底平脐;于产后第10~14天降至骨盆,产后6周恢复至非孕时大小。分娩后子宫重约1000 g,产后1周约500 g,产后2周约300 g,产后6周恢复至50 g。

2)子宫内膜再生:子宫内膜的创面由内膜的基底层增生修复,胎盘剥离面要至产后6周才完全修复,其他于产后3周修复完毕。

3)子宫颈:产后1周,子宫颈内口关闭;产后4周子宫颈恢复正常形态。初产妇子宫颈外口由于分娩时发生轻度裂伤,由产前圆形变为"一"字横裂形。

(2)阴道:产后阴道壁肌张力逐渐恢复,约产后3周,重新出现阴道黏膜皱襞。

2. 乳房 主要变化是泌乳。产后7 d分泌的乳汁,色淡黄且质稠称初乳。第7~10天分泌的乳汁为过渡乳,蛋白质含量减少,脂肪和糖量增加。第14天以后所分泌的乳汁为成熟乳。乳汁的质和量与产妇的营养、睡眠、情绪和健康状况,以及新生儿的吸吮密切相关。

3. 泌尿系统 妊娠期潴留于体内的水分在产褥期主要从肾排出,故产后1周尿量明显增多;妊娠期扩张的输尿管及肾盂需6~8周复原。分娩过程中,由于胎头压迫,膀胱黏膜充血水肿可导致排尿不畅或尿潴留。

4. 血液循环系统 分娩后,子宫胎盘循环停止和子宫收缩,加上产后回收妊娠期大量的组织间液,产后2~3 d,循环血容量明显增加,使心脏负担加重,在产后2~3周恢复正常。白细胞总数于产褥早期仍较高,中性粒细胞和血小板增多,淋巴细胞稍减少,红细胞沉降率于产后3~4周降至正常。

5. 内分泌系统 分娩后雌激素、孕激素水平急剧下降,至产后1周已降至未妊娠时水平。胎盘生乳素于产后6 h不能测出。不哺乳妇女一般于产后6~8周恢复月经,10周左右恢复排卵;哺乳妇女月经延迟,整个哺乳期可无月经,一般4~6个月恢复排卵。

6. 生命体征

(1)体温:因产妇体力消耗大,产后24 h内,体温可略升高;如乳房肿胀、排乳不畅时,体温也可升高,一般在12 h内恢复。上述2种情况的体温一般不超过38 ℃。

(2)脉搏:产后脉搏60~70次/分,与子宫胎盘血液循环停止及卧床休息有关。一般在产后1周恢复。

(3)血压:产后血压变化不大,妊娠高血压综合征产后的血压明显降低。

二、产褥期妇女的护理

(一)产后保健指导及产后常规护理

1. 鼓励产妇提出产后保健的相关问题,给予解答或纠正其错误观点。

2. 营养:营养全面,多食有催乳作用的汤类。一般产后当天进半流质饮食,产后1 d给普食。

3. 活动:早期下床活动有利于子宫复旧、恶露的排出,以保持大小便通畅。

4. 会阴护理:每日2次用1∶5000高锰酸钾溶液清洗外阴,原则是从上到下,从内到外。

5. 观察子宫的复旧。

6. 加强产后常规护理。

(1)观察体温、脉搏及血压;保证产妇足够的休息;保持大小便通畅。

(2)促进子宫复旧:①产后即刻、30 min、1 h、2 h各观察1次;产后2~24 h,每4小时1次;以后早、晚各1次。如发现异常应及时排空膀胱、按摩子宫等,以刺激子宫收缩。②恶露观察。随子宫蜕膜的脱落,含有血液、黏液、坏死的蜕膜组织经阴道排出,称恶露。正常恶露有血腥味,不臭,持续4~6周,量逐渐减少、色逐渐变淡。一般产后1周内,含大量血液,量多,色鲜红称血性恶露;第2周血量减少,坏死蜕膜、白细胞等增多,色淡红称浆液性恶露。2~3周继之血量更少,含大量白细胞、退化蜕膜等称白色恶露。

(3)会阴护理:用消毒液冲洗会阴,每日2次。及时更换消毒会阴垫。会阴伤口水肿,用95%乙醇或50%硫酸镁湿热敷。

(4)心理调适:关心、照顾产妇,帮助产妇从妊娠和分娩的不适、疼痛、焦虑中恢复,承担母亲角色。

(二)哺乳指导及乳房护理

1. 宣传母乳喂养的好处,及时解答有关母乳喂养的问题。

2. 早吸吮有助于乳汁分泌。

3. 协助、指导产妇用温开水清洗乳房、乳头。

4. 指导产妇进行哺乳

(1)正确的哺乳姿势以母亲和婴儿舒适为原则,常用的哺乳姿势有坐位和卧位。哺乳时母婴必须紧贴,婴儿口含乳头和部分乳晕;母亲一手托住婴儿,另一手托扶并轻挤乳房,促使乳汁外溢并防止婴儿鼻部受压;哺乳后,将婴儿竖抱,伏于肩部轻拍其背部,排出胃内气体以防吐奶。

(2)哺乳持续时间与次数:提倡按需哺乳,每次尽可能地吸空一侧或两侧乳房。

5. 指导乳母戴上合适的棉制胸罩,支托乳房有利于改善乳房的血液循环。

6. 异常情况下乳房护理

(1)乳头凹陷:用吸引器吸引或用20ml注射器外管倒扣在乳头上,另一端接橡皮管抽吸使之突出。仍未纠正者,则采用玻璃乳头间接哺乳。

(2)乳汁不足:坚持按需哺乳,通过吸吮乳头,刺激分泌垂体生乳素,使乳汁更快分泌。其次,产妇应保持精神愉快、充足的睡眠且多食营养丰富的汤类食物。

(3)乳头皲裂:轻者可继续哺乳,增加哺乳次数,缩短每次哺喂时间,哺喂后挤少许乳汁于乳头。严重皲裂或哺乳时有剧痛者暂停哺乳或采用乳头罩间接哺乳。

(4)退奶:因某些原因不能哺乳者应尽早退奶。产妇限进汤类食物,可用生麦芽泡茶喝,口服雌激素、溴隐亭等,也可用芒硝外敷乳房退奶。

(三)促进舒适、减少疾痛

1. 乳房胀痛　一般发生在产后2~7 d,1周后乳腺管畅通后自然消失。早吸吮及每次哺乳后吸尽多余的乳汁可预防。哺乳前用毛巾热敷并按摩乳房促使乳汁畅通,两次哺乳间冷敷乳房可缓解乳房胀痛。

2. 会阴伤口疼痛　取健侧卧位,可减轻疼痛。

3. 产后痛　由于子宫收缩引起,一般在产后迅速发生,3~4 d可自行消失。

4. 其他　疼痛严重,影响休息者,可遵医嘱给予镇痛片。

(四)预防感染及产后出血

1. 预防感染　做好会阴护理,观察体温、脉搏及恶露情况,及早发现感染。

2. 预防产后出血　观察子宫复旧及阴道出血情况,发现异常及早处理。

(五)产后性生活及计划生育指导

性生活一般应在产后6周,恶露干净、生殖器官已复原情况下恢复。恢复性生活后即应采取避孕措施。哺乳者不宜用药物避孕,以工具避孕为宜,因避孕药可通过乳汁影响婴儿。

第六节　新生儿护理

一、新生儿的生理特点

孕龄达到37周至不足42周、出生体重>2500 g的新生儿,称为足月新生儿。胎儿出生后断脐到满28 d前的时期称为新生儿期。

(一)呼吸、心率

新生儿呼吸以腹式呼吸为主,浅而快,为40～60次/分,2 d后降至20～40次/分;因耗氧量高,心率较快(120～140次/分),易受啼哭、进食等因素影响。

(二)体温

新生儿体温调节中枢发育不完善,皮下脂肪少,体表面积相对较大,散热快,体温易受外界环境影响而波动。

(三)体重

出生后2～4 d,由于摄入量减少、经肺部和皮肤排出的水分相对较多,出现体重下降称生理性体重下降。下降不超过10%,7～10 d达出生时重量。

(四)皮肤

1. 新生儿出生时全身皮肤覆盖着一层灰白色胎脂,能保护皮肤,减少散热,但存在时间过长可分解成脂肪酸刺激皮肤。

2. 在出生1～2周鼻尖、下颌处可见到表皮下点状白点,即粟粒疹,这是由于皮脂腺未成熟,皮脂凝聚在皮脂腺内阻塞所致,2周内自然消退。

(五)消化

新生儿胃肠蠕动较快,以适应较大量流质食物的消化;能分泌足够除淀粉酶外的其他消化酶;吞咽功能完善,但由于食管不蠕动、贲门括约肌不发达,故易发生溢乳。

(六)大小便

出生24 h内可排出墨绿色黏稠的胎粪,3～4 d后逐渐转为黄色糊状,每天3～5次。新生儿尿色清、淡黄,每日10余次。

(七)睡眠

新生儿大脑皮质兴奋性较低,每天睡眠约20 h,以后随着大脑皮质的发育,睡眠时间逐渐缩短。

(八)生理性黄疸

新生儿出生后,体内红细胞破坏增加,产生大量间接胆红素,而肝内葡萄糖醛酸转移酶活力不足,导致高胆红素血症,使皮肤、黏膜及巩膜开始呈现黄染,通常发生于生后2～3 d,约持续1周。

(九)免疫

从胎盘获得的IgG,使胎儿在出生后的6个月对多种传染病有免疫力。

(十)乳腺和性器官

受妊娠期母体雌激素的影响,出生数日新生儿乳房可肿胀,一般数天内消失。女婴还可有白带和少许血性分泌物,数天后自然消失。

二、新生儿护理

(一)新生儿的护理指导

1. 讲解新生儿生理特点。

2. 及时解答产妇提出的有关新生儿护理的问题。

3. 指导产妇和家属掌握新生儿喂养、沐浴等护理的方法和技巧。

(二)新生儿常规护理

1. 新生儿入室　将新生儿出生记录单与新生儿身上的床位牌、母亲姓名、新生儿性别详细核对。

2. 体温观察　定时测量体温,体温<36 ℃,应及时保暖;体温>37.5 ℃,应及时查找原因并做处理。

3. 眼、耳、口护理　保持眼部和耳部的清洁,保证鼻腔的畅通,口腔黏膜不宜擦洗,发现异常遵医嘱进行处理。

4. 脐部护理　①结扎后 24 h 内用消毒纱布包扎脐部,以防出血和污物污染;②保持脐部清洁、干燥,每次沐浴后用 75% 乙醇消毒脐部残端;③如有脐部发红、渗出物等感染征象,及时通知医师处理。

5. 皮肤护理　新生儿娩出后,尽快抹净表面血迹,去除胎脂。

6. 臀部护理　勤换尿布,大便后用温水清洗臀部,擦干并涂鞣酸软膏。

7. 新生儿沐浴　每日 1 次,室温 26~28 ℃,水温 38~42 ℃,沐浴前不要喂奶。

8. 预防接种　新生儿出生 24 h 内,注射乙肝疫苗及接种卡介苗。

三、母乳喂养

(一)母乳喂养概念

1. 纯母乳喂养　指除母乳外,不给婴儿吃其他食物。

2. 几乎纯母乳喂养　指除母乳外,给婴儿吃水、果汁等,每天 1~2 次,每次不超过 1~2 口。

3. 象征性母乳喂养　指几乎不提供热量的母乳喂养。

(二)母乳喂养的优点

1. 母乳所含的各种营养物质最适合婴儿的消化吸收,生物利用率高,质与量随婴儿生长和需要发生改变。

2. 母乳中含有丰富的免疫物质,婴儿少患疾病。

3. 母乳直接从乳腺分泌,无污染,温度适宜,喂养方便、经济。

4. 母乳喂养的婴儿频繁与母亲接触,有利于其情绪、性格健康的发育。

5. 母乳喂养有利于子宫的收缩,促进子宫复原,减少产后出血。

6. 母乳喂养,可使月经延迟或闭经,使母体内的蛋白质、铁和其他营养物质得以储存,有利于产后恢复。

7. 母乳喂养可降低乳腺癌和卵巢癌的发病危险。

(三)母乳喂养成功措施(WHO,1989)

1. 有书面的母乳喂养政策,并且常规地传达到所有的保健人员。

2. 对所有的保健人员进行必要的技术培训,使他们能实施这一政策。

3. 要把有关母乳喂养的好处及处理方法及时告诉所有孕产妇。

4. 帮助母亲在产后半小时哺乳。

5. 指导母亲如何喂奶,以及在需要与其婴儿分开的情况下如何保持泌乳。

6. 除母乳外,禁止给新生儿喂任何食物或饮料,除非有医学指征。

7. 实行母婴同室,让母亲与婴儿1天24 h在一起。

8. 鼓励按需哺乳。

9. 不要给母乳喂养的婴儿吸橡皮奶头或使用奶头作安慰物。

10. 促进母乳喂养支持组织的建立,并将出院的产妇转给这些组织。

四、手术产新生儿护理

(一)常见手术产的新生儿

手术产新生儿是指通过产钳、胎头吸引、臀位牵引和剖宫产等助产术分娩的新生儿。

(二)手术产新生儿护理

1. 保持环境安静,避免振动,3 d内在床上擦浴,更换尿布动作轻柔,以预防颅内出血。

2. 严密观察面色、呼吸、哭声、肢体活动等情况,注意有无呕吐、抽搐等。

3. 头皮损伤、头颅血肿的处理:胎头水肿(产瘤)一般不需要处理,2~3 d可自愈;头颅血肿不得揉摸或压迫,观察其变化,早期可冷敷但切忌穿刺,以免感染。

4. 遵医嘱用促凝药维生素 K_1 等。

5. 营养补充,适时喂奶,必要时经静脉补液。

6. 3 d后若无异常,按正常婴儿护理。

第七节 妊娠并发症孕妇的护理

一、高危妊娠

(一)疾病概要

1. 范畴:①有异常妊娠史;②有妊娠并发症;③有妊娠合并症;④胎盘功能减退;⑤孕妇年龄<16岁或>35岁;⑥妊娠期接触大量放射线、化学毒物、服用对胎儿有影响的药物。

2. 监护要点

(1)一般监护

1)早期妊娠:优生咨询和产前诊断检查,确定高危程度、决定妊娠是否可继续。

2)中、晚期妊娠:①测量孕妇的子宫高、腹围、体重,结合妊娠图、B超显像等手段,来推断胎儿生长发育情况;②了解孕妇有无急、慢性疾病及其可能对胎儿的影响;③进行胎动计数和监测胎心音,注意其强弱和节律。

3)分娩期:阴道分娩者,密切监测产程进展,发现异常,及时协助医师处理;剖宫产者,则应做好腹部手术前的护理。

(2)特殊检查内容

1)孕龄及胎儿发育情况:根据末次月经、早孕反应的时间等推算孕龄;通过测量子宫高度、腹围及进行B超显像检查等方法评估胎儿情况。

2)胎盘功能监测:①胎动计数:每天早、中、晚各测1 h胎动,将3次胎动数相加之和乘以4,即得12 h的胎动数;胎动计数可以了解胎儿情况,胎动<10次/12 h,或连续记录胎动<3次/h,提示胎盘功能减弱、胎儿缺氧;②雌三醇(E)测定:妊娠晚期24 h尿雌三醇约为20 mg;如果连续多次测定均在<6 mg或急骤减少50%以上提示胎盘功能显著减退;③雌激素/肌酐(E/C)比值测定:足月妊娠时>15为正常值,10~15为警戒值,<10为危险值;④血清胎盘生乳素(HPL)测定:妊娠晚期平均值为4~11 mg/L,若持续低于4 mg/L或突然下降50%,提示胎盘功能减退。

3)胎儿成熟度的检查:①羊水中卵磷脂与鞘磷脂的比值(L/S):了解胎儿肺成熟度,>2时提示胎儿肺已成熟;②肌酐测定:了解胎儿肾的成熟度;③胆红素测定:了解胎儿肝的成熟度;④预测胎儿宫内储备能力。

无应激试验(NST):20 min内至少有3次以上胎动伴有胎心率加快>15次/分为NST有反应,多表示胎儿在子宫内情况良好;如<3次或胎心率加快<15次/分,可延

长试验时间到 40 min,若仍无反应,则表明胎儿胎盘储备功能差,再做催产素激惹试验。

催产素激惹试验(OCT):观察子宫收缩时胎儿对暂缺氧的反应性并测定胎儿的储备能力,了解胎盘的应激能力。阴性,宫缩时胎心率无晚期减速,胎动后胎心率增加;阳性,宫缩时连续出现 3 次胎心率晚期减速,胎动后胎心率不增加,表明胎盘功能减退,胎儿宫内窘迫,有死亡危险。

3. 处理原则

(1)一般处理:①增加营养;②卧床休息,取左侧卧位。

(2)病因处理:①遗传疾病者,可做羊水穿刺进行遗传学诊断;②做好围生期保健,及时发现高危患者,对不同情况进行处理。

(二)高危妊娠护理

1. 心理护理　减轻和转移孕妇的焦虑和恐惧,充分调动孕妇的社会支持系统。

2. 一般护理　增加营养,保证胎儿发育所需。左侧卧位休息,以改善子宫胎盘血循环。

3. 健康指导　按高危因素提供相应的指导,指导日常自我监测的方法,定期到医院检查。

4. 病情观察　严密观察生命体征、有无阴道流血、胎儿缺氧等,产时做好母儿监护。

二、妊娠早期出血性疾病

(一)流产

1. 概念

(1)凡妊娠不足 28 周,胎儿体重<1000 g 而终止者,称为流产。

(2)流产发生于妊娠 12 周前者称早期流产,发生在妊娠 12 周至不足 28 周者称晚期流产。

2. 病因与病理

(1)病因

1)遗传基因缺陷:早期流产的主要原因,多见于染色体异常。

2)母体因素:孕妇全身急、慢性疾病,创伤等。

3)胎盘:内分泌功能不足等。

4)外界因素:接触可能发生流产的有害物质。

(2)病理

1)早期流产胚胎多已死亡,胚胎绒毛与蜕膜层分离,剥离面出血,剥离的胚胎组织如同异物,刺激子宫收缩及子宫颈扩张,妊娠物排出。

2)妊娠12周以后,胎盘已完全形成,流产时先有腹痛,然后排出胎儿、胎盘。

3. 类型及临床表现

(1)先兆流产:停经后少量阴道流血不超过月经量,伴下腹隐痛,宫颈口未开,子宫大小与停经孕周相符,经保胎可以继续妊娠,也可发展为难免流产。

(2)难免流产:流产已不可避免,在先兆流产的基础上阴道流血增多,下腹疼痛加重,宫颈口已扩张,有时可见胚胎组织或胚囊堵塞于宫颈口内,子宫大小与停经孕周相符或略小。

(3)不全流产:由难免流产发展而来,宫腔内妊娠产物已部分排出体外,剩余残留部分妊娠产物,影响正常子宫收缩,致使反复出血,甚至大出血引起休克。检查见子宫颈口扩张,见组织物堵塞于子宫颈口或部分排出阴道内或有活动性出血,一般子宫小于停经孕周。

(4)完全流产:妊娠物全部排出。阴道流血逐渐停止,腹痛随之消失,检查见子宫颈口关闭,子宫接近正常大小。

(5)稽留流产:指胚胎或胎儿在子宫内已死亡,尚未自然排出者。多数患者有先兆流产症状,随妊娠进行子宫不再增大反而缩小,检查见子宫颈口未开,子宫小于停经孕周,未闻胎心音。

(6)习惯性流产:指连续自然流产3次或3次以上者。每次流产常发生在同一或相近妊娠月份,其临床过程与一般流产相同。

(7)流产感染:多见于阴道流血时间长的流产者,也可发生在子宫腔内有组织残留或刮宫时不注意无菌操作的患者。表现下腹痛、阴道有恶臭分泌物,子宫、附件有明显压痛,严重感染可并发腹膜炎、败血症、感染性休克,可危及生命。

4. 处理要点

(1)先兆流产:卧床休息,禁止性生活,避免刺激;黄体功能不足者可每日肌内注射黄体酮20 mg。精神紧张者可给予对胎儿无危害的镇静药。

(2)难免流产、不全流产、稽留流产:一旦确诊,应尽早促使子宫内妊娠物完全排出,防止出血及感染为原则。稽留流产者,因胎盘组织稽留时间过长,可能发生凝血机制障碍,处理子宫腔内容物前应检查凝血功能。

(3)完全流产:一般不需要特殊处理,必要时对症治疗。

(4)习惯性流产:针对病因处理,预防流产发生为原则。

(5)流产感染:抗感染,子宫内残留者行清宫术,预防并积极抢救休克。

(二)异位妊娠

1. 概念　受精卵着床发育在子宫腔以外,称为异位妊娠,习称宫外孕。其中以输卵管妊娠最常见,约占95%,其中壶腹部占60%。

2. 病因　妨碍受精卵进入子宫腔的因素均可导致异位妊娠,最常见的原因是输卵管炎症。

3. 病理　①包括输卵管妊娠流产、输卵管妊娠破裂、陈旧性宫外孕及继发性腹腔妊娠4种结果;②输卵管妊娠后,子宫稍大、变软;内膜与正常妊娠相类似,发生蜕膜反应,如胚胎死亡,蜕膜完整一次性剥离,呈三角形随阴道流血排出,但不见绒毛,临床上称为蜕膜管型。

4. 临床表现

(1)症状

1)停经:多数停经6~8周,也有患者无停经史。

2)腹痛:就诊的主要症状。未破裂前表现为一侧下腹隐痛和胀痛;发生破裂时,患者突感下腹撕裂样疼痛。

3)阴道出血:胚胎死亡后常有不规则阴道出血,量少,色暗红或深褐色,伴有蜕膜碎片或管型排出。

4)晕厥与休克:由于腹腔内急性出血及剧烈腹痛,轻者晕厥,重者休克。

(2)体征:腹腔内出血较多可呈贫血貌,下腹部压痛和反跳痛,叩诊有移动性浊音。妇科查查见后穹隆饱满,有触痛,子宫颈抬举痛,子宫稍大而软。

(3)常用辅助检查

1)阴道后穹隆穿刺:是一种简单、可靠的诊断方法,适用于疑有腹腔内出血的患者。

2)妊娠试验:放射免疫法测定血 hCG 或酶联免疫法测定尿 hCG 阳性有助于诊断。

3)B超显像:结合 hCG,可协助诊断。

4)排出物:病理检查仅见蜕膜但无绒毛有助于诊断异位妊娠。

5. 处理要点

(1)手术治疗:大量内出血时,应在积极抗休克的同时行开腹或腹腔镜手术。

(2)非手术治疗:①中医治疗以活血化瘀、消炎、止血为原则;②化学药物治疗,甲氨蝶呤为首选,使滋养细胞分裂受阻,胚胎发育停止而死亡。

(三)妊娠早期出血性疾病的护理

1. 心理护理　减轻患者焦虑或恐惧程度,增强治疗的信心。

2. 防治并发症

(1)预防继续出血:患者卧床休息,保持大便通畅,避免增加腹压的动作。

(2)病情观察:严密监测并记录生命体征;观察腹痛的部位、性质和程度,阴道出血的量、颜色、气味,有无组织物排出等。

(3)休克患者护理:①患者平卧,给予保暖和氧气吸入;②建立并维持静脉通道,遵医嘱输液、输血;③观察神志,监测生命体征及尿量;④协助做好各项辅助检查和相应手术准备。

3. 疼痛护理

(1)保持环境安静、舒适,根据病情可协助患者取自感稍舒适的体位。

(2)观察疼痛的部位、性质和程度,如有异常应立即通知医师处理。

4. 预防感染

(1)注意保暖,避免受凉。

(2)保持外阴清洁,阴道出血期间禁止盆浴。

(3)加强营养,纠正贫血,提高机体抵抗力。

(4)测量体温,观察阴道分泌物的性质、量及气味,及早发现感染。

(5)遵医嘱使用抗生素。

三、妊娠晚期出血性疾病

(一)前置胎盘

1. 概念 胎盘正常附着于子宫体部的前壁、后壁或侧壁。妊娠 28 周后,若胎盘附着于子宫下段,甚至胎盘下缘达到或覆盖子宫颈内口,其位置低于胎儿先露部,称为前置胎盘。处理不当可危及母儿的生命安全,是妊娠期严重的并发症之一。

2. 类型 以胎盘边缘与子宫颈内口的关系,分为 3 种类型。

(1)完全性(中央性)前置胎盘:子宫颈内口全部为胎盘所覆盖。

(2)部分性前置胎盘:子宫颈内口部分为胎盘所覆盖。

(3)边缘性前置胎盘:胎盘边缘附着于子宫下段,但未超越子宫颈内口。

3. 临床表现

(1)无痛性阴道出血:妊娠晚期或临产时,突发性无诱因的无痛性阴道出血是前置胎盘的主要症状。

(2)贫血、休克:反复多次或出血较多者可出现贫血,大量出血时可致孕妇休克,胎儿发生窘迫甚至死亡。

(3)胎位异常:先露高浮,常伴有胎位异常,其中以臀先露多见。

(4)辅助检查:B超显像可看到胎盘附着位置并确定其类型;产后检查胎盘及胎膜,前置部分的胎盘有黑紫色陈旧血块附着,胎膜破口距胎盘边缘<7 cm 则为部分性

前置胎盘或边缘性前置胎盘。

4. 治疗要点　抑制宫缩、止血、纠正贫血和预防感染。

(1)期待疗法

1)对象：阴道出血不多，一般情况良好，胎儿存活，妊娠37周以前或胎儿体重估计＜2300 g者。

2)目的：是在保证孕妇安全的前提下，延长胎龄，从而提高围生儿的存活率。

3)具体方法：孕妇绝对卧床休息，取左侧卧位，给予吸氧，抑制宫缩、纠正贫血和预防感染等处理。

(2)终止妊娠

1)对象：适用于反复或大量出血，胎儿窘迫者。

2)方法：剖宫产术是主要手段，如为边缘性前置胎盘，出血不多，头先露，胎位无异常，估计短时间内可结束分娩者可等待阴道分娩。一旦产程进展不顺利或出血较多应立即行剖宫产术。

(二)胎盘早期剥离

1. 概念　妊娠20周后或分娩期，正常位置的胎盘在胎儿娩出之前，部分或全部从子宫壁剥离称胎盘早期剥离，简称胎盘早剥。

2. 病因与病理

(1)血管病变：如妊娠高血压综合征、慢性肾炎疾病的孕妇。

(2)机械因素：如腹部外伤、外倒转术等。

(3)子宫静脉压升高：孕妇长时间取仰卧位，子宫压迫下腔静脉使回心血量减少，子宫静脉淤血使静脉压增高，致蜕膜静脉床淤血或破裂而出现胎盘与子宫壁剥离。

3. 出血类型

(1)隐性出血：胎盘从中央开始剥离，血液积聚于胎盘与子宫壁之间不能外流。

(2)显性出血：胎盘从边缘开始剥离，血液沿胎膜与子宫壁之间经宫颈管流出。

(3)混合性出血：开始为隐性出血，由于血液不能外流，胎盘后血肿不断增大，压力增大将胎盘边缘突破，血液向子宫口外流出。

4. 临床表现

(1)轻型

1)以显性出血为主，剥离面不超过胎盘的1/3，多见于分娩期。

2)主要症状为较多量的阴道出血，色暗红，无腹痛或轻度腹痛；体征不明显，如出血量多可有胎心音异常。

3)产后检查可见胎盘母体面有凝血块及压迹。

(2) 重型

1) 常为隐性出血或混合性出血,剥离面超过 1/3,多见于重度妊娠高血压综合征。

2) 突发的持续性腹痛,严重时可出现面色苍白、出汗、脉弱、血压下降等休克征象。

3) 检查:子宫硬如板状,压痛,以胎盘附着处最明显。子宫大于妊娠周数,子宫底随胎盘后血肿的不断增大而升高。子宫处于高张状态,胎位不清,如剥离面超过胎盘面积 1/2 时,胎儿多因缺氧死亡,胎心音随之消失。

5. 辅助检查

(1) 实验室检查:行血常规、尿常规、凝血功能检查,了解患者贫血程度及凝血功能。

(2) B超显像:了解胎盘早剥的程度及胎儿存活的情况。

6. 处理要点

(1) 纠正休克。

(2) 及时终止妊娠

1) 阴道分娩:轻型,病情较稳定,估计短时间内能分娩者。

2) 剖宫产:重型,估计不能在短时间内分娩者;轻型出现胎儿窘迫,需抢救胎儿或破膜后产程无进展,均应立即行剖宫产术。

3) 防治并发症:产后出血,在分娩后及时使用子宫平滑肌兴奋药;有凝血功能障碍者,则补充血容量和凝血因子,应用肝素或抗纤溶药等治疗;注意肾衰竭的可能;应用抗生素预防感染。

(三) 妊娠晚期出血性疾病的护理

1. 心理护理。

2. 防治并发症

(1) 预防继续出血

1) 卧床休息,出血多时绝对卧床。

2) 协助生活护理,保证充足的睡眠。

3) 严禁做肛门检查、灌肠。

4) 保持大便通畅,防止便秘诱发大出血。

(2) 病情观察

1) 监测生命体征:观察面色、神志及阴道出血量。阴道出血增多或全身一般情况与阴道出血不成比例时,及时报告医师进行处理。

2) 胎盘早剥者还必须观察腹痛的性质、程度,子宫硬度及宫底高度等,并注意全身有无出血倾向。

3) 加强胎儿监护,必要时行胎儿电子监护,了解胎动及胎心音。

(3)休克患者的护理:同妊娠早期出血性疾病的护理。

3. 预防感染,同妊娠早期出血性疾病的护理。

四、妊娠高血压综合征

(一)疾病

1. 基本病理 妊娠高血压综合征的基本病理变化是全身小动脉痉挛:小动脉痉挛→血管管腔狭窄→周围血管阻力增加→内皮细胞损伤→血管通透性增加→体液和蛋白质渗漏→血压上升、蛋白尿、水肿和血液浓缩。全身小动脉痉挛可引起各组织器官(脑、心、肝、肾、眼、子宫胎盘等)的缺血缺氧性损害。

2. 分度及临床表现 临床上分为3度。

(1)轻度:妊娠前无高血压病史;妊娠20周以后血压≥18.7/12 kPa(140/90 mmHg),或比基础血压升高4/2 kPa(30/15 mmHg);可伴轻度蛋白尿<0.5 g/24 h;可伴轻度水肿。

(2)中度:血压≥20.0/13.3 kPa(150/100 mmHg),<21.3/14.7 kPa(160/110 mmHg);尿蛋白(+),或≥0.5 g/24 h;可伴有水肿,无自觉症状。

(3)重度:血压≥21.3/14.7 kPa(160/110 mmHg);尿蛋白(++~++++),或尿蛋白≥5 g/24h;可伴水肿,并有一系列自觉症状。可分为先兆子痫和子痫。

3. 辅助检查

(1)尿液检查:取中段尿,进行尿蛋白定性检查或24 h尿蛋白定量检查。

(2)血液检查:了解凝血功能及血液有无浓缩。

(3)肝功能、肾功能检查。

(4)眼底检查:眼底视网膜小动脉痉挛情况是反映妊娠高血压综合征严重程度的重要标志。眼底动、静脉管径之比可由正常的2∶3变为1∶2,甚至1∶4。严重者出现视网膜水肿、视网膜脱离。

(5)其他检查:进行心电图、B超显像、胎盘功能、胎儿成熟度检查等。

4. 处理要点

(1)轻度:一般在门诊治疗。

1)休息:适当减轻工作量,保证睡眠,多取左侧卧位。

2)饮食:摄入足够的蛋白质、维生素、铁和钙;除外全身水肿者,不必严格限制食盐摄入,以免发生低钠血症。

3)药物治疗:根据病情使用镇静药、降压药。

(2)中、重度:应入院治疗。

1)治疗原则:解痉、降压、镇静,适当扩容利尿,加强胎儿监护,适时终止妊娠,防止子痫发生。发生子痫则控制抽搐,防止并发症发生。

2)解痉药物:硫酸镁是预防和控制子痫的首选药物,具有解痉和一定的镇静作用,对宫缩和胎儿无不良影响。

3)镇静药物:适用于对硫酸镁有禁忌或疗效不明显,或抽搐时的患者。常用地西泮、冬眠合剂,但这些药物可通过胎盘,能抑制胎儿呼吸功能,临产后应慎用,估计胎儿 4 h 内娩出者应限制使用。

4)降压药物:适用于血压过高的患者。但降压药可降低子宫、胎盘等重要器官的血流量,对胎儿有一定的危害。

5)扩容治疗:血液浓缩时采用扩容治疗,能改善重要器官的血液灌注,纠正组织缺氧,常用白蛋白、血浆、全血、右旋糖酐等。扩容可增加心脏负担,严重时可发生肺水肿和心力衰竭,故扩容治疗时,应严密观察呼吸、脉搏、血压和尿量的变化。

6)利尿药:由于利尿药可加重血液浓缩和电解质紊乱,使病情加重,仅限于全身水肿、肺水肿、脑水肿或有心力衰竭者。常用利尿药有呋塞米、氢氯噻嗪、甘露醇等。

7)产科处理:终止妊娠可缓解病情,适用于先兆子痫经积极治疗 24~48 h 无明显好转者;子痫抽搐控制后 6~12 h 者;胎盘功能减退而胎儿已成熟者。可根据妊娠周数、胎盘功能、宫颈条件及有无产科指征决定引产或剖宫产。

(二)护理

1. 防治并发症

(1)子痫

1)让孕妇及家属了解发生子痫的原因、表现及预防措施。

2)提供舒适、安静的环境。置孕妇于单人暗室,绝对卧床休息,避免声、光刺激,治疗及护理应相对集中进行,动作轻柔,避免诱发子痫。

3)观察孕妇精神状态及神志,有无头晕、头痛、眼花、胸闷、恶心等自觉症状;监测并记录血压、脉搏、呼吸。

4)病室备压舌板、开口器、吸痰器、药物等抢救物品。

5)遵医嘱使用镇静、解痉、降压药物,并观察治疗效果。

6)发生子痫时:①遵医嘱使用硫酸镁或冬眠合剂静脉注射以控制抽搐;②给予吸氧;③防止损伤,床边加床档防止坠床,用开口器或把纱布包裹的压舌板置于患者上下齿间,防止抽搐时咬伤唇舌,患者抽搐时切勿暴力按压其肢体,以免发生骨折;④专人监护,监测并记录生命体征、抽搐次数、抽搐持续/间歇时间、昏迷时间,记录检查结果和治疗经过;⑤观察有无临产征象,勤听胎心音;⑥昏迷患者禁食;取平卧位,头偏向一侧,保持呼吸道通畅,防止窒息或吸入性肺炎,必要时用拉舌钳将舌拉出,以免舌后坠影响患者呼吸;留置尿管,观察尿液的性质、颜色及量;定时协助产妇翻身,按摩受压部位,预防压力性损伤;保持口腔及外阴部清洁,防止感染。

(2)胎儿窘迫、胎盘早剥

1)加强营养,患者取左侧卧位休息。合并胎儿发育迟缓(IMGR)者,遵医嘱静脉滴注右旋糖酐-40、氨基酸等治疗。

2)避免长时间仰卧位,防止子宫静脉压升高,发生胎盘早剥及直立性低血压。

3)教会孕妇自测胎动,发现异常及时报告,并根据病情吸氧。

4)定时测量宫高及腹围,观察有无腹痛及阴道流血。

5)遵医嘱及时送检尿雌三醇(E_3)或 B 超显像检查,了解胎盘功能及胎儿状况。

6)定期观察胎心音及产程进展,必要时用胎儿电子监护仪监护,做好手术产及新生儿窒息的抢救准备。

2. 硫酸镁治疗护理　硫酸镁过量会抑制呼吸和心搏,甚至发生心搏骤停而死亡,因此治疗期间必须注意以下几点。

(1)用药前备好具有解毒作用的钙剂,如10%葡萄糖酸钙。

(2)严格掌握用量及用法

1)肌内注射:用25%硫酸镁 20 ml 加入 1%～2%普鲁卡因 2ml,以减轻药物刺激性疼痛,臀肌深部注射,以免注射过浅出现硬结,不易吸收,加重疼痛及感染的发生。每日 1～2 次。

2)静脉给药:首次负荷剂量25%硫酸镁 20 ml 溶于 10%葡萄糖液 20 ml 中缓慢静脉注射,5～10 min 注射完毕;继之 25%硫酸镁 60 ml 溶于 5%葡萄糖溶液液 500 ml 中静脉滴注,给药速度控制在 1～2 g/h,控制滴速 15～130 滴/分。一般每日总量不超过 25～30 g。

(3)严密观察药物毒性反应:每次用药及静脉滴注期间须监测膝反射、呼吸、尿量。毒性反应中最早出现膝反射减弱或消失,若呼吸＜16 次/分,尿量＜25 ml/h,应立即停药,遵医嘱给予 10%葡萄糖酸钙 10 ml 静脉注射。

(4)遵医嘱抽血查血镁浓度,若＞3 mmol/L 立即停药并报告医师。

3. 防止外伤

(1)向产妇及家属解释发生外伤的原因及预防措施。

(2)加强安全防护:①产妇减少活动,必须外出须有人陪伴;②产妇起床或改变体位时动作要缓慢,防止摔伤;③使用冬眠合剂时嘱患者绝对卧床。

(3)产妇抽搐时,立即采取措施防止损伤。

4. 心理调适　讲解疾病及其治疗知识,介绍治疗成功的病例,增强其治疗信心,取得配合。

五、羊水过多

妊娠期间羊水量超过 2000 ml,称为羊水过多。

(一)疾病概要

1. 临床表现

(1)症状

1)急性羊水过多:少见,多发生在妊娠 20~24 周,由于羊水急速增多,数日内子宫急剧增大,产生一系列压迫症状。

2)慢性羊水过多:较多见,多发生在妊娠 28~32 周,数周内羊水缓慢增长,多数孕妇无自觉不适。

(2)体征:产科检查时,可见腹部膨隆,子宫高、腹围均大于同期孕妇,腹壁皮肤发亮、变薄、张力大,有液体震颤感,胎位不清,胎心遥远或听不清。

(3)辅助检查:B 超检查羊水最大暗区垂直深度测定＞7 cm,即可考虑羊水过多;羊水及母血甲胎蛋白(AFP)的检测、羊膜囊造影及胎儿造影可协助诊断胎儿有无畸形。

2. 处理要点　根据胎儿有无畸形及孕妇自觉症状的严重程度决定。

(1)确诊合并胎儿畸形者,及时终止妊娠。可人工破膜引产或经腹羊膜腔穿刺放出适量羊水后注入依沙吖啶引产。

(2)正常胎儿,症状轻、足月者,可人工破膜,终止妊娠;未足月者,可继续妊娠,卧床休息,低盐饮食,酌情使用镇静药;症状严重者,可在 B 超监测下经腹羊膜腔穿刺放羊水,缓解症状。

(3)产时、产后防止出血及休克。

(二)护理

1. 改善压迫症状

(1)嘱患者进低盐饮食。

(2)尽量卧床休息,取左侧卧位,可抬高下肢,增加静脉回流。有呼吸困难者,取半坐卧位及给予氧气吸入。

(3)定时测量子宫底高度、腹围,遵医嘱用药,必要时做好羊膜腔穿刺术的准备。

2. 防治并发症

(1)卧床休息,减少活动,防止胎膜早破;已破膜者,绝对卧床,并给予腹带包扎腹部。

(2)分娩期严密观察子宫收缩情况,出现宫缩乏力,及时报告医师。

(3)胎儿娩出后遵医嘱使用子宫平滑肌兴奋药。

(4)产后严密观察生命体征、宫缩情况及阴道出血量,发现异常协助医师进行止血、防治休克处理。

3. 心理调适　根据病情指导患者减轻焦虑的相关方法,使孕妇主动配合治疗及护理。

六、多胎妊娠

(一)疾病概要

1. 分类

(1)双卵双胎:由2个卵子分别受精形成。由于2个胎儿基因不同,故胎儿性别、血型可相同或不相同,容貌与兄弟姐妹一样。2个胎儿有各自的胎盘和胎囊,两者可紧靠或融合在一起,但两者血液循环并不相通,胎囊之间的中隔由2层羊膜及2层绒毛膜组成,有时2层绒毛膜可融成1层。

(2)单卵双胎:由1个受精卵分裂而成。由于2个胎儿的基因相同,故胎儿性别、血型相同,容貌等相似。

2. 临床表现

(1)症状:早孕反应较重,妊娠10周开始子宫增大速度比单胎快,24周后尤为明显,妊娠晚期可出现呼吸困难、胃部饱满、下肢水肿等压迫症状。

(2)腹部检查:子宫大于停经月份,妊娠中、晚期可触及较多小肢体及2个胎头,不同部位可听到2个不同速率(1 min相差10次以上)的胎心音。

(3)辅助检查:B超检查最早于妊娠6周可见2个妊娠囊。多普勒胎心仪,于妊娠12周后即可听到2个频率不同的胎心音。

3. 并发症

(1)妊娠期:妊娠高血压综合征、贫血、羊水过多、前置胎盘、胎儿畸形等;子宫过度膨大,易发生胎膜早破、早产等。

(2)分娩期:由于子宫过度膨大,肌纤维过度伸展致宫缩乏力、产程延长;胎儿一般较小,常伴胎位异常,容易发生胎膜早破、脐带脱垂;第1个胎儿娩出后,子宫突然缩小,可发生胎盘早剥。也可发生胎头交锁和胎头碰撞。

(3)产褥期:宫缩乏力可导致产后出血;腹内压骤减易发生产后休克;产程长或手术助产史,易发生产褥感染。

4. 处理要点

(1)妊娠期:定期产前检查,增加营养,补充铁剂,注意休息,防治并发症。

(2)分娩期:多数可经阴道分娩,如有异常胎先露、胎儿窘迫等应行剖宫产术。

(3)产褥期:积极防治出血及感染。

(二)护理

1. 保健知识指导

(1)妊娠期

1)早期确诊,定期产前检查,防治并发症。

2)补充富含铁、钙、磷、高蛋白及高维生素食物;避免过劳,妊娠晚期多卧床休息,取左侧卧位。

3)教会孕妇自测胎动,如有异常及时报告。

4)指导家属准备两套婴儿用品。

(2)分娩期:做到知情同意,让其主动配合。

(3)产褥期:①指导并协助产妇制订产后休养与膳食计划,以促进机体康复及保证充足乳汁,必要时教授代乳品喂养知识、配制方法;②教会产妇及家属护理新生儿的方法;③嘱按时回院做产后检查,并指导其避孕措施。

2. 防治并发症

(1)早产:①向孕妇解释双胎妊娠引起早产的原因及预防措施;②指导孕妇妊娠晚期多卧床休息,避免劳累,多吃新鲜蔬菜、水果,防止便秘;③严密观察子宫收缩情况和胎心音变化,发现异常,及时遵医嘱处理。

(2)产后出血:①分娩前做好输液、输血准备;②第2个胎儿前肩娩出时,立即遵医嘱注射子宫平滑肌兴奋药,加强宫缩;③加强产后观察,定时测量生命体征、呼吸,观察阴道出血及宫缩情况,如发现阴道出血过多,宫缩不良应给予按摩子宫,及时报告医师,遵医嘱进行处理。

七、过期妊娠

凡平时月经周期规则,妊娠达到或超过42周尚未分娩,称为过期妊娠。

(一)疾病概要

1. 临床表现

(1)胎盘功能正常:胎儿继续生长,体重增加成为巨大儿,颅骨钙化明显,不易变形致阴道分娩困难。

(2)胎盘功能减退:胎盘血流不足,胎儿不再继续生长发育,轻者皮下脂肪减少,皮肤皱褶多,头发浓密,指(趾)甲长,身体瘦长,貌似"小老人";重者胎儿粪染,围生儿病率和死亡率较高。

2. 处理要点　确诊后应及早终止妊娠。

1)胎盘功能正常、胎儿情况良好、无产科指征者,在严密监护下进行人工破膜或静脉滴注缩宫素引产。

(2)胎盘功能减退:胎儿窘迫或有产科指征者行剖宫产术。

(二)护理措施

1. 做好宣教及心理指导。

2. 防治并发症

(1)嘱孕妇卧床休息并取左侧卧位,增加子宫胎盘血流量。

(2)加强胎儿监护,勤听胎心音,自测胎动,有异常及时报告处理。

(3)遵医嘱及时做好各项辅助检查,遵医嘱使用药物。

(4)临产后给予吸氧,严密观察胎心音变化和产程进展,必要时使用胎儿电子监护仪进行监护,并做好新生儿急救、手术产准备。

第八节　妊娠合并症孕产妇的护理

一、妊娠合并心脏病

(一)妊娠与心脏病的相互影响

1. 妊娠对心血管系统的影响

(1)妊娠期:血容量从妊娠第 6 周开始增加,妊娠 32～34 周达高峰,比非妊娠时增加 30%～45%,血容量增加引起心排血量增加和心率加快。

(2)分娩期:第一产程每次宫缩有 250～500 ml 血液被挤回体循环;第二产程除子宫收缩外,还有腹肌、膈肌亦参加收缩,使回心血量进一步增加,外周阻力增大,加上产妇屏气,肺循环压力增加,腹压增加,使心脏负荷进一步加重;第三产程胎儿、胎盘娩出后,胎盘循环消失,使回心血量又迅速增加。

(3)产褥期:产后 24～48 h,子宫缩复增加血容量、妊娠期组织内的潴留液体也开始回到体循环。

(4)特点:妊娠 32～34 周、分娩期及产褥期的最初 3 d 内,因心脏负荷最重,是心脏病孕妇的最危险时期,极易发生心力衰竭。

2. 心脏病对妊娠的影响　心脏病不影响受孕;心脏病患者能否安全度过妊娠期、分娩期及产褥期与心脏病的类型、严重程度、心功能级别、妊娠期监护及医疗条件有关。

(二)防治要点

1. 计划妊娠和生育　孕前咨询,确定是否妊娠。心功能Ⅰ～Ⅱ级的患者可以妊娠,心功能Ⅲ～Ⅳ级的患者均不宜妊娠。

2. 妊娠期

(1)终止妊娠:不宜妊娠者,应在妊娠12周前行人工流产,妊娠超过12周者,应在密切监护下终止妊娠。

(2)定期产前检查:及早发现心力衰竭的征象,预产期前1～2周住院待产。

(3)防治心力衰竭:避免情绪激动;进食高蛋白、高维生素、低盐、低脂肪饮食;防治上呼吸道感染、贫血和妊娠高血压综合征。

3. 分娩期　妊娠晚期选择适宜分娩方式。心功能Ⅰ～Ⅱ级,胎儿不大,胎位正常,宫颈条件良好者可考虑阴道分娩。

4. 产褥期　产后24 h内应绝对卧床;产后3 d内严密观察心功能情况;应用广谱抗生素预防感染。心功能Ⅰ～Ⅱ级者可哺乳,但应避免过度疲劳及乳胀;心功能Ⅲ级以上者不宜哺乳。不宜再妊娠者,可在产后1周行绝育术。

(三)妊娠合并心脏病的护理

1. 妊娠期护理

(1)定期产前检查:根据病情增加检查次数。

(2)充分休息:每日保证10 h睡眠,并有午睡时间,宜取左侧卧位。

(3)科学饮食:应进食高蛋白质、高热量、高维生素及富含钙、铁等矿物质的食物;妊娠16周后,限制食盐摄入,每日不超过4～5 g。

(4)监测体重:应注意出、入液体量平衡,观察有无水肿。

(5)预防和处理各种并发症:预防上呼吸道感染,纠正贫血,治疗心律失常,及早发现并治疗妊娠高血压综合征。

(6)加强心理护理:避免情绪激动及精神紧张。

2. 分娩期护理

(1)第一产程:严密观察产妇的生命体征;凡产程进展不顺利、心功能不全进一步恶化者,立即采取剖宫产术终止妊娠。

(2)第二产程:尽量缩短第二产程,不要让产妇屏气用力,行会阴侧切术或阴道助产术,以减轻心脏负担;必要时给予强心药物治疗,同时观察用药后的反应。

(3)第三产程:胎儿娩出后,腹部加1～2 kg沙袋,持续24 h,用以防止腹压骤降后诱发心力衰竭;皮下注射吗啡5～10 mg,以镇静、减慢心率;肌内注射缩宫素10～

20 U,预防产后大出血。避免使用麦角新碱,以防静脉压增高。

3. 产褥期护理

(1)产后 3 d 必须充分休息。

(2)密切观察,注意防止心力衰竭。

(3)应用抗生素预防感染。

(4)预防便秘,保持外阴清洁。

(5)定期产后复查。

二、妊娠合并急性病毒性肝炎

(一)妊娠、分娩与肝炎的相互影响

1. 妊娠、分娩对肝炎的影响

(1)妊娠期所需热量增加,新陈代谢率增高,肝负担加重。

(2)体内多量的雌激素需在肝内灭活,并妨碍肝对脂肪的转运和排泄。

(3)分娩的体力消耗、出血、手术和麻醉等均可加重肝损害。

2. 肝炎对妊娠、分娩的影响

(1)妊娠合并症发生率高:早期加重早孕反应,晚期增加妊娠高血压综合征发生率,分娩时因凝血因子合成功能减退,容易发生产后出血。

(2)重症肝炎发生率及孕产妇死亡率提高。

(3)肝炎孕妇流产、早产、死胎、死产及新生儿病死率较正常妊娠为高。

3. 处理要点

(1)妊娠期:轻症肝炎处理原则与非妊娠期相同,避免使用损害肝的药物,预防感染及产后出血;重症肝炎者限制蛋白质摄入,保持大便通畅,应用保肝降氨药物,积极处理并发症,预防 DIC。

(2)临产时:缩短产程,减少体力消耗,注意新生儿隔离和特殊处理。

(二)护理

1. 妊娠期

(1)注意休息,加强营养。

(2)积极进行保肝治疗,避免使用对肝功能有损害的药物。

(3)定期产前检查,防止交叉感染。

(4)消毒隔离:接触产妇后需用 0.1% 过氧乙酸浸泡检查者双手 5 min。需回收物品用 2% 过氧乙酸或 5% 漂白粉澄清液浸泡、擦洗后,再常规消毒。

2.分娩期

(1)注意孕妇的出、凝血功能,分娩前数日遵医嘱肌内注射维生素 K_1,配新鲜血备用。

(2)缩短第二产程,必要时给予阴道助产。

(3)防止产道损伤及新生儿产伤、窒息、羊水吸入等,减少母婴传播。

(4)遵医嘱应用缩宫素防止宫缩乏力及产后出血。

(5)产时严格执行消毒隔离制度。

(6)产程中、产后遵医嘱应用对肝损伤小的广谱抗生素。

3.产褥期

(1)继续遵医嘱选用对肝损害小的抗生素预防和控制感染。

(2)观察子宫收缩及恶露情况,预防产后出血。

(3)不宜母乳喂养者早回奶,回奶不能用增加肝负担的雌激素,可冲服生麦芽或乳房外敷芒硝。

(4)保证产妇足够的休息和营养,并注意落实避孕措施。

第九节 异常分娩妇女的护理

产力、产道、胎儿和产妇的精神心理因素,其中1个或1个以上的因素发生异常,或4个因素之间不能相互适应而使分娩受阻,称为异常分娩,俗称难产。

一、产力异常

(一)概述

产力贯穿于分娩全过程,以子宫收缩力为主。分娩过程中,如子宫收缩的节律性、对称性、极性不正常或频率、强度有所改变,称为子宫收缩力异常,简称产力异常。

产力异常分为子宫收缩乏力和子宫收缩过强两类,子宫收缩乏力分为协调性子宫收缩乏力和不协调性子宫收缩乏力两种。子宫收缩过强分为协调性子宫收缩过强和不协调子宫收缩过强两种。

产力异常多由几种因素引起。

(二)临床表现

1.子宫收缩乏力

(1)协调性子宫收缩乏力(低张性子宫收缩乏力):子宫收缩的节律性、对称性和极性均正常,但收缩力弱,宫腔压力低,持续时间短,间歇期长且不规律。根据其在产程中出现的时间分为原发性宫缩乏力和继发性宫缩乏力。产程开始即子宫收缩乏力,宫口不能如期扩张,胎先露部不能如期下降,使产程延长为原发性宫缩乏力;临产早期宫缩正常,当产程进展到某一阶段(多在第一产程活跃后期或第二产程)时,宫缩减弱,产程进展缓慢,甚至停滞为继发性宫缩乏力。

(2)不协调性子宫收缩乏力(高张性子宫收缩乏力):子宫收缩的极性倒置,宫缩的兴奋点不是起自两侧宫角部,而是来自子宫的一处或多处,节律不协调。宫缩时宫底部不强,而是中段或下段强,宫缩间歇期子宫壁不能完全松弛,此种宫缩不能使宫口扩张和先露下降,属无效宫缩。产妇自觉持续腹痛,拒按,烦躁不安,肠胀气等;由于胎儿-胎盘循环障碍,可出现胎儿宫内窘迫。

(3)宫缩乏力导致的产程曲线异常:初产妇潜伏期超过 16 h 为潜伏期延长;活跃期超过 8 h 为活跃期延长;进入活跃期,宫口不再扩张达 2 h 以上称活跃期停滞;第二产程初产妇超过 2 h、经产妇超过 1 h 为第二产程延长;总产程超过 24 h 者,为滞产。

2. 子宫收缩过强

(1)协调性子宫收缩过强:子宫收缩具有正常的节律性、对称性和极性,仅子宫收缩力过强、过频。若无头盆不称及胎位异常,子宫颈口迅速开全,分娩在短时间内结束,总产程不超过 3 h 称为急产。

(2)不协调性子宫收缩过强

1)强直性子宫收缩:子宫颈内口以上部分的子宫肌肉出现强直性痉挛收缩。

2)子宫痉挛性狭窄环:子宫壁局部肌肉出现痉挛性不协调收缩形成环状狭窄,持续不放松。

(三)对母儿的影响

1. 子宫收缩乏力

(1)对母体的影响:易导致胎膜早破、产程延长等,从而可出现产妇体力消耗、尿瘘、产后出血和产后感染等。

(2)对胎儿的影响:由于产程延长致使胎儿手术产率高,胎儿产伤增多;胎膜早破易造成脐带受压或脱垂,发生胎儿宫内窘迫甚至胎死宫内。

2. 子宫收缩过强

(1)对母体的影响:宫缩过强、过频、产程过快,可导致初产妇子宫颈、阴道以及会阴撕裂伤。分娩时来不及消毒可致产褥感染。产后子宫肌纤维缩复不良易发生胎盘滞留或产后出血。

(2)对胎儿及新生儿的影响:宫缩过强过频影响子宫胎盘血液循环,胎儿在子宫内缺氧,易发生胎儿窘迫、新生儿窒息甚至死亡。胎儿娩出过快,胎头在产道内的压力突然解除可致新生儿颅内出血。分娩时来不及消毒,新生儿易发生感染。若坠地可致骨折、外伤等。

(四)处理要点

1. 协调性宫缩乏力

(1)第一产程:改善全身状况,加强子宫收缩,经处理,产程无进展或出现胎儿窘迫,及时行剖宫产术。

(2)第二产程:无头盆不称,静脉滴注缩宫素加强宫缩;双顶径已过坐骨棘平面,自然分娩或手术助产;若胎头尚未衔接,行剖宫产术。

(3)第三产程及产后:胎儿娩出后立即肌内注射或静脉注射缩宫药,以防产后出血。必要时用应抗生素。

2. 不协调性宫缩乏力　原则是调节子宫收缩,恢复正常节律性和极性。可给哌替啶 100 mg 肌内注射,使产妇充分休息,醒后多可恢复为协调性宫缩。处理后宫缩未能恢复正常,禁用缩宫素;若伴有胎儿窘迫、头盆不称可行剖宫产术。若不协调宫缩控制,子宫收缩仍弱时,按协调性宫缩乏力处理。

3. 协调性宫缩过强　有急产史孕妇应提前住院待产。提前做好接生和抢救新生儿窒息的准备。急产来不及消毒者,新生儿注射维生素 K_1,预防颅内出血,并尽早注射破伤风抗毒素及抗生素。

4. 不协调性宫缩过强　应立即停用缩宫素,停止阴道内操作,及时给予宫缩抑制药,仍不缓解者,应行剖宫产术。

(五)护理

1. 协调性宫缩乏力

(1)第一产程的护理

1)改善全身情况:消除紧张,保证休息,鼓励进食,注意营养和水分的补充。保持膀胱和直肠的空虚状态。

2)加强子宫收缩:子宫颈扩张≥3 cm,无头盆不称、胎头已衔接者,可行人工破膜。静脉滴注缩宫素,必须专人监护。

(2)第二产程的护理:一方面做好阴道助产和抢救新生儿的准备,同时在无头盆不称的前提下,给予缩宫素静脉滴注,促进产程进展。

(3)第三产程的护理:预防产后出血及感染;密切观察子宫收缩、阴道出血情况及生命体征的各项指标。

(4)剖宫产术的准备:行剖宫产者,做好手术的相应准备。

2. 不协调性宫缩乏力　遵医嘱给予哌替啶 100 mg 或吗啡 10~15 mg 肌内注射,

确保产妇充分休息,多数产妇均能恢复为协调性宫缩。若仍为不协调性宫缩或伴胎儿窘迫、头盆不称等,应及时通知医师,并做好剖宫产术和新生儿抢救的准备。

3. 协调性宫缩过强

(1)告知有急产史的孕妇提前2周住院待产,一旦发生临产先兆,卧床休息,最好左侧卧位。

(2)密切监测宫缩、胎心及母体生命体征变化。观察产程进展,做好接生及抢救新生儿准备。

(3)分娩时尽可能做会阴侧切术,防止会阴撕裂;新生儿遵医嘱肌内注射维生素K_1 10 mg,预防颅内出血。

(4)产后观察子宫体复旧、会阴伤口、阴道出血等,并做好健康教育及出院指导。

二、产道异常

(一)骨盆分类及特征

1. 均小骨盆　骨盆外形属女性骨盆,但各径线均小于正常值2 cm以上。

2. 扁平骨盆　骨盆入口呈横扁圆形,骨盆前后径短,骶耻外径在18 cm以下,横径多正常。

3. 漏斗骨盆　骨盆入口正常,但中骨盆和骨盆出口明显狭窄,坐骨棘间径缩短,坐骨结节间径<8 cm,耻骨弓角<90°,两侧骨盆壁向内倾斜,呈漏斗状。

4. 横径狭小骨盆　较少见,骨盆各平面的横径均短,前后径稍长。

(二)对母儿的影响

1. 引起宫缩乏力,胎位异常,导致产程延长或停滞。

2. 胎头长时间嵌顿于产道内,产后可引起生殖道瘘和新生儿颅内出血。

3. 严重狭窄可发生梗阻性难产,如处理不及时,会导致子宫破裂,危及母儿生命。

4. 头盆不称易发生胎膜早破、脐带脱垂,引起胎儿窘迫甚至死亡。

5. 手术产机会多,易发生产褥感染和新生儿产伤。

(三)处理原则

明确狭窄骨盆的类别和程度,了解胎儿大小、胎位、胎心、宫缩强弱、子宫口扩张程度、胎先露下降程度,结合年龄、既往孕产史等,选择分娩方式。

(四)护理

1. 产程处理过程的护理

(1)明显头盆不称,不能从阴道分娩者:遵医嘱做好剖宫产术准备与护理。

(2)轻度头盆不称,在严密监护下可以试产,试产中的护理要点为:①专人守护,少肛查,禁灌肠,试产过程一般不用镇静、镇痛药;②密切观察胎儿情况及产程进展,试产2~4 h,胎头迟迟不入盆,子宫口扩张缓慢或伴胎儿窘迫者,通知医师并做好剖宫产术的术前准备;③注意子宫破裂的先兆。

(3)中骨盆狭窄者,若子宫口已开全,胎头双顶径达坐骨棘水平或更低,做好阴道助产术及抢救新生儿准备;若胎头未达坐骨棘水平或出现胎儿窘迫征象,则应做好剖宫产术的术前准备。

(4)骨盆出口平面狭窄者,不应试产。

2. 预防产后出血和感染 遵医嘱使用宫缩药和抗生素,保持外阴清洁,做好保留尿管的护理。

3. 新生儿护理 胎头在产道压迫时间过长或经手术助产的新生儿,严密观察有无颅内出血或其他损伤的症状。

三、胎儿异常

(一)胎位异常

分娩时除枕前位(约占90%)为正常胎位外,其余为异常胎位。

1. 临床表现及对母儿的影响

(1)持续性枕后位:在分娩过程中,胎头枕部持续位于母体骨盆后方或侧方,致使分娩发生困难者,称为持续性枕后位。临床表现为产程延长。

(2)臀位:胎儿以臀、足或膝为先露,以骶骨为指示点,在骨盆的前、侧、后构成6种胎位的总称。临床表现为胎臀不能紧贴子宫下段及子宫颈,导致子宫收缩乏力,产程延长,增加手术产的机会。

(3)肩先露(横位):胎儿横卧于宫腔,其纵轴与母体纵轴垂直,称横位。先露为肩称肩先露。由于先露部不能紧贴子宫下段,常出现宫缩乏力和胎膜早破。破膜后可出现脐带和上肢脱垂等导致胎儿窘迫甚至死亡。

2. 护理

(1)有明显头盆不称、胎位异常者,遵医嘱做好剖宫产术的术前准备。

(2)选择阴道分娩的产妇应加强分娩期的监测与护理,减少母儿并发症。

(二)胎儿发育异常

1. 巨大儿

(1)临床表现:胎儿出生体重>4000 g者,称巨大胎儿。可发生头盆不称、分娩困难,常需手术助产。

(2)处理要点:无头盆不称者可试产,必要时手术助娩。明显头盆不称者行剖宫产术。

(3)护理:定期产前检查,一旦发现巨大儿,应及时查明原因,如系糖尿病孕妇则需积极治疗,于妊娠36周后根据胎儿成熟度、胎盘功能及血糖控制情况择期引产或剖宫产。

2. 脑积水

(1)临床表现:明显头盆不称,跨耻征阳性,如不及时处理,可致子宫破裂。

(2)处理要点:产前做B超检查可诊断。确诊后以母亲免受伤害为原则,及时终止妊娠。

(3)护理:协助医师行脑室穿刺术,产前应注意肛查次数不超过10次,阴道检查应严格控制,严格消毒,防止感染。

第十节 分娩期并发症产妇的护理

一、胎膜早破

临产前胎膜自然破裂,称胎膜早破。

(一)临床表现

孕妇突感有较多的液体从阴道流出,可混有胎脂或胎粪。肛诊将胎先露上推时,则阴道流液量增加。

(二)并发症

可引起早产、感染和脐带脱垂。

(三)处理要点

1. 足月破膜者 如先露尚未入盆,则应卧床休息,严密观察;如胎先露已衔接,根据情况予以引产或剖宫产。

2. 离预产期尚远者 绝对卧床,避免不必要的肛查和阴道检查,防止感染,并用促胎儿成熟的药物。同时严密观察,适当延长孕期。如发现感染,应立即终止妊娠。

(四)护理

1. 严密观察胎儿情况

(1)监测胎心率变化。

(2)观察阴道流液的性质、色、量及气味等,如为混有胎粪的羊水流出,则为胎儿宫内缺氧的表现,应及时给予吸氧等处理。

(3)若孕龄<37周,已临产或孕龄达37周,于破膜12~18 h后产程仍未发动者,

均可采取相应措施,尽快结束分娩。

2. 积极预防感染

(1)保持外阴清洁、干燥,勤换会阴垫,每日用1%苯扎溴铵棉球擦洗会阴部2次。

(2)严密观察患者的生命体征,了解感染的征兆。一般于胎膜破裂后12 h,遵医嘱给予抗生素治疗。

3. 胎先露未衔接者绝对卧床休息,侧卧位,防止脐带脱垂,造成胎儿缺氧或宫内窘迫。

二、子宫破裂

在妊娠期或分娩期子宫体部或子宫下段发生破裂,称为子宫破裂。

(一)病因

1. 胎先露下降受阻。

2. 手术损伤或创伤。

3. 子宫收缩药物使用不当。

4. 瘢痕子宫。

(二)临床表现及并发症

子宫破裂多发生在分娩期,也可发生在妊娠晚期尚未临产时。可分为先兆子宫破裂和子宫破裂2个阶段。

1. 先兆子宫破裂

(1)产妇烦躁不安、下腹疼痛,表情极其痛苦,呼吸急促,脉搏加快。由于胎先露部紧压膀胱使之充血,出现排尿困难,甚至形成血尿。

(2)子宫收缩加强,甚至呈强直性,使胎儿供血不良,胎儿音加快或减慢。

(3)强有力的宫缩使宫体增厚变短,子宫下段拉长变薄,两者间形成明显的环状凹陷,称为病理性缩复环。这种情况若不及时解除,子宫将很快在病理性缩复环处及其下方发生破裂。

2. 子宫破裂 有完全性破裂和不完全性破裂两种。产妇突感下腹撕裂样剧痛,子宫收缩停止或消失。稍感舒适后即出现全腹持续性疼痛伴面色苍白、脉搏细数、呼吸急促、血压下降等休克征象。全腹压痛、反跳痛明显,在腹壁可清楚扪及胎体,其旁有缩小了的子宫,胎心音消失,母婴生命危在旦夕。若子宫不完全破裂,症状、体征可不典型。

(三)处理原则

1. 先兆子宫破裂 给予药物抑制宫缩,立即行剖宫产术。

2. 子宫破裂 抢救休克的同时,尽快手术,术中及术后遵医嘱给予抗生素控制感染。

(四)护理

1. 预防子宫破裂　加强产前检查,重视高危因素,密切观察产程,严格掌握子宫收缩药的使用指征和方法。

2. 先兆子宫破裂或子宫破裂　配合医师进行抢救,预防感染、纠正休克的同时做好术前准备。

三、产后出血

胎儿娩出后 24 h 内失血量超过 500 ml,称为产后出血。

(一)病因

1. 子宫收缩乏力。

2. 胎盘因素。

3. 软产道损伤。

4. 凝血功能障碍。

(二)临床表现

产后出血多发生在产后 2 h,主要表现为阴道大出血及因失血引起休克等出现的相应症状和体征。

(三)并发症

可并发贫血、产褥感染、休克等。如失血严重,休克时间长,有可能导致垂体功能减退,引起希恩综合征。

(四)处理要点

针对病因,迅速止血;补充血容量,纠正休克及防治感染。

(五)护理

1. 重视预防

(1)加强孕前和孕期保健,高危孕妇提前入院。

(2)第一产程:注意产妇休息和饮食,防止产程延长,必要时给予镇静药。

(3)第二产程:指导产妇正确使用腹压;适时做会阴切开术;同时严格无菌操作,在胎肩娩出后遵医嘱立即使用缩宫素加强宫缩。

(3)第三产程:不可过早牵拉脐带或按摩子宫;胎盘娩出后仔细检查胎盘、胎膜的完整性。同时检查产道有无裂伤。

(4)产后:严密观察子宫收缩和出血量,督促产妇及时排空膀胱,以免影响宫缩而致产后出血;指导产妇早开奶、早哺乳,可反射性引起子宫收缩,减少阴道出血量。

2. 针对病因止血,纠正失血性休克,防止感染。

(1)宫缩无力者:通过按摩子宫、使用宫缩药、子宫腔纱条填塞法或结扎血管等来止血。

(2)胎盘滞留者:胎盘已剥离尚未娩出者,协助产妇排空膀胱后牵拉脐带,挤压宫底协助胎盘排出;胎盘部分剥离者,行徒手剥离胎盘后取出;胎盘部分残留者,可行钳刮术或刮宫术;胎盘植入者,应及时做好子宫切除术的准备。

(3)软产道撕裂伤者:及时缝合止血。

(4)凝血功能障碍者:遵医嘱给予输新鲜血、促凝药物、补充凝血因子及提供心理支持等。

四、羊水检塞

羊水栓塞是指在分娩过程中羊水突然进入母体血循环,引起肺栓塞、休克、弥散性血管内凝血和肾衰竭等一系列严重症状的综合征。

(一)临床表现及并发症

发病突然,典型临床经过可分为急性休克期、出血期和急性肾衰竭期3个阶段。

(二)处理要点

1. 早期发现,迅速抢救。
2. 解除肺动脉高压,改善低氧血症。
3. 抗过敏。
4. 抗休克,除纠正缺氧、强心和抗过敏外,需补充血容量。
5. 防治凝血功能障碍。
6. 防治肾衰竭。
7. 防止感染。
8. 产科处理:第一产程发病者,行剖宫产术终止妊娠,去除病因;第二产程发病者,应立即行阴道助娩手术;产后出血不止者,应在纠正休克的同时切除子宫。

(三)护理

1. 预防栓塞的发生

(1)加强产前检查,及时发现并积极处理可能导致栓塞的并发症。

(2)正确掌握缩宫素的使用方法,防止宫缩过强。

(3)在宫缩的间歇期行人工破膜,破口要小并注意控制羊水的流出速度。

(4)中期引产者,羊膜穿刺次数不应多于3次,钳刮时应先刺破胎膜,待羊水流出后再夹出胎块。

2. 发生栓塞的处理

（1）协助患者采取半坐卧位，加压给氧，协助医师做好气管插管或气管切开的准备。

（2）维持静脉通道，遵医嘱给予抗过敏、解痉等药物治疗。

（3）严密观察产程及监测产妇生命体征、测量出血量等，如子宫出血不止，应做好子宫全切术的术前准备。

（4）积极抢救休克，纠正酸中毒，可做腔静脉插管，测量中心静脉压及输血、输液治疗。

（5）为神志清醒的产妇提供心理支持。

第十一节　新生儿窒息、新生儿产伤的护理

一、新生儿窒息

新生儿窒息是指胎儿娩出后 1 min，仅有心脏搏动而无呼吸或未建立规律呼吸的缺氧状态，为新生儿死亡和伤残的主要原因之一。

(一)病因

1. 胎儿窘迫。
2. 胎儿吸入羊水、黏液引起呼吸道阻塞。
3. 缺氧、滞产、产钳术所致的颅内损伤使呼吸中枢受到损害。
4. 产妇在接近胎儿娩出时使用镇静药、麻醉药，抑制了呼吸中枢。
5. 早产、肺发育不良等均可致新生儿窒息。

(二)临床表现

根据 Apgar 评分情况，分为轻度窒息和重度窒息。

1. 轻度（发绀）窒息　Apgar 评分 4~7 分，新生儿面部及全身皮肤发绀，心脏搏动规则有力，心率减慢（80~120 次/分），对刺激有反应，肌张力好，喉反射存在，呼吸表浅或不规则，如未得到及时治疗，可转变为重度窒息。

2. 重度（苍白）窒息　Apgar 评分 0~3 分，新生儿皮肤苍白，口唇发绀，心脏搏动不规则且弱，<80 次/分，对刺激无反应，肌张力松弛，喉反射消失，无呼吸或仅有喘息样微弱呼吸，如不及时抢救可致死亡。

(三)抢救步骤及护理配合

1. 早期预测：做好新生儿复苏准备。

2. 配合医师采用 ABCDE 复苏方案。

A:清理呼吸道。胎儿娩出后及时用手挤压法清除鼻咽部黏液及羊水。断脐后,用导管法,必要时可配合医师采取气管插管吸取咽部黏液和羊水。

B:建立呼吸。在保持呼吸道通畅的基础上进行人工呼吸。可用托背法、口对口人工呼吸或人工呼吸器等方法。

C:维持正常循环,可行胸外心脏按压。

D:药物治疗,遵医嘱用药。

E:评价随时评价,以决定下一步抢救措施。

3. 吸氧　人工呼吸同时给予吸氧。

(1)鼻内插管给氧:流量不超过 2 L/min,一般为每秒 5~10 个气泡。

(2)加压给氧:每分钟 30 次左右,压力不能过大,以防肺泡破裂。

(四)护理

1. 协助医师积极抢救,注意保暖。
2. 熟悉常用急救药物的浓度、剂量及给药途径。

二、复苏后的护理

1. 继续保暖,持续给氧,直到患儿出现皮肤红润、呼吸平稳为止。
2. 严密观察患儿面色、呼吸、心率、体温等,做好重症记录。
3. 保持呼吸道畅通,让患儿侧卧位,以防呕吐物吸入呼吸道,适当延期哺乳,以静脉补液维持营养。
4. 预防感染及颅内出血。

三、产伤新生儿

1. 头颅血肿　产伤导致骨膜下血管破裂、出血形成血肿。
2. 新生儿骨折　多因臀位或横位分娩时,助产手法不当引起。常见有肱骨骨折、股骨骨折和锁骨骨折。临床表现为患肢活动障碍,局部肿胀,有压痛和骨摩擦音。患儿因疼痛而啼哭。
3. 护理

(1)头颅血肿的患儿观察呼吸及血肿情况,保持安静,勿揉挤局部,以防感染;血肿大、发展快者可冷敷;注意失血征象,遵医嘱给予止血药或输血。

(2)骨折患儿保持安静,卧位舒适,护理时勿压迫或牵动伤肢,观察患肢血液循环情况,骨折愈合后帮助患儿恢复肢体功能。

第十二节　女性生殖器官肿瘤的护理

一、女性生殖器官肿瘤

(一)子宫肌瘤

1. 分类

(1)按肌瘤所在部位分类:分为子宫体肌瘤和子宫颈肌瘤。

(2)按肌瘤与子宫壁的关系分类:分为以下3种类型。

1)肌壁间肌瘤:肌瘤位于子宫肌壁内,最常见。

2)浆膜下肌瘤:肌瘤突出于子宫表面,由浆膜层覆盖。

3)黏膜下肌瘤:肌瘤向子宫腔内生长,表面覆盖一层子宫内膜。

2. 临床表现

(1)症状:与肌瘤的生长部位、生长速度及有无变性有关。

(2)典型症状:为月经改变,黏膜下肌瘤常为月经量过多;浆膜下肌瘤及肌壁间小肌瘤常无明显月经改变。肌壁间大肌瘤可致子宫腔面积增大、内膜腺体增加、子宫收缩不良或内膜增生过长等,以致月经周期缩短、经期延长、经量增多、不规则流血等。

(3)其他症状:腹部包块、白带增多、腹痛、腰酸、不孕及压迫症状。

3. 处理要点　应根据患者年龄、生育要求、症状、肌瘤大小、部位等全面考虑。

(1)非手术治疗

1)随访观察:适合肌瘤小且无症状或已近绝经期患者,可每3~6个月定期检查1次。

2)药物治疗:增大子宫似妊娠子宫2个月大小、症状不明显,已近绝经期或全身情况不宜手术的患者。可用雄激素、促性腺激素释放激素类似物、拮抗孕激素药物等治疗。此外,出血期可加用子宫收缩药和止血药物。如有贫血应给予纠正。

(2)手术治疗

1)肌瘤切除术:35岁以下、有生育要求的患者,可经腹、经腹腔镜或宫腔镜切除肌瘤。

2)子宫切除术:肌瘤>2.5个月妊娠子宫大小或症状明显,经非手术治疗无效,不需要保留生育功能的患者一般行全子宫切除术,50岁以下者,应保留正常卵巢。

(二)子宫颈癌

1. 病因　确切病因不明。可能与过早初次性生活、过多性伴侣、多育、性卫生不良、病毒感染等有关。男性配偶性病史、阴茎癌配偶也增加子宫颈癌发病率。

2. 临床表现　接触性出血及白带增多常为子宫颈癌的最早症状。后期则为阴道出血、排液、疼痛及邻近器官压迫症状。

3. 处理要点　根据临床分期、患者年龄及全身情况选择治疗方法。多采用手术、放射治疗及化学治疗或综合治疗方案。

(1)手术治疗:适用于原位癌和早期浸润癌(Ⅰa～Ⅱa期)。根据病情选择全子宫切除术或广泛子宫切除术及盆腔淋巴结清除术,年轻患者保留正常卵巢。

(2)放射治疗:适用于各期子宫颈癌。对早期子宫颈癌主张先行内照射,晚期子宫颈癌以外照射为主,辅以子宫腔内照射。

(三)子宫内膜癌

1. 病因　病因不明,可能与子宫内膜长期接受雌激素刺激,又缺乏孕激素对抗时发生子宫内膜增生过长有关;实验研究与临床观察结果提示,肥胖、糖尿病、高血压、不孕、不育、绝经延迟及遗传因素等增加子宫内膜癌发病率。

2. 临床表现

(1)早期无明显症状。

(2)阴道流血:主要为绝经后阴道出血,量不多,常断续不止。

(3)其他症状:阴道排液、晚期下腹疼痛伴全身症状。

3. 处理要点　根据子宫大小、肌层是否被癌浸润、子宫颈管是否累及、癌细胞分化程度及患者全身情况等而定。主要的治疗为手术、放射治疗及药物治疗,可单用也可综合应用。

(四)常见的良、恶性卵巢肿瘤

1. 临床表现

(1)良性卵巢肿瘤:初期无症状,病程长,肿瘤逐渐增大,单侧多见,超出盆腔时,下腹部能扪及活动性肿块,常感腹胀不适;巨大肿瘤者,则引起压迫症状。患者一般情况良好。

(2)恶性卵巢肿瘤:早期多无症状,病程短,肿瘤生长迅速,双侧多见,多数患者短期内可有腹胀或腹痛,腹部肿块及腹水(血性)。逐渐出现消瘦、贫血及发热等恶病质表现。

2. 处理要点　首先手术治疗。

(1)良性卵巢肿瘤:除对直径<5 cm疑为非赘生性囊肿者,可定期随诊外,一经确诊,应手术治疗。手术方式根据患者年龄、有无生育要求及对侧卵巢情况决定。

(2)恶性卵巢肿瘤:采用以手术治疗为主、化学治疗及放射治疗为辅的综合治疗。

3. 并发症

(1) 蒂扭转:最常见,突发一侧下腹部剧痛,常伴恶心、呕吐甚至休克;妇科检查,肿瘤张力大,压痛,瘤蒂处最明显。

(2) 破裂:囊液流入腹腔,引起不同程度的疼痛和腹膜刺激症状。

(3) 感染:表现为发热、腹痛、肿块、腹肌压痛及白细胞计数升高等。

(4) 恶变:卵巢良性肿瘤可恶变,恶变早期无症状,不易发现。

二、女性生殖器官肿瘤的护理

(一) 护理

1. 子宫肌瘤

(1) 出血多住院治疗者:观察并记录出血量及生命体征。遵医嘱给予止血药和子宫收缩药;必要时输血、补液、抗感染或采用刮宫术止血;纠正其贫血状态。

(2) 肌瘤脱出阴道内者:保持局部清洁,防止感染。

(3) 巨大肌瘤患者:出现局部压迫症状,排尿、排便不畅时,给予导尿或用缓泻药软化大便,或番泻叶 2～4 g 冲饮。

(4) 手术治疗者:按腹部及阴道手术护理。

2. 子宫颈癌

(1) 饮食营养:制订合理的饮食计划,满足患者营养需要。

(2) 保持个人卫生:注意环境卫生,保持外阴清洁。

(3) 手术治疗:①应按腹部及阴道手术护理内容进行术前准备和术后护理;②术前 3 d 遵医嘱进行阴道冲洗或子宫颈消毒;③术后 7～14 d 拔除尿管,拔尿管前进行膀胱功能锻炼,拔尿管后须导残余尿,若残余尿＞100 ml,则应重置尿管;④对出院患者进行认真随访,最初每个月 1 次,连续 3 个月后改为每 3 个月 1 次,1 年后每半年 1 次,从第 6 年开始,每年 1 次。如出现异常症状者应及时就诊。

3. 子宫内膜癌

(1) 手术治疗者:按腹部及阴道手术护理常规护理。

(2) 药物治疗者:使用人工合成的孕激素制剂治疗时,通常用药剂量大,至少用药 10～12 周后才能评价疗效,不良反应为水钠潴留、药物性肝炎等,但停药后即好转。使用化学治疗药物者按化学治疗护理常规进行。

(3) 出院指导:患者出院 1 个月后,须返院复查,此后根据患者康复情况调整随访时间。

4. 卵巢肿瘤

(1) 手术治疗者:按腹部手术护理内容做好术前准备和术后护理。

(2)化学治疗、放射治疗者:按化学治疗、放射治疗护理常规护理。

(3)出院指导:良性者术后1个月常规复查;督促并协助恶性肿瘤患者术后按时进行化学治疗。

(二)健康教育

1. 子宫肌瘤

(1)使接受非手术治疗方案者明确随访的时间、目的及联系方式,按时接受随访指导。

(2)使接受药物治疗者明白药物名称、用药目的、药物剂量、用药方法、可能出现的不良反应及应对措施。

2. 子宫颈癌

(1)宣传子宫颈癌的高危因素。

(2)开展普查,30岁以上妇女到妇科门诊就诊时,应常规接受子宫颈刮片检查,以便早发现、早诊断、早治疗。

(3)出现异常阴道流血的妇女应及时就诊。

3. 子宫内膜癌

(1)积极宣传定期妇科普查的重要性。

(2)重视高危人群,关注高危因素。

(3)加强雌激素治疗患者的监护及随访。

(4)对围绝经期月经紊乱、绝经后阴道流血的妇女,应进行诊断性刮宫等检查,以便早期明确诊断。

4. 卵巢肿瘤

(1)对高危人群监测随访,早期诊治,可改善预后。

(2)30岁以上妇女每年进行1次妇科检查、盆腔B超检查等。

(3)高危妇女避孕宜且口服避孕药。

(4)发现卵巢实性肿块直径≥5 cm者,应及时手术。

(5)乳腺癌、胃肠道肿瘤患者治疗后应定期接受妇科检查,确定有无卵巢转移。

第十三节　妇科常用护理操作技术与手术、化学治疗患者的护理

一、妇科常用护理操作技术

(一)阴道灌洗适应证、禁忌证、溶液

1. 适应证　阴道炎、子宫颈炎、妇科术前阴道准备,子宫腔内放射治疗后常规清

洁冲洗等。

2. 禁忌证　月经期、妊娠期、产褥期、阴道流血者。

3. 溶液　1:5000高锰酸钾、0.2％苯扎溴铵、0.5％醋酸、2％～4％碳酸氢钠溶液，一次灌洗液量为500～800 ml，水温为40 ℃左右。

(二)阴道、子宫颈上药适应证

各种阴道炎和急、慢性子宫颈炎。

(三)会阴擦(冲)洗适应证、方法

1. 适应证　长期卧床患者，妇产科的术后、产后、会阴有伤口或留置有导尿管者。
2. 方法

(1)准备：无菌镊子2把，消毒弯盘2个，夹数个浸透擦洗液的棉球在其中一个弯盘内、干纱球1～2个，棉垫1张，并以治疗巾包好弯盘。

(2)携带弯盘及棉垫到患者床旁，解释擦洗目的。

(3)嘱患者排空膀胱，脱下一条裤腿，臀下垫好棉垫，取屈膝仰卧位显露外阴部，注意保暖及遮挡。

(4)用一把无菌镊子夹住消毒棉球，按照从上到下，从内向外的原则依次擦洗会阴部，最后擦肛门。每个棉球只能用1次，直至擦净会阴部的分泌物。最后再用干棉球擦干。

(5)擦洗完毕，为患者更换消毒卫生垫，并整理好床单位。

如做会阴部冲洗，患者取屈膝仰卧位后，将便盆置于棉垫上，用止血钳夹住消毒棉球，边冲边擦洗，顺序同会阴部擦洗。冲完后撤掉便盆，换干净的棉垫。

二、妇科手术术前、术后护理

(一)妇科手术前患者的护理

1. 心理准备。

2. 全身情况准备　测量生命体征，了解有无异常；注意有无月经来潮；评估心、肺、肝、肾等重要脏器的功能，进行相应的辅助检查；术前检查血型并配血；做普鲁卡因、青霉素等药物过敏试验。

3. 皮肤准备　患者于术前沐浴、更衣、剪指甲。手术野皮肤进行备皮，备皮范围上自剑突下，两侧至腋中线，下达外阴部和大腿上1/3处。

4. 阴道准备　根据手术需要，术前3 d每日阴道冲洗1次或术晨进行子宫颈消毒。

5. 肠道准备　遵医嘱给患者口服导泻剂或灌肠，术前1 d进半流质饮食，术前8 h

禁食,4 h 禁饮。

6. 其他准备　为保证患者休息,晚上遵医嘱给予镇静催眠药。辅导患者做深呼吸训练,训练正确的咳痰方法来预防并发症,对大手术患者和老年患者,应训练床上使用便器和术后翻身。

7. 术晨准备　入手术室前嘱患者取下义齿、贵重物品交家属保管;给予留置尿管;术前肌内注射苯巴比妥钠或阿托品等药物。

(二)妇科手术后患者的护理

1. 接患者　护士须与麻醉师或手术室护士当面交接班。

2. 体位　全身麻醉患者在尚未清醒前应有专人守护,去枕平卧,头偏向一侧。蛛网膜下腔阻滞的患者,去枕平卧 12 h。硬膜外麻醉者,去枕平卧 6～8 h。如患者无特殊情况,次晨取半卧位。

3. 生命体征　根据手术大小、病情轻重,进行观察并做记录,直至生命体征平稳。一般手术后 0.5～1.0 h,观察并记录生命体征 1 次,平稳后改为每 4 小时 1 次。术后每日至少测体温、脉搏、呼吸 4 次,直至生命体征正常后 3 d。

4. 尿管护理　保持尿管通畅,观察尿量。术后一般留置导尿管 1～2 d,广泛性全子宫切除和盆腔淋巴结清除术患者留置导尿管 10～14 d。

5. 疼痛　术后 24 h 内最为明显。保持镇痛泵固定、通畅或遵医嘱给予哌替啶镇痛。

6. 保持外阴清洁。

7. 补充营养　一般手术后禁食 6 h,然后进流质饮食,大手术患者须等肛门排气后进流质饮食,以后逐日改为半流质饮食和普通饮食。术后每日应补充足够的热量和维生素 C。

三、化学治疗患者的护理

(一)化学治疗注意事项

1. 测体重　患者晨起、空腹、排空大小便后测量,以便正确计算和调整药量。

2. 药物配制　现配现用,给药时遵医嘱控制速度。

3. 合理使用静脉血管　给药前后分别用等渗盐水注入,防止药物外渗和保护血管;给药过程中一旦发现药液外渗,立即停药,用生理盐水做局部皮下注射封闭,并用冰袋冷敷。

4. 腹腔内化学治疗　注药后,变动卧位效果更好。

5. 动脉化学治疗　患者应绝对卧床休息,保持灌注通畅,拔管后用沙袋压迫包扎

24～48 h,防穿刺处出血,并注意防止感染。

(二)护理

1. 病室环境　安静舒适、清洁卫生,定期消毒。严格控制探视,避免交叉感染。

2. 心理护理　倾听患者诉说、不适、疼痛及恐惧。提供正确的信息,提供可利用的支持系统,鼓励患者克服化学治疗不良反应所造成的心理危险期。

3. 卫生健康指导　鼓励患者进食高蛋白、高维生素、易消化饮食;指导患者饮食前、后漱口,保持皮肤干燥和清洁;注意休息,保持充足睡眠以减少消耗。

4. 用药护理

(1)三查七对。

(2)调节滴速:以减少对静脉的刺激。

(3)避光:放线菌素D、顺铂等使用时要使用避光套避光。

(4)药物外渗:需立即给予局部冷敷,以减轻疼痛和肿胀。

5. 病情观察　严密观察生命体征,及时发现出血、感染等病情变化;

6. 药物不良反应的护理

(1)口腔溃疡:鼓励患者进食,促进咽部活动,保持口腔清洁。进食前15 min用丁卡因溶液涂敷溃疡面以减少进食疼痛,进食温凉的流质饮食或软食,进食后用消毒溶液漱口后,用甲紫、锡类散或冰硼散等局部涂抹。

(2)恶心、呕吐:合理安排用药时间,鼓励用药前进食;创造良好的进餐环境,如提供患者喜欢的饮食,必要时给予镇吐药。呕吐严重时应补充液体,以防电解质紊乱。

(3)骨髓抑制患者白细胞$<1.0\times10^9$/L时要进行保护性隔离,限制探视,禁止带菌者入室,并注意净化空气,应用抗生素,输新鲜血或白细胞等。

第十四节　异位妊娠急症救护

正常妊娠时,受精卵着床于子宫内膜。若受精卵于子宫腔以外着床发育,称为异位妊娠(ectopic pregnancy),又称宫外孕。异位妊娠是妇产科常见疾病及急腹症之一,是导致妇女妊娠早期死亡的重要原因,其中约90%死于大出血。近年来异位妊娠的发生率呈上升趋势,一方面因为导致异位妊娠的危险因素增加,如性传播疾病、流产的增加、性习惯的改变、助孕技术的广泛开展等;另一方面,可能与诊断技术的提高有关,如放射免疫技术、阴道超声、腹腔镜的应用等。异位妊娠可发生于输卵管、卵巢、子宫颈、腹腔、阔韧带及子宫残角等部位,以输卵管妊娠最多见,占总异位妊娠的95%以上。输卵管妊娠发生部位以壶腹部最多见,占60%～78%,峡部占12%～25%,伞部及间质部妊娠少见。以下主要阐述急性期输卵管妊娠的病情判断、急救与护理。

一、病情判断

(一)症状与体征

1. 停经　70%患者有停经史,可短期停经或月经延迟数天,大多停经6~8周,停经后发生腹痛、阴道出血,20%~30%的患者无明显停经史,可能与询问病史不仔细,误将不规则阴道出血作为末次月经有关。

2. 阴道出血　75%的患者有阴道出血,表现为短暂停经后出现不规则阴道出血,深褐色、量少、淋漓不尽,随阴道出血可排出蜕膜管型或碎片。

3. 腹痛　为主要症状,90%~95%的患者会发生腹痛。腹痛是因为输卵管膨大、破裂,血液刺激腹膜等多种因素引起。破裂时常一侧下腹部撕裂样疼痛,常伴有恶心呕吐,若血液积聚在直肠子宫陷凹,肛门有坠胀感。出血量过多,血液由盆腔流至全腹,形成全腹痛。血液刺激膈肌可引起肩胛区放射性疼痛。

以上症状为输卵管妊娠的三大典型症状。

4. 晕厥与休克　由于腹腔内急性出血可引起血容量减少,加之剧烈腹痛,常造成晕厥以致休克。其严重程度与腹腔内出血速度和出血量成正比,即出血越多、越急,症状出现越严重,但与阴道出血量不成比例。

5. 体征　腹腔内出血多时,患者呈贫血貌,面色苍白,四肢湿冷,脉快、细、弱,血压下降。腹部检查有明显压痛、反跳痛,尤以患侧为剧,可出现移动性浊音。盆腔检查阴道后穹饱满、触痛,宫颈明显举痛。子宫稍大而软,腹腔内出血多时呈漂浮感。

(二)辅助检查

急性输卵管妊娠症状典型,对多数患者可做出及时诊断。如症状和体征不典型,应进行必要的辅助检查,尽早明确诊断。

1. B超检查　是诊断输卵管妊娠的重要方法之一。文献报道,超声检查的正确率为77%~92%,如在输卵管部位看到妊娠囊或胎心搏动即可确诊。

2. 妊娠试验　测定血中绒毛膜促性腺激素(human chorionic gonadotropin,hCG),阳性结果有助于诊断,但阴性结果不能完全排除异位妊娠,因为异位妊娠者血hCG往往低于正常子宫内妊娠者。

3. 腹腔穿刺　包括经阴道后穹穿刺和经腹壁穿刺。内出血时,血液积聚于直肠子宫陷凹,阴道后穹穿刺可抽出陈旧性不凝血。当出血量多、有移动性浊音时,可直接经下腹壁一侧穿刺。

4. 腹腔镜检查　适用于输卵管妊娠未流产或未破裂的早期确诊及治疗,出血量多或严重休克时不宜做腹腔镜检查。

5. 子宫内膜病理检查　阴道出血较多者,为了排除宫内妊娠,应做诊断性刮宫,刮出物送病理检查,检查结果仅见蜕膜未见绒毛应考虑输卵管妊娠,但不能确诊,需要结合病情做出诊断。

(三) 鉴别诊断

应与宫内孕、流产、黄体破裂、卵巢囊肿蒂扭转、卵巢子宫内膜异位囊肿破裂、急性盆腔炎、急性阑尾炎相鉴别。

二、急救措施

(一) 积极抗休克

建立静脉通道、补充血容量、吸氧、保暖,尽快改善组织缺氧状态。

(二) 术前准备

抗休克的同时迅速做好术前准备,检查血型、出凝血时间、血交互试验、配血、备血及常规术前准备。在紧急情况或缺乏血源时,自体输血是抢救休克的有力措施。自体输血不会引起溶血反应、过敏反应、发热反应等。符合以下条件的腹腔血液方可回输:妊娠<12周、胎膜未破、出血时间<24 h、血液未受污染、镜检红细胞破坏率<30%。方法是每100 ml回收血内加入3.8%枸橼酸钠10 ml(或肝素600 U)抗凝,经8层纱布过滤后输入。每回输400 ml,应补充10%葡萄糖酸钙10 ml。

(三) 手术治疗

迅速打开腹腔,取出有病变的输卵管,用卵圆钳钳夹输卵管系膜以控制出血,加快输液,纠正休克。清除腹腔积血后,视病变情况采取以下手术方式。

1. 输卵管切除术　适用于腹腔大量出血、伴有休克的急性患者,一般施行患侧输卵管切除术。

2. 保留生育功能的手术　指手术清除妊娠物,但保留输卵管,适用于有生育要求的年轻妇女。此类手术的适应证为:①要求保留生育功能者;②病情稳定,腹腔内出血少,无明显粘连、炎症和大范围的输卵管破坏者;③一侧输卵管已被切除的年轻患者。

3. 腹腔镜手术　腹腔镜下既可行输卵管切除术,也可行保留生育功能的手术。腹腔镜下输卵管妊娠手术有出血少、术后粘连少、术后输卵管通畅率高及输卵管阻塞后易用显微外科矫正等优点。

三、救护措施

1. 绝对卧床休息,避免搬动患者。

2. 开放大口径静脉通道,吸氧,保暖,尽快改善组织缺氧状态。

3. 配合医师做好各项诊断检查,并迅速完成术前准备。

4. 密切监测血压、脉搏、呼吸、体温变化,记录出入量,完善各种记录。

5. 对需要采取自体输血的患者,应严格把握自体输血的条件,并严密观察输血反应。

6. 心理护理:向患者解释异位妊娠发生的原因、所要进行的手术、预后及对未来妊娠的影响,鼓励患者表达其感受,减轻患者焦虑、恐惧及丧失胎儿的哀伤和失落之感。

第十五节　子痫救护

子痫是指在先兆子痫的基础上进而有抽搐发作或伴有昏迷,是妊娠高血压综合征发展的最严重阶段。少数患者病情进展迅速,子痫前期的征象不明显而骤然发作,病情危重,随时都有生命危险。其临床症状为在高血压、水肿、蛋白尿、头痛、视力障碍的基础上发生肌肉强直或痉挛性抽搐,继之神志不清而昏迷。子痫多发生于妊娠晚期或临产前,称产前子痫;少数发生于分娩过程中,称产时子痫;个别发生于产后 24 h 内,称产后子痫。

一、病情判断

(一)症状与体征

1. 症状

(1)常有先兆子痫的症状:高血压、水肿、蛋白尿、头痛、视物模糊、胸闷、恶心、上腹不适或呕吐。

(2)子痫典型发作过程首先表现为眼球固定,瞳孔散大,头偏向一侧,牙关紧闭;继而口角及面肌颤动,数秒后发展为全身及四肢肌强直,双手紧握、双臂屈曲,迅速发生强烈抽动。抽搐时呼吸暂停、面色发绀。持续 1 min 左右,抽搐强度减弱,全身肌肉松弛,随即深长吸气,发出鼾声而恢复呼吸。抽搐发作前及抽搐期间神志丧失。抽搐次数少,间隔时间长,抽搐过后短期即可苏醒;抽搐频繁且持续时间长,往往陷入深昏迷。在抽搐过程中易发生各种创伤,如唇舌咬伤、摔伤甚至骨折,昏迷中呕吐可造成窒息或吸入性肺炎。

2. 体征

(1)瞳孔散大,抽搐时神志丧失。

(2)血压急剧增高,可达24～26.7/13.3～18.7 kPa(180～200/100～140mmHg);脉速而弱,120～140次/分;呼吸急促,有时伴有体温升高。

(3)少尿或无尿,全身轻度至重度水肿。

(二)辅助检查

1. 实验室检查 尿常规可见红细胞、蛋白与管型;肾功能测定可见尿酸增高等;血二氧化碳结合力降低、电解质紊乱。

2. 眼底检查 眼底小动脉痉挛,视盘水肿,严重时出现视网膜渗血、出血,甚至视网膜离。

3. 其他检查 心电图、超声心动图可了解心功能,疑有脑出血者可行CT或MRI检查。

(三)鉴别诊断

应与癫痫、脑炎、脑肿瘤、脑血管畸形破裂出血、糖尿病高渗性昏迷、低血糖昏迷相鉴别。

二、急救措施

子痫的急救处理原则为:积极控制抽搐,防止受伤,减少刺激,加强监护,适时终止妊娠。

1. 控制抽搐:①25%硫酸镁10 ml加于25%葡萄糖注射液20 ml中静脉注射(注射时间>5 min),继之用以2 g/h静脉滴注,维持血药浓度,同时应用有效镇静药物(如地西泮)控制抽搐;②20%甘露醇250 ml快速静脉滴注,降低颅内压。

2. 血压过高时给予降压药,如肼屈嗪、拉贝洛尔、尼莫地平、硝普钠等。

3. 置患者于安静、避光的单人房间内,减少各种刺激以免诱发抽搐;头低侧卧位,防误吸。专人护理,防止抽搐摔伤。如有义齿应取出并以纱布缠好的压舌板置于上下磨牙间,以防咬伤舌及口唇。

4. 纠正缺氧和酸中毒:间断面罩吸氧,根据二氧化碳结合力及尿素氮值给予适量的4%碳酸氢钠纠正酸中毒。

5. 记录出入量,密切监测母儿状态,有变化时及时处理。

6. 终止妊娠:抽搐控制2 h后可考虑终止妊娠,如子宫颈条件不成熟应做剖宫产结束分娩。

三、救护措施

1. 昏迷患者应取头低侧卧位,及时清除口腔分泌物,保持呼吸道通畅;禁食,吸氧,留置导尿管。

2. 专人护理,防止坠地受伤、口舌咬伤、窒息等。密切观察体温、脉搏、呼吸、血压、神志等情况,并记录出入量。

3. 保持环境安静,避免声、光刺激。

4. 观察产兆与胎心音:如不注意观察产兆与胎心音,不能及时发现胎儿宫内窒息或会措手不及致急产于病床上。昏迷者之产兆更易忽略。故当患者出现躁动不安时,可能为宫缩开始,应随时听取胎心音,观察宫缩强弱,并肛诊掌握产程进展。产程已开始者,应迅速通知医师共同处理。

5. 观察、防止并发症:病情越重,并发症越多,倘若能正确处理尚可在短期内恢复,反之则加重病情甚至死亡。并发症以急性心力衰竭、肺水肿、吸入性肺炎最为多见。

6. 硫酸镁应用的护理:硫酸镁具有解痉、降压、利尿的作用,故静脉滴注或肌内注射硫酸镁有预防和控制子痫发作的作用。硫酸镁又是一种中枢抑制药,过量硫酸镁可致呼吸、心搏抑制,甚至死亡。因此,使用硫酸镁前均应做以下检查:①膝腱反射必须存在;②呼吸每分钟不少于16次;③尿量每小时不少于25 ml,因尿少时镁离子易积蓄引起中毒;④必须准备10%葡萄糖酸钙10 ml,在出现镁离子中毒时解毒用。

7. 加强皮肤护理:因患者有皮肤水肿,加上长期卧床,应加强皮肤护理,如帮助患者变化体位,保持皮肤清洁、干燥等。

第8章

理化因素危重症护理

第一节 心搏骤停急救护理

美国心脏病学会于1980年对冠状动脉粥样硬化性心脏病患者心搏骤停所作定义是：冠状动脉粥样硬化性心脏病发病后1h内心搏停止为心搏骤停。一般认为心搏骤停是指心脏停止搏动，心泵血功能丧失，临床上表现为患者很快出现呼吸停止、意识丧失、大动脉搏动消失、抽搐。心搏停止20~30s，患者可出现临床死亡，停止4~6 min可引起大脑不可逆的损伤，如不及时进行抢救常会猝死。

一、临床表现

(一)症状和体征

患者突然出现意识丧失或伴有全身抽搐、呼吸停止或呈叹息样呼吸、大动脉（颈动脉、股动脉）搏动消失，最突出的是深度昏迷和触不到大动脉搏动，瞳孔散大也是重要的体征。

(二)辅助检查

心电图检查示心室颤动、心室停搏、慢而无效的室性自主节律或心脏无活动，心电图呈一直线。

二、急救措施

判断心脏是否已突然停搏，凭深度昏迷和触不到大动脉搏动2个特征就可以判断，应立即实施抢救。心搏停止后，心肺复苏开始的迟早对成活率的影响至关重要。

(一)心肺复苏的原则

1. 立即进行（在15~30 s），因人脑耐受循环停止的临界时限为4~6 min（WHO），由于大脑缺氧后造成的损害是不可逆的，超过时限可能造成复苏失败。

2. 就地抢救，避免因搬动而延误抢救时机。

3. 人工呼吸和胸外心脏按压同步进行。

(二) 心肺复苏

心肺复苏 (cardio-pulmonary resuscitation, CPR) 是针对心搏停止、呼吸停止的危机状况采用的人工呼吸和胸外心脏按压的急救措施,以建立人工呼吸和循环 (也称基础生命支持),主要包括恢复循环 (circulation, C),开放气道 (airway, A),人工呼吸 (breath, B),目的是提供大脑最低限度的血液供应,防止脑的永久性损害。当看到有人倒在地上首先应判断是否还有意识,即可以拍打其双肩同时呼叫"哎,你怎么了?"如果没有反应,呼叫其他人帮助抢救。其次,判断其脉搏及呼吸:解开患者上衣,暴露胸部,看胸廓是否有起伏,同时判断颈动脉搏动,如果都没有则迅速施救。

1. 体位　将患者体位放正并使其仰卧于硬板上或地上,去除其过厚的衣物,头部稍低,两臂放于身体两侧。施救者位于其右侧,根据患者体位高低选择跪姿或站姿施救。由于进行 CPR 时间可能较长,正确舒适的救护体位对于施救者非常重要。

2. 胸外心脏按压术

(1) 判断脉搏:检查成年人的颈动脉 (儿童的肱动脉) 搏动情况,如果还是没有搏动,实施胸外按压术。

(2) 胸外按压:救助者用一手掌根部放在患者胸骨下段,另一手重叠于前一手的手背上,两肘关节伸直,借用施救者体重的力量,快速、有节奏地垂直向下按压患者胸骨,力量应使胸骨下沉 5~6 cm 为宜,然后迅速解除重压,使其胸骨靠弹性自行复位,如此反复进行,每分钟 100~120 次。在胸外心脏按压的整个过程中必须注意:①按压位置必须准确,手掌不能离开患者胸壁,以保证动作的连贯性和弹性;对于呼吸、心搏停止的儿童用一手掌根部放在胸骨下半部按压,另一手保持患儿头部后仰,保证气道开放,力量使胸骨下沉 5 cm 为宜,频率为每分钟 100~120 次。②对于婴儿,则可用一手的示指和中指放在胸骨剑突按压,手指在两乳连线下 1 cm 处,手指垂直不得倾斜,力量使胸骨下沉约 4 cm,频率每分钟 100~120 次。③对于老年人,由于骨质较脆,一旦用力过大容易导致骨折发生,所以按压时要倍加小心。无论单人或双人施救时按压与吹气比例均为 30∶2。按压中断时间不得 >10 s。重复胸外按压和人工呼吸 5 个循环后再判断患者有无呼吸和心搏恢复,如无恢复则继续上述动作,2 min 后重新判断。

(3) 开放气道:救助者左手小鱼际压在患者额头,右手托起下颌使患者头部后仰。

(4) 人工呼吸:压在额头的左手顺势放在患者面部,用示指和拇指捏住患者鼻翼,关闭其鼻孔,深吸气后张大口完全罩在患者的口,吹气 0.5~2.0 s (气体约 600 ml),成年人吹气频率为每分钟 10~12 次。

三、护理措施

1. 在进行胸外心脏按压前要检查患者呼吸、咳嗽反射或对刺激的反应等。

2. 胸外心脏按压部位要准确,避免因按压加重或导致脏器血管损伤,为患者实施安全的救护。

3. 按压用力要均匀、适度,以保证按压有效。

4. 吹气力量要适度,时间要短。

5. 为避免交叉感染,施救者可用纱布覆盖患者口部。

第二节　电击伤救治护理

电击伤是指一定强度电流通过人体所引起的机体组织不同程度损伤或器官功能障碍,甚至死亡,俗称触电。低压交流电(220～380 V)触电者最多见,常因心室颤动导致死亡。高压电触电者多引起呼吸中枢麻痹、呼吸肌强直性收缩致呼吸暂停、窒息,导致死亡。电击伤的严重程度取决于电压高低、电流强度、触电时间、触电部位的电阻等因素。

一、临床表现

(一)症状与体征

1. 局部表现　主要为电烧伤。

(1)低压电引起的电烧伤特点:①时间短者伤口小,直径 0.5～2.0 cm,呈椭圆形或圆形,焦黄及灰白色;②创面干燥,常有进、出口;③一般不损伤内脏,截肢率低。

(2)高压电引起的电烧伤特点:①面积不大,但可深达肌肉、血管、神经和骨骼;②有一处进口和多处出口,进口处的创面比出口处严重;③肌肉组织常呈夹心性坏死;④可引起继发性出血或组织的继发性坏死,严重者可并发肾衰竭。

2. 全身表现

(1)轻型:瞬间接触低电压者常表现为惊恐、面色苍白、头晕、心悸、呼吸及心搏加速。敏感者甚至可以出现晕厥,通常休息后都能恢复,恢复后可有肌痛、疲乏、头痛及神经兴奋症状。一般无阳性体征,但应重视心脏听诊,连续听诊 3～5 min 可听到偶发的期前收缩。

(2)重型:可出现持续性抽搐、呼吸不规则、严重的心律失常、昏迷。严重者发生心室颤动或心搏、呼吸骤停,如不及时脱离电源行抢救可致死亡。此外,电击还可引起各种内脏损伤。

(二)实验室改变

早期可出现肌酸激酶(creatine kinase,CK)及其同工酶(CK-MB)、乳酸脱氢酶(lactate dehydrogenase,LDH)、天冬氨酸转氨酶(GOT)的活性增高,尿液检查可见血红蛋白尿或肌红蛋白尿。

(三)心电图表现

低压电流及高压电流均可诱发心律失常,心室颤动是低电压触电后常见的表现,是伤者致死的主要原因。而高压电则可直接导致心脏持续收缩停搏。心律失常可出现传导阻滞或房性期前收缩、室性期前收缩。室性期前收缩如频繁发生或呈多源性,则易转化为室性心动过速或心室颤动。

二、急救措施

(一)迅速脱离电源

立即切断电源或用木棍、竹竿等非导电体挑开电源,使患者迅速脱离电源。同时应做好防护工作,防止救助者自身触电及误伤他人。

(二)迅速实施急救

1. 呼吸、心搏微弱或停止者,应立即现场行心肺复苏术进行抢救。患者若出现心室颤动,应尽快给予胸外电除颤,如现场无除颤机,可使用心前区叩击除颤。

2. 可行气管插管,给予呼吸机辅助呼吸,维持有效的呼吸。

3. 心搏停止者给予持续胸外心脏按压的同时配合使用心脏复苏药物,如盐酸肾上腺素、利多卡因。盐酸肾上腺素是触电后心搏骤停复苏时的首选药物,但如触电后心搏存在或有房性期前收缩或室性期前收缩时,应禁用此药,以防引起心室颤动。

(三)维持酸碱平衡,纠正水、电解质紊乱

可给予5%碳酸氢钠注射液静脉滴注,以纠正酸中毒,注意维持水、电解质平衡。

(四)积极防止脑水肿,保护脑组织

给予高流量吸氧,氧流量为4~6 L/min。头部置冰帽,降低脑代谢,改善脑缺氧。有条件者可行高压氧治疗。应用甘露醇、激素等药物,防止发生脑水肿。

(五)肾衰竭的防治

早期应用利尿药,并注意碱化尿液,如已发生肾衰竭,可采用血液透析或腹膜透析治疗。

(六)防止电烧伤创面感染

对创面应进行消毒包扎,必要时给予抗生素,防治感染。注射破伤风抗毒素,预防

破伤风的发生。

(七)其他

若有骨折、内脏损伤、软组织伤等应给予及时相应处理。

三、护理措施

1. 严密观察生命体征及病情变化。给予持续心电监护及氧饱和度监测,注意观察呼吸的频率及有无心律失常。如患者出现呼吸、心搏骤停,应立即进行心肺复苏予以抢救。严密观察患者心电图的变化,如出现心室颤动,应及时给予电除颤。除颤后,应注意观察除颤部位是否有红肿、发黑等灼伤现象的发生。

2. 保持呼吸道通畅。高流量给氧,氧流量为 4~6 L/min。必要时气管插管,呼吸机辅助呼吸,维持有效呼吸。加强气道护理,及时吸出气道分泌物。

3. 建立静脉通路,积极抗休克,纠正水、电解质、酸碱平衡紊乱。

4. 监测尿量,并准确记录。由于电击伤的患者常可并发急性肾衰竭和使用利尿药来防治脑水肿,故尿量是一个很重要的监测指标。

5. 加强基础护理,防止并发症。

第三节　溺水救治护理

溺水指人淹没于水中,呼吸道被水、泥沙、杂草等杂质堵塞,引起换气功能障碍,反射性喉头痉挛而缺氧、窒息造成血流动力学及血液生化改变的状态。严重者如抢救不及时可导致呼吸、心搏停止而死亡。根据吸入水分的性质及病理生理变化不同,可将溺水分为海水溺水和淡水溺水。

一、临床表现

(一)病史

对溺水者必须向陪护人员询问溺水的时间、地点及水源性质,注意检查患者身体有无硬物碰撞痕迹,以便及时诊治颅脑外伤。

(二)症状与体征

一般表现为面部发绀、肿胀,眼结膜充血,四肢厥冷,寒战等。其他各系统可有如下表现。

1. **神经系统**　头痛、癫痫发作、烦躁、昏迷、牙关紧闭、肌张力增加,也可出现言语和视觉障碍。

2. 循环系统　脉搏细数或不能触及、血压不稳、心律失常,严重者出现心室颤动或心搏停止。

3. 呼吸系统　咳嗽、呼吸加快、胸痛、两肺湿啰音,严重者可发生急性肺水肿。

4. 消化系统　舌肿大、腹饱胀,海水溺水者口渴明显。复苏时及复苏后普遍出现呕吐。

5. 泌尿系统　尿液浑浊呈橘红色,可出现少尿或无尿。严重者发生肾功能不全。

(三)实验室检查

实验室检查可见明显低氧血症及酸中毒。白细胞计数和嗜中性粒细胞增多,血糖增高,尿素氮增高。淡水溺水者血钾增高,血钠、血氯下降;海水溺水者,血钠及血氯增高,血钾变化不大,血中尿素增高。X线检查可见肺野有绒毛结节状密度增高阴影,以内侧带和肺底为多。

二、急救措施

1. 迅速保持呼吸道通畅

(1)立即清除患者口腔、鼻腔内的水和泥沙等污物,并将舌拉出。牙关紧闭者,可先捏住两侧颊肌,然后再用力将口启开。松解领扣和紧裹的内衣、皮带,确保呼吸道通畅。

(2)纠正缺氧:正压给氧。根据情况行气管插管,采用机械通气,使塌陷的肺泡重新张开,改善气体交换,纠正缺氧。

(3)污染水溺水者除进行常规抢救外,应尽早实施经支气管镜下灌洗。

2. 迅速倒出呼吸道和胃内积水

(1)膝顶法:救护者一腿跪地一腿屈膝,将溺水者腹部置于救护者屈膝的腿上,头部向下并偏向一侧,救护者用手按压其背部,使积水倒出。

(2)肩顶法:将溺水者面部朝下扛在救护者的肩上,救护者的肩顶住溺水者的腹部,上下抖动以达到排水的目的。

(3)抱腹法:救护者从溺水者背后双手抱住其腰腹部,使溺水者背部在上,头、胸部下垂,摇晃溺水者,以利倒水。

3. 对有呼吸或心搏停止者,立即施行心肺复苏术。

4. 迅速建立静脉通路,掌握好输液量和输液速度。

5. 对症处理

(1)急性肺水肿的处理:采取加压给氧,以减少肺泡内毛细血管渗出液的产生。在氧气湿化瓶内加入40%~50%的乙醇,以降低肺泡内泡沫的表面张力,使泡沫破裂,迅速改善缺氧状况。根据情况选用强心、利尿、扩血管等药物。迟发性肺水肿是医院救治中常见死亡原因,应积极防治。

(2)纠正血容量:海水溺水者不宜注射盐水,淡水溺水者如血液稀释严重应限制补液。

(3)防治脑水肿:可使用甘露醇、激素和利尿药。如有条件时,可行高压氧治疗。

(4)防治肺部感染:由于溺水时泥沙、杂物等误吸入气道,容易发生肺部感染,应给予抗生素预防或治疗。

(5)注意维持水、电解质、酸碱平衡。

三、护理措施

1. 保持呼吸道通畅　及时清除溺水者口、鼻内的泥沙、呕吐物等,必要时行气管插管、气管切开,机械辅助呼吸。

2. 严密观察病情变化　观察患者的神志、呼吸频率、深度,判断呼吸困难程度。监测尿液的颜色、性质及量。

3. 准确控制输液滴数　淡水溺水者应从小剂量、慢速滴入开始,防止短时间内进入大量液体,加重血液稀释和肺水肿。海水溺水者出现血液浓缩症状时应及时给予5%葡萄糖注射液和血浆、液体等的输入,切忌输入生理盐水。

4. 注意保暖及营养支持　积极防治脑水肿与肺部感染,保护肝功能、肾功能以及处理骨折等并发症。

第四节　有机磷农药中毒救治护理

某些物质进入人体后,与机体的体液或器官、组织发生生物化学或生物物理作用,引起功能性或器质性病变,造成机体暂时性或永久性病理变化,使正常生理功能发生严重障碍者称为中毒。有机磷农药属脂溶性物质,可经消化道、呼吸道等黏膜及皮肤被机体所吸收。有机磷农药进入体内,迅速与胆碱酯酶结合,形成稳定的磷酰化胆碱酯酶,抑制胆碱酯酶活性,导致乙酰胆碱大量蓄积,从而引起一系列以乙酰胆碱为传导介质的交感神经和副交感神经过度兴奋的临床表现。

一、临床表现

(一)病史

有机磷农药的生产及使用过程不当及生活性中毒(自服、误服有机磷类农药)。

(二)症状与体征

急性有机磷农药中毒发病时间与毒物品种、剂量和侵入途径密切相关。主要症状分为3类。

1. 毒蕈碱样症状　出现最早,主要表现为副交感神经兴奋所致的平滑肌痉挛和腺体分泌增加,如瞳孔缩小、多汗、流涎、支气管痉挛等。

2. 烟碱样症状　运动神经过度兴奋,引起肌肉震颤、抽搐、肌肉麻痹等。

3. 中枢神经系统症状　由于脑内乙酰胆碱堆积引起中枢神经系统功能障碍,包括头痛、乏力、谵妄、意识模糊、昏迷等。

(三)实验室检查

1. 全血胆碱酯酶(cholinesterase,ChE)活力测定:是判断中毒程度及观察疗效的重要指标,降至正常人均值70%以下即有意义。

2. 尿中有机磷分解产物测定。

(四)中毒分度

根据临床表现和实验室检查,可将急性有机磷农药中毒分为3度。

1. 轻度中毒　以非特异性症状和毒蕈碱样症状为主,血胆碱酯酶活力为70%～50%。

2. 中度中毒　出现典型毒蕈碱样症状和烟碱样症状,血胆碱酯酶活力为50%～30%。

3. 重度中毒　出现中枢神经系统症状与呼吸衰竭表现,血胆碱酯酶活力为30%以下。

二、急救措施

(一)迅速清除毒物

立即将中毒者脱离现场,脱去污染衣物,用清水或肥皂水(敌百虫除外)彻底清洗污染的皮肤、毛发和指甲。眼部污染可给予清水或生理盐水冲洗。口服中毒者用清水或1:5000高锰酸钾溶液反复洗胃,直至洗出的胃液无味并澄清为止,然后再给予硫酸镁导泻。有机磷农药中毒患者,即使中毒已超过12 h,亦应积极洗胃,且洗胃务必彻底。

(二)解毒药的使用

1. 胆碱酯酶复能药　常用的药物有碘解磷定、氯解磷定、双复磷、双解磷。胆碱酯酶复能药对解除烟碱样症状作用明显,但对各种有机磷农药中毒疗效并不相同。

2. 抗胆碱药　阿托品对缓解毒蕈碱样症状、对抗呼吸中枢抑制有效,对烟碱样症状和恢复胆碱酯酶活力无作用。其应用原则为早期、足量和维持足够时间,直至阿托品化。阿托品化的临床表现为瞳孔较前散大、颜面潮红、口干及皮肤干燥、心率增快、肺部湿啰音消失。

3. 解磷注射液　是一种复方制剂,不仅对毒蕈碱样症状、烟碱样症状和中枢神经系统症状有较好的对抗作用,对失活的胆碱酯酶也有较强的复活作用。

(三)维持呼吸功能

有机磷农药中毒的主要死因为呼吸衰竭,在救治过程中应注意维持呼吸功能。当患者发生呼吸衰竭时,应立即行气管插管或气管切开,使用呼吸机进行机械通气治疗。

(四)对症支持治疗

如出现肺水肿、脑水肿、抽搐、水和电解质平衡紊乱等应予以及时处理。

三、护理措施

(一)迅速清除毒物

立即终止毒物吸收,尽早、彻底、反复洗胃,直至洗清为止。洗胃过程中应密切观察生命体征的变化,清洗彻底后应保留胃管 24 h 以上,以便进行反复洗胃。

(二)保持呼吸道通畅,维持有效通气功能

有机磷农药中毒患者往往呼吸道可有大量分泌物且常伴有肺水肿,因呼吸肌麻痹或呼吸中枢抑制致呼吸衰竭,故保持呼吸道通畅、维持有效通气至关重要。将患者头偏向一侧,及时吸除气道分泌物,必要时气管插管、气管切开,给予机械通气治疗。

(三)严密观察病情变化

1. 应用阿托品治疗时,应观察神经系统、皮肤、瞳孔、体温及心率的变化,注意有无阿托品中毒的现象,阿托品中毒常表现为神志谵妄、躁动,严重者昏迷,体温升高达 39 ℃以上,心率>180 次/分,肺部啰音消失后出现肠麻痹、尿潴留等。

2. 观察胆碱酯酶复能药的疗效和不良反应:其不良反应有恶心、呕吐、心率增快,心电图出现暂时性 ST 段低压和 QT 时间延长,剂量过大时可抑制呼吸和引起癫痫发作。

3. 并发症的观察:注意有无中间型综合征和"反跳"的发生。中间型综合征是指在急性中毒症状缓解后迟发性神经病变发作,一般在急性中毒后 24~96 h 突然发生以呼吸肌麻痹为主的表现。反跳表现为经急救后临床症状好转,可在数天至 1 周时突然出现再次昏迷,甚至发生脑水肿或死亡。

4. 密切观察生命体征、瞳孔、神志变化,动态监测血胆碱酯酶活力。

(四)加强基础护理

1. 口腔护理　使用阿托品后,患者口、舌干燥,加上胃管或气管插管的插入对口

腔及咽喉部黏膜的损伤,成为感染的诱因,故应特别加强口腔护理。

2. 饮食护理 洗胃或催吐后,禁食1 d。中、重度中毒患者一般需禁食1～3 d,待病情稳定、意识清醒后可口服蛋清或温流质饮食以保护胃黏膜,禁食刺激性及含油脂多的食物。

第五节 急性一氧化碳中毒救治护理

一氧化碳属于有毒气体中的一种特殊类别,其无色、无味、无刺激性,一氧化碳中毒俗称煤气中毒。在生产和生活中,含碳物质燃烧不完全可产生一氧化碳,如忽视煤气管道的密闭和环境的通风等预防措施,吸入过量的一氧化碳可发生急性中毒。一氧化碳中毒在生活中发生率很高,其主要表现为缺氧性中枢神经系统、呼吸系统、循环系统中毒症状。

一、临床表现

(一)症状与体征

1. 急性中毒表现 根据患者出现的症状及血液中碳氧血红蛋白饱和度,可将一氧化碳中毒程度分为3级。

(1)轻度中毒:患者出现头晕、头痛、无力、心悸、恶心、呕吐,可有短暂的晕厥。如脱离中毒环境后,及时吸入新鲜空气,症状就会很快消失。碳氧血红蛋白饱和度为10%～30%。

(2)中度中毒:头痛严重、恶心及呕吐明显、视物模糊、皮肤呈樱桃红色、活动时呼吸困难、烦躁多汗、神志模糊。碳氧血红蛋白饱和度为30%～40%。

(3)重度中毒:昏迷、痉挛、呼吸麻痹,皮肤及黏膜苍白、发绀,甚至出现多系统脏器功能衰竭。碳氧血红蛋白饱和度>50%。

2. 中毒后迟发性脑病 当重度一氧化碳中毒昏迷患者意识恢复后,有部分患者在意识清醒后的2个月内,再次出现一系列以精神神经症状为主的临床症状,这是一氧化碳中毒急性期的延续,故被称为迟发性脑病。患者可表现为反应迟钝、定向力丧失、痴呆、偏瘫、失语、继发性癫痫、意识障碍或昏迷。

(二)实验室检查

1. 血液碳氧血红蛋白(carboxyhemoglobin,COHb)测定 采用加减法和分光镜检查法可有阳性反应。

2. 头颅CT检查 脑水肿时可见病理性密度减低区。

3. 脑电图检查　可见低幅慢波,与缺氧性脑病进展相平行。

4. 心电图检查　可见ST段和T波改变、期前收缩、传导阻滞。

(三)诊断标准

1. 有吸入较高浓度一氧化碳的病史。

2. 急性发生的中枢神经损害症状、体征。

3. 血液中碳氧血红蛋白饱和度测定结果。

二、急救措施

1. 迅速脱离现场,实施急救　迅速将患者移至通风良好处,解开衣扣,保持呼吸道通畅。及时清除呼吸道分泌物,给予呼吸兴奋药,必要时气管切开,人工机械通气治疗。呼吸、心搏骤停者即行心肺复苏术。

2. 纠正缺氧　首选高压氧治疗。尽快吸入纯氧,吸氧可促使碳氧血红蛋白解离,加速一氧化碳的排出。高压氧治疗是一氧化碳中毒的特效方法,特别是中、重度中毒者,最好在4h内进行,可减少或防止迟发性脑病的发生。

3. 改善脑细胞代谢　应用能量合剂,如辅酶A、三磷腺苷(ATP)、细胞色素C等。

4. 防治脑水肿　严重中毒后,脑水肿可在24～48h发展到高峰。选用甘露醇、激素及人血白蛋白等药物,进行脱水、利尿,降低颅内压。

5. 治疗感染,控制高热　合理使用抗生素。高热者采用物理降温,使肛温保持在32℃。如降温过程中出现寒战或降温困难时可选用异丙嗪或冬眠疗法,防止因高热而引起抽搐。

6. 对症治疗　发生休克时,应积极纠正休克。注意维持水、电解质、酸碱平衡。

三、护理措施

1. 立即将中毒者移至通风良好的环境,脱离中毒环境,解开衣扣,保持呼吸道通畅,清除口鼻分泌物,必要时气管切开,呼吸机辅助呼吸,并做好气道护理。

2. 高流量氧气吸入,最好吸纯氧或含5%二氧化碳的混合氧。有条件者应积极早期采用高压氧治疗,轻度中毒者治疗5～7次,中度中毒者治疗10～20次,重度中毒者治疗20～30次。

3. 准备抢救物品,建立静脉通路。

4. 严密观察生命体征、神志、尿量、肤色、血中碳氧血红蛋白浓度、肝功能、肾功能及电解质,注意有无呼吸、循环衰竭早期症状出现。注意神经系统的表现,如有无清醒后再度昏迷、偏瘫、失语等,以便及时防治迟发性脑病,尤其是昏迷患者清醒后2周内,应嘱其卧床休息。

5. 对意识模糊、抽搐及昏迷的患者做好安全防护措施,防止患者发生舌咬伤、坠床及其他意外或自伤行为。

6. 做好皮肤护理和饮食护理,注意保暖。

7. 积极预防吸入性肺炎、心律失常、高热、休克、肺水肿、呼吸衰竭、心肌损害、脑水肿、上消化道出血等并发症的发生。

第六节 中暑的救治护理

中暑是在高温环境下机体因体热平衡和(或)水、电解质紊乱等而引起的一种以中枢神经系统和(或)心血管系统障碍为主要表现的急性热致疾病,是人体体温调节功能紊乱而发生的临床综合征。高温、高湿、通风不良是中暑的主要原因。夏季,特别对于老年人、疲劳者、心血管疾病患者等应特别注意预防中暑。

一、临床表现

(一)病史

询问是否处于高热环境下,突然发生高热、皮肤干燥、肌肉痉挛、无汗伴有中枢神经系统症状等,是否存在中暑的致病因素及诱发因素。

(二)症状与体征

根据中暑的严重程度可分为先兆中暑、轻度中暑和重度中暑。

1. 先兆中暑 在高温环境中逗留一定时间后,出现头晕、全身乏力、过量出汗、口渴、心悸、胸闷、体温正常或略升高(不超过38 ℃)。如及时脱离高温环境,稍休息后,短时间可恢复正常。

2. 轻度中暑 除具备先兆中暑症状外,体温在38 ℃以上,面色潮红、心率加快、皮肤灼热,或出现早期周围循环衰竭的表现,如面色苍白、四肢皮肤湿冷、脉搏细数、血压下降等。若及时、有效地采取降温、补液措施,3~4 h可恢复正常。

3. 重度中暑 上述症状继续发展,患者出现呼吸急促、体温超过40℃、意识模糊、烦躁、抽搐,甚至昏迷。重度中暑由于发病机制复杂,又可分为下列4种临床类型,即中暑高热、中暑衰竭、中暑痉挛和日射病。

(1)中暑高热:又称"热射病",多见于老年人或有心血管疾病患者。临床表现为①高热,肛温可超过41 ℃,甚至高达43 ℃;②皮肤干燥、灼热而无汗;③严重的神经系统症状,烦躁不安、神志模糊、嗜睡,甚至昏迷。

(2)中暑衰竭:此型最常见,多见于老年人。主要因出汗过多,形成低渗性脱水,继而导致周围循环衰竭。患者出现头晕、胸闷,继而面色苍白、皮肤湿冷、脉搏细数、直立性昏厥、血压下降、手足抽搐甚至昏迷。

(3)中暑痉挛:多见于青壮年,临床表现特点为严重的肌肉痉挛伴收缩痛。好发部位在活动较多的四肢肌肉、咀嚼肌、腹直肌等,最常见于腓肠肌。发作特点为痉挛性、对称性和阵发性。阵发性痛性痉挛不超过数分钟,多能自行缓解。

(4)日射病:由于暴晒,脑组织温度可达40~42℃,因而患者出现剧烈头痛、头晕、耳鸣、呕吐、烦躁不安,严重者可发生惊厥和昏迷,但体温不一定升高。

(三)实验室检查

外周血白细胞总数增高,以中性粒细胞增高为主。尿常规可有不同程度的蛋白尿、血尿、管型尿改变。血尿素氮、血肌酐可升高。血清电解质检查可有高钾血症、低氯血症、低钠血症。

(四)鉴别诊断

高热型中暑须与下列疾病相鉴别。①脑型疟疾:查血找疟原虫;②中毒型细菌性痢疾:查粪便是否有脓细胞;③流行性乙型脑炎:查脑脊液内是否有白细胞数增加,头颅CT有改变;④脑血管意外:一般先昏迷后高热,肢体定位体征明显;⑤药物中毒:有使用及接触、服用药物病史。

二、急救措施

(一)降温

降温是抢救重症中暑的关键。迅速使患者脱离高温环境,给予降温措施。

1. 环境降温 将患者安置于室温20~25℃的房间内,以利于患者的体温尽快恢复正常。

2. 体表降温

(1)头部降温:选用电子冰帽、橡皮冰帽、白铁冰槽或颈部置冰袋,以降低进入颅内血液的温度。

(2)全身擦浴:用40%~50%乙醇或4~10℃冰水擦拭全身皮肤,边擦边按摩,使皮肤血管扩张,血液循环加速,使皮肤散热加快而达到降温目的。

(3)冰袋:在头部、颈部、腋窝、腹股沟等大血管走行处放置冰袋。

(4)降温毯:有条件时可用降温毯降温。

3. 药物降温 药物降温应与物理降温同时进行,常用的降温药物有水杨酸制剂、糖皮质激素,冬眠疗法。

(二)氧气吸入

中暑患者的代谢率很高,动脉内氧含量低,缺氧时脑细胞代谢损害严重,故对昏迷、朦胧状态和过度换气的患者应立即给予高流量吸氧(4~6 L/min)。

(三)控制脑水肿,防止抽搐

对烦躁不安或抽搐患者,可使用地西泮或苯巴比妥钠。做好安全防护,防止患者发生舌咬伤或其他自伤行为。采用甘露醇、糖皮质激素、人血白蛋白、利尿药等,降低颅内高压。

(四)维持心血管功能,纠正水、电解质紊乱

立即建立静脉通路,中暑患者可建立两条静脉通路,一条静脉通路用于降温和防治抽搐的药物,另一条用于补充血容量和纠正酸中毒等药物。

(五)急性肾衰竭的防治

中暑高热时由于大量水分自汗液排出,血液浓缩,可使肾小球滤过率下降,导致肾衰竭。因此,凡疑有急性肾衰竭者,应早期给予甘露醇和呋塞米,保持尿量在 30 ml/h 以上。无尿、高血钾及有明显尿毒症者,应使用血液透析或腹膜透析抢救。

三、护理措施

(一)保持有效降温

1. 室温 注意患者所处的环境温度,可将室温调节在 20~25 ℃。
2. 准确执行各种降温措施

(1)冰袋放置位置准确,应用棉布或毛巾包裹,避免直接接触皮肤。定期更换冰袋放置的部位,以防冻伤。

(2)温水擦浴者,在降温过程中,必须用力按摩患者四肢及躯干,以防止周围血管收缩,导致皮肤淤滞。

(二)密切观察病情变化

1. 密切观察降温效果

(1)在物理降温或药物降温过程中,应每 15~30 分钟测量 1 次体温,以调整降温措施。

(2)观察末梢循环情况,以确定治疗效果。如患者高热而四肢末梢厥冷、发绀,提示病情加重。经治疗后体温下降、四肢末梢转暖、发绀减轻或消失,则提示治疗有效。

(3)如有呼吸抑制、深昏迷、血压下降[收缩压<10.7 kPa(80 mmHg)],则停用药物降温。

2. 监测患者生命体征、神志变化和皮肤出汗情况,以了解病情及观察治疗效果。

3. 观察伴随症状,如是否伴有寒战、咳嗽、呕吐、腹泻、出血等,以协助医师明确诊断。

(三)保持呼吸道通畅

休克患者采取平卧位,头部偏向一侧,保持呼吸道通畅。

(四)并发症的监护

1. 水、电解质失衡的监护　密切观察血生化变化,及时处置异常情况。

2. 急性肾衰竭的监护　行留置导尿术,正确记录尿量,测量尿比重,以观察肾功能状况。

3. 脑水肿的监护　密切监测神志、瞳孔、脉搏、呼吸的变化,应用激素和脱水药。

4. 感染与弥散性血管内凝血的监护　密切观察体温变化。监测皮肤、黏膜、穿刺部位有无出血倾向,有无内脏出血。监测凝血功能,以防 DIC 发生。

(五)加强基础护理

1. 口腔护理　清洁口腔,以防感染与黏膜破溃。

2. 皮肤护理　保持皮肤清洁、干燥,定时翻身,防止压力性损伤的发生。

3. 高热惊厥护理　加强安全防护措施,防止坠床和碰伤。抽搐时,应防止患者舌咬伤。

4. 饮食　以半流质饮食为主,加强多种营养,保证生理需求。

第9章

危重症操作技能

第一节 气管插管术

一、目的

1. 各种先天性及后天性上呼吸道梗阻,立刻建立可控制的人工气道。
2. 各种原因造成下呼吸道分泌物潴留,进行抽吸引流。
3. 各种原因所致心搏呼吸骤停,进行人工复苏抢救。
4. 各种原因所致呼吸功能衰竭,进行人工辅助通气。
5. 外科手术气管内麻醉。

二、操作程序

1. 评估要点

(1)插管通路是否通畅:如患者张口度、鼻腔是否通畅、有无牙齿松动或义齿、头颈部活动情况、颈部长短等。

(2)患者是否有不能进行气管插管的禁忌证,如喉头水肿、急性喉炎、喉头黏膜下血肿、咽喉部脓肿、颈椎骨折等。

(3)患者麻醉情况。

2. 准备

(1)患者:去枕平卧,肩背部垫小枕。取出患者的义齿。

(2)护士:衣帽整洁,洗手,戴口罩。

(3)用物

1)合适的气管导管(经口插管时成年男性一般用36~40号,女性用32~36号。鼻腔插管应相应小2~3号,且不带套囊)。合适的麻醉喉镜,导管内导丝、吸引管、牙垫、注射器等;麻醉面罩和通气装置;听诊器、氧饱和度监测仪。

2)注入气体,检查套囊是否漏气,检查电池、灯泡及麻醉喉镜各部位。

(4)环境:病室应清洁,空气流通,光线充足。紧急情况下就地插管;让家属回避。

3. 经口明视插管

(1)核对气管插管术的目的。

(2)戴手套,用吸痰管吸净患者口、鼻分泌物。

(3)用简易呼吸器辅助呼吸,高浓度给氧2~3 min。

(4)插管者站在床头,将患者头后仰,右手拇指、示指、中指提起下颌并启开口腔,左手持麻醉喉镜柄将麻醉喉镜由右口角进入口腔,将舌体推向左侧,缓慢推进,可见到腭垂。将麻醉喉镜垂直提起前进,直到显露会厌。

(5)挑起会厌并显露声门。

(6)以右手拇指及中指如持笔式持住导管的中、上段,由右口角进入口腔,在麻醉喉镜的指引下,准确、轻巧地将导管尖端插入声门。导管插入气管内的深度成年人为4~5 cm,小儿为2~3 cm,导管尖端至切牙的距离为18~22 cm。

(7)确认导管进入气管,具体方法有:①导管口有气流随呼吸进出,无呼吸时利用简易呼吸器观察胸廓起伏情况;②听诊双肺呼吸音是否对称;③监测 $PETCO_2$(呼气末 CO_2 分压),有正常 CO_2 呼吸波形。

(8)固定导管:用长胶布将气管与牙垫一起妥善固定于两侧面颊部,用注射器向气管导管前端套囊注入气体,以气囊压力表维持在 20~30 cmH_2O 为宜。气囊恰好封闭气道、不漏气为准。

(9)再次用吸痰管清除呼吸道内的分泌物。

(10)安置患者取舒适体位。整理用物,洗手,记录。

4. 经鼻插管

(1)核对气管插管术的目的。

(2)体位:协助患者取仰卧位,头向后仰,肩背部垫小枕。

(3)检查鼻腔有无异常,用麻黄碱滴鼻。

(4)同法插入气管导管,固定。

第二节 气管切开术

一、目的

1. 解除各种原因引起的喉梗阻,如急性喉炎、喉水肿、咽后壁脓肿、喉部肿瘤、声带麻痹等。

2. 解除各种原因引起的下呼吸道分泌物阻塞，如昏迷、颅脑病变、破伤风、呼吸道烧伤、多发性肋骨骨折等。

3. 口腔、颌面、咽、喉、颈部手术的患者，为了便于麻醉和维持手术前后呼吸道通畅，可选择性气管切开。

4. 各种原因造成的呼吸功能减退，为增加气体交换进行气管切开，如慢性肺气肿、慢性支气管炎、肺源性心脏病患者等。

二、操作程序

1. 评估要点

(1) 患者意识状态、呼吸困难程度。

(2) 是否存在气管切开禁忌证，如切开部位有感染、恶性肿瘤等。

(3) 气管切开部位解剖标志是否清晰。

2. 准备

(1) 护士：衣帽整洁，洗手，戴口罩。

(2) 用物：气管切开包、适当型号的气管套管、氧气或呼吸机、吸引器、急救车、一次性注射器、药品、一次性吸痰管、生理盐水、无菌纱布、无菌血管钳或镊子。

(3) 环境：病室应清洁，空气流通，光线充足。

3. 协助医师实施气管切开

(1) 体位：患者一般取仰卧位，肩下垫一小枕，头后仰，助手坐于头侧，以固定头部，保持正中位。

(2) 配合消毒，铺无菌巾。

(3) 配合实施麻醉，昏迷、危重或窒息患者，若患者已无知觉也可不予麻醉。

(4) 配合切开皮肤和皮下组织，分离气管前组织，显露气管，切开气管，插入气管套管。

(5) 创口处理：用一块开口纱布垫于伤口与套管之间。气管套管用带子系于颈部，打成死结以固定牢固，松紧以容纳一指为宜。

(6) 密切观察切开处有无渗血、出血，观察并记录血压、脉搏、呼吸情况，观察患者的反应，有无面色苍白、发绀、出汗、呼吸困难、皮下气肿、疼痛。

(7) 整理用物，洗手，记录气管切开全过程及切开后吸痰情况。

第三节 洗胃术

一、目的

1. 对于吞服毒物、食物中毒、口服药过量患者,迅速清除胃内毒物,减少毒物吸收。

2. 为某些检查和手术前做准备,减轻胃黏膜水肿。

二、操作程序

1. 评估要点

(1)患者的中毒时间、途径,毒物种类、性质、量等。

(2)患者的病情、生命体征及一般状况。

(3)患者双侧鼻道是否通畅及合作程度。

2. 准备

(1)患者:了解洗胃的目的、方法、注意事项及配合要点。

(2)护士:衣帽整洁,洗手,戴口罩。

(3)用物:洗胃管、注射器、水温计、量杯、水桶、胶布、棉签、治疗巾、电动洗胃器、纱布、压舌板、开口器、舌钳、滑润油、弯盘、污水桶、洗胃液(常用1:5000高锰酸钾溶液、2%碳酸氢钠溶液、生理盐水、温开水)、手套、橡胶单。

3. 口服催吐法步骤

(1)携用物至患者床旁,核对患者床号、姓名。协助患者取坐位,围好围裙,取下义齿,置污物桶于患者坐位前或床旁。

(2)指导患者自饮大量洗胃液,至感饱胀为度,引起呕吐,必要时用压舌板刺激舌根催吐。

(3)反复进行,直至吐出的灌洗液澄清无味。

(4)催吐后,立即送医院酌情施加插管洗胃术。

4. 胃管洗胃术——漏斗胃管洗胃法步骤

(1)患者取坐位或半坐位,中毒较重者取左侧头低卧位,头偏向一侧,胸前围治疗巾,口角处放置弯盘,污物桶置于床旁。

(2)将洗胃管前端润滑,将压舌板放于患者上、下磨牙间,用纱布裹住胃管自口腔轻轻插入,清醒患者可嘱其做深呼吸或吞咽动作。

(3)将胃管插入 45～55 cm 后,确定胃管在胃内,用胶布固定胃管。

(4)将漏斗放置床边(低于胃部),挤压橡皮球,抽尽胃内容物。

(5)抬高漏斗距口腔 30～50 cm,倒入洗胃液 300～500 ml。当漏斗剩余少量液体时,迅速倒转回原先位置,因虹吸作用可见胃内液体流入水桶内。如液体引流不畅,可挤压皮球加压吸引。

(6)胃内溶液流尽,再抬高漏斗,如此反复进行,直至冲洗液与灌洗液相同为止。

5. 胃管洗胃术——电动吸引器洗胃法步骤

(1)接通电源,检查吸引器功能。

(2)安装灌洗装置:渗液管与 Y 形管主管相连,洗胃管末端及吸引器储液瓶的引流管分别与 Y 形管两分支相连,夹紧输液管,检查各连接处有无漏气。将灌洗液倒入输液瓶内,挂于输液架上。

(3)插胃管同漏斗胃管洗胃方法,并证实在胃内后固定。

(4)开动吸引器,吸出胃内容物。

(5)中毒物质不明时,留取第一次标本送检,确定毒物性质。

(6)关闭吸引器,夹紧储液瓶上的引流管,开放输液管,使溶液流入胃内 300～500 ml。

(7)夹紧输液管,开放储液瓶上的引流管,开动吸引器,吸出灌入的液体。

(8)反复灌洗,直至洗出液澄清无味为止。

6. 胃管洗胃术——全自动洗胃机洗胃法步骤

(1)接通电源,检查机器功能完好,并连接各种管道,将 3 根橡胶管分别与机器的药液管(进液管)、胃管、污水管(出液管)相连。

(2)插胃管同漏斗胃管洗胃方法,证实在胃内后固定。

(3)将配好的洗胃液倒入清洁瓶(桶)内,将洗胃机上的药液管一端放入瓶(桶)内液面以下,污水管一端放入污水瓶(桶)内,将洗胃管和洗胃机的胃管一端相连接。

(4)按"手吸"键,将胃内容物吸出,然后再按"冲"键,注入洗胃液 300～500 ml,并开始对胃进行自动冲洗,如此反复,洗至吸出的液体澄清无味为止。洗胃过程中,应观察患者神志、生命体征、面色、有无寒战,并及时询问患者有无腹痛、腹胀症状,注意观察洗胃液的颜色、量、性质、气味,出入量是否平衡,若有血性液体应立即通知医师停止洗胃。

(5)洗毕,反折胃管,迅速拔出。

(6)协助患者漱口,洗脸,取舒适卧位。

(7)自动洗胃机三管(药管、胃管、污水管)同时放入清水中,按"清洗"键,清洗各管腔后,将各管同时取出,待机器内水完全排尽后,按"停机"键关机。

(8)整理用物,洗手,记录灌洗液名称、量,洗出液的颜色、气味、性质、量,患者的全身反应等。

第四节 三腔双囊管插管术

一、目的

应用于食管-胃底静脉曲张破裂患者的压迫止血。

二、操作程序

1. 评估要点　评估患者病情、心理状况及合作程度。
2. 准备

(1)患者:检查鼻腔,有结痂及分泌物予以清除;对躁动不安或不合作患者,遵医嘱肌内注射地西泮镇静。

(2)护士:衣帽整洁,洗手,戴口罩。

(3)用物:三腔双囊管、止血钳3把、无菌手套、弯盘1个、治疗碗1个、一次性注射器(5 ml、20 ml、50 ml各1只)、纱布、液状石蜡、棉签、线绳、蝶形纱布、治疗巾、0.5 kg重物滑轮及牵引固定架、压力计、剪刀。检查三腔管上各段长度标记是否清晰正确和易于辨认,各管腔是否通畅,气囊是否漏气。检查后抽空胃囊和食管囊。

(4)环境:安静、清洁、温度适宜,减少人员走动。

3. 协助插入三腔双囊管

(1)核对,向患者解释并告知以取得合作。

(2)协助患者取左侧卧位,颔下铺一治疗巾,用棉签清洁鼻腔。

(3)用液状石蜡润滑三腔双囊管前端和双气囊。

(4)协助术者将三腔双囊管经鼻腔缓慢插入咽喉处(15 cm),嘱患者做吞咽动作,置管深度应超过60 cm。检查管端是否在胃内。

(5)将胃囊注气200～300 ml,测量压力6.67～9.33 kPa(50～70 mmHg),轻轻外拉至遇阻力说明胃囊已压迫胃底和贲门部。

(6)通过胃管冲洗胃腔后观察止血效果。如果出血不再继续则食管囊不需要充气,否则食管囊需要充气以压迫食管下段。一般注气80～120 ml,压力4.0～5.33 kPa(30～40 mmHg)。

(7)拉紧后用蝶形胶布将三腔双囊管固定在患者面部。

(8)协助患者平卧后,用绳线系于三腔双囊管尾端,通过滑轮支架以0.5kg重物牵引。牵引角度为40°~50°,牵引方向与鼻孔平行。在三腔管引出患者体外处设标记。

(9)整理用物,洗手。

(10)记录插管结果(包括注气量、胃液量)及时间。严密监测生命体征及胃肠减压引流情况。

4. 置管期间护理

(1)患者置管后应侧卧或头偏向一侧,以利于吐出唾液和排出咽喉部的分泌物,防止发生吸入性肺炎。

(2)严密监测生命体征,每2小时抽吸胃液1次。

(3)三腔双囊管一般放置不超过3~5 d。否则食管和胃黏膜可因受压过久而发生缺血、溃烂、坏死和穿孔。

(4)严密观察气囊有无漏气和滑出,每4 h测量气囊压力1次,每12 h应将气囊放空10~20 min。

(5)避免用力排便或激烈活动,防止再出血。

(6)饮食指导:三腔双囊管压迫期间禁食,出血停止后少量多餐,不要进粗糙、过热及刺激性强的食物,以免损伤食管黏膜。

(7)如果出血已经停止,可先排空食管囊,稍事观察无出血迹象后解除牵拉,再排空胃囊。再观察12~24 h,如确已止血,嘱患者吞咽20 ml液状石蜡后,将三腔管缓慢拉出。拔除三腔管后仍应禁食观察,然后逐步由流质饮食、半流质饮食过渡到软食。

第五节 腹腔穿刺术

一、目的

1. 抽取腹腔积液进行各种实验室检查,找出病因,协助诊断。

2. 对大量腹水患者,可适当抽放腹水,以减轻患者腹腔内的压力,缓解腹胀、胸闷、气急、呼吸困难等症状,减少静脉回流阻力,改善血液循环。

3. 腹腔内注射药物,以协助治疗。

二、操作程序

1. 评估要点

(1)是否符合适应证。

(2)有肝性脑病先兆者,禁忌腹腔穿刺放腹水。

(3)消除顾虑患者情绪。

2. 准备

(1)患者:穿刺前常规嘱患者排空膀胱,精神紧张者术前可口服地西泮 2.5～5 mg。放液前测量腹围、脉搏、血压和腹部体征。

(2)护士:衣帽整洁,洗手,戴口罩。

(3)用物:腹腔穿刺包,无菌手套,2%利多卡因,消毒剂,多头腹带等;备好急救药品,如肾上腺素。

(4)环境:整洁、明亮。

3. 步骤

(1)患者体位:根据病情、积液多少、体质状况选取体位,一般取平卧位或斜坡卧位。腹水少量者取左侧卧位。

(2)配合定位:一般采用左髂前上棘与脐连线中外 1/3 的交界点;或脐与耻骨联合连线中点上方 1 cm,偏右或偏左 1.0～1.5 cm 处;脐水平线与腋前线或腋中线相交处。

(3)穿刺部位常规皮肤消毒,术者戴无菌手套,铺无菌孔巾,配合用 2%利多卡因自皮肤至壁腹膜局部浸润麻醉。

(4)配合做诊断性穿刺时,可用 8～9 号针头连接注射器于局部麻醉部位垂直刺入,至阻力感消失时,抽液 10～20 ml 送化检,抽毕拔针,用无菌纱布覆盖、胶布固定。

(5)腹腔放液时,穿刺时针头刺入皮下后潜行稍许再垂直刺入腹腔,以免术后漏液,针头外覆盖无菌纱布,用胶布固定于腹壁上,腹水缓慢流出。观察腹水颜色、性状和量并记录。

(6)操作完毕,拔出穿刺针,针眼消毒后,覆盖消毒纱布,以手指压迫数分钟,再用胶布固定。大量放液时需用束腹带。

(7)术后测量腹围。密切观察穿刺部位有无渗液、渗血,有无腹部压痛、反跳痛和腹肌紧张。

(8)嘱患者卧床休息,有不适及时报告。

第六节　胸膜腔穿刺术

一、目的

1. 诊断性穿刺　明确积液性质,协助诊断。

2. 治疗性穿刺　排出积气或积液,缓解压迫症状,避免胸膜粘连增厚;胸腔内注射药物,辅助治疗。

二、操作程序

1. 评估要点　患者的病情、穿刺部位的皮肤、精神及心理状态。

2. 准备

(1)患者:操作前指导患者练习穿刺体位,并告知患者在操作过程保持穿刺体位,不要随意活动,不要咳嗽或深呼吸,避免损伤胸膜或肺组织发生气胸等,必要时给予镇咳药。

(2)护士:衣帽整洁,洗手,戴口罩。

(3)用物:无菌胸腔穿刺包、穿刺针、无菌手套、麻醉用药、注射用药、消毒用品,标本容器(常规、生化、细菌培养、病理)等。

(4)环境:整洁、明亮。

3. 步骤

(1)患者体位:患者取坐位面向椅背,两前臂置于椅背上缘,前额伏于前臂上。不能起床者,可取半坐卧位,前臂上举抱于枕部。抽气时,协助患者取半卧位或平卧位。

(2)确定穿刺点:抽取胸腔积液穿刺点为叩诊实音最明显处或超声波检查定位,一般肩胛下角线或腋后线第7～9肋间,也可选腋中线第6～7肋间。气胸抽气时患者取半卧位,取穿刺点为患侧锁骨中线第2肋间或肋前线第4～5肋间。

(3)麻醉:常规消毒皮肤,戴无菌手套,铺消毒洞巾,在穿刺点肋骨上缘做自皮肤到壁胸膜的局部麻醉。

(4)穿刺:术者左手固定穿刺部位的皮肤,右手将穿刺针的三通活栓转到与胸腔关闭处,再将穿刺针在麻醉处缓缓刺入,等针峰抵抗感突然消失时,转动三通活栓使其与胸腔相通,进行抽液。注射器抽满后,转动三通活栓使其与外界相通,排出液体。如选用较粗的长针头代替进行胸膜腔穿刺时,应先将针座后的橡皮管用血管钳夹住,然后进行穿刺,进入胸腔后再接上注射器,松开血管钳,抽取胸腔内积液,抽满后再次用血管钳夹闭胶管,然后取下注射器,将液体注入容器中,以便计量或送检。

(5)抽液毕后拔出穿刺针,再次消毒穿刺点后,覆盖无菌敷料,稍用力压迫穿刺部位片刻,再用胶布固定。

(6)嘱患者静卧,健侧卧位1 h,以利于穿刺部位愈合。观察患者生命体征;嘱患者24 h后方可洗澡,以免感染,鼓励患者深呼吸,促进肺膨胀。

(7)做好各种用物的分类处置,洗手,记录。

第七节　骨髓穿刺术

一、目的

1. 协助诊断血液病、传染病和寄生虫病。
2. 了解骨髓造血情况,作为化学治疗和应用免疫抑制药的参考。
3. 骨髓腔输液、输血、给药或骨髓移植时采集骨髓液。

二、操作程序

1. 评估要点　评估患者的病情、穿刺部位的皮肤、精神及心理状态。
2. 准备
(1)患者:做出血及凝血时间测定。若用普鲁卡因做局部麻醉,需做皮试。
(2)护士:衣帽整洁,洗手,戴口罩。
(3)用物:治疗盘、骨髓穿刺包(骨髓穿刺针、2 ml 和 20 ml 注射器、7 号针头、孔巾布等)、棉签、2%利多卡因、无菌手套、玻片、培养基、酒精灯、火柴、胶布等。
(4)环境:整洁、明亮。
3. 步骤
(1)查对床号、姓名,向患者解释操作目的,以取得合作。
(2)选择穿刺部位,协助取穿刺体位。
1)髂前上棘穿刺:患者仰卧,以髂前上棘后上的一段较宽髂缘为穿刺点。
2)髂后上棘穿刺:患者侧卧,位于骶骨两侧,臀部上方突出的部位。
3)胸骨穿刺:胸骨柄或胸骨体相当于第 1～2 肋间隙的位置,患者仰卧,肩背部垫枕使头尽量后仰,并转向左侧,以充分显露胸骨上切迹。
4)腰椎棘突穿刺:患者侧卧或反向坐于椅上,两臂置于椅背,尽量弯腰,头俯屈于胸前,使棘突显露。
(3)显露穿刺部位,打开骨髓穿刺包,常规消毒皮肤,戴无菌手套、铺无菌孔巾。协助术者抽取麻醉药,用 2%利多卡因做局部皮肤、皮下及骨膜麻醉。
(4)术者将骨髓穿刺针固定器固定在一定长度(胸骨穿刺约 1.0 cm、髂骨穿刺约 1.5 cm),左手的拇指和示指固定穿刺部位,右手持针向骨面垂直刺入(若为胸骨穿刺,则应保持针体与骨面成 30°～40°,当针尖接触骨质后,将穿刺针绕针体长轴左右旋转,缓缓钻刺骨质,当感到阻力消失,穿刺针进入骨髓腔后,拔出针芯,接上干燥的 10

ml 或 20 ml 注射器,用适当力量抽吸 0.1~0.2 ml 骨髓滴于载玻片上。

(5)抽吸完毕,重新插入针芯,用无菌纱布置于针孔处,拔出穿刺针,按压 1~2 min 后用胶布固定纱布。嘱患者术后当天不要沐浴,保持局部干燥,避免感染。若局部出现触痛和发红,可能是感染的征象,应及时处理。

(6)嘱患者术后平卧休息 1~2 h,3 d 内勿洗浴。观察穿刺部位有无红肿、出血及感染征象。

第八节　腰椎穿刺术

一、目的

1. 需经腰椎穿刺途径测定压力和(或)采取脑脊液标本进行脑脊液生化、微生物学、细胞学检查。

2. 需采用腰椎穿刺作为给药和其他治疗的途径,如腰椎麻醉;椎管造影、气脑造影、脑脊液核素扫描、脑脊液鼻漏口检查、椎管 CT 增强扫描;抗癌化学治疗药物和抗真菌等药物的鞘内注射;减低颅内压等。

二、操作程序

1. 评估要点

(1)患者的病情、穿刺部位的皮肤、精神及心理状态。

(2)相关的必需检查。

2. 准备

(1)患者:做出血及凝血时间测定。若用普鲁卡因做局部麻醉,需做皮试。指导患者排空大、小便,在床上静卧 15~30 min。征得患者及家属的同意并签字。

(2)护士:衣帽整洁,洗手,戴口罩。

(3)用物:治疗盘、用物准备包括常规消毒治疗盘、无菌穿刺包、压力表包、急救药品(20% 甘露醇、洛贝林、尼可刹米)等。

(4)环境:整洁、明亮。

3. 步骤

(1)体位:患者去枕侧卧,背部接近床沿并与床面垂直,屈颈、屈髋、屈膝,双手抱膝,尽量使腰椎呈弓形后突,以增加椎间隙宽度,便于进针。

(2)穿刺点:一般选择 $L_{3~4}$ 或 $L_{4~5}$ 椎间隙为穿刺点。两侧髂嵴最高点连线与脊柱中线相交处为第 4 腰椎棘突。

(3)穿刺部位常规消毒,术者戴无菌手套,铺消毒洞巾,于穿刺点自皮肤到椎间韧带进行局部浸润麻醉。

(4)检查穿刺针是否通畅、紧密。

(5)穿刺:术者用左手固定穿刺点皮肤,右手持穿刺针以垂直背部的方向缓慢刺入。当针头穿过韧带与硬脊膜时,可感到阻力突然消失有落空感。此时可将针芯慢慢抽出(以防脑脊液迅速流出,造成脑疝),即可见脑脊液流出。

(6)测压、留取标本:在助手协助下,立即接上压力表,可见压力表上显示的压力值随呼吸有轻微波动,这时读取的压力值为腰椎穿刺的初始压。嘱患者放松,颈部及下肢不再维持过度屈曲位,可取舒适的位置。若压力不高时,可拔开压力表的连接管,按需要留取一定量的脑脊液,随后再接上压力表,测定腰椎穿刺的终末压后,取掉压力表,插上针芯,拔出穿刺针。若压力过高时,应立即迅速将穿刺针和与之连接的压力表及连接管一起拔出,取残留于穿刺针和压力表连接管中的脑脊液送化验。

(7)拔针:拔出穿刺针后对针孔处皮肤再次消毒,用消毒棉球按压穿刺点,确定无出血后,用纱布覆盖和胶布固定。

(8)嘱患者术后去枕平卧 4~6 h,24 h 内不宜下床活动,勿抬高头部。密切观察病情,每 15~30 分钟巡视 1 次。观察体温、脉搏,每日 3 次,至少 2d,以利早期发现颅内感染的可能。多饮开水,忌饮浓茶、糖水(以免引起利尿和失水),以防腰椎穿刺后低颅压综合征的发生。注意保持穿刺部位的纱布干燥,观察有无渗液、渗血,24 h 内不能沐浴。

第九节　胸部叩击与体位引流

一、目的

1. 体位引流是借助外力或重力的作用,促使痰液脱落,使肺泡和小气道分泌物向大气道移动,排出体外。

2. 在体位引流过程中辅以胸部叩击等措施,可以提高引流效果。

二、操作程序

1. 评估要点

(1)患者生命体征和呼吸状态,确认是否有呼吸困难以及有无疼痛等。

(2)确认是饭后 2 h 或饭前 1 h(包括经口或管饲营养)。

(3)通过听诊、胸部 X 线检查或询问患者等,确认分泌物的滞留部位。

(4)每天排痰的频度与时间,在排痰最多的时段实施,效果最为明显。

2. 准备

(1)患者:衣着宽松,引流前 15 min 遵医嘱给予雾化吸入或使用支气管扩张药、祛痰药。

(2)护士:衣帽整洁,洗手,戴口罩。

(3)用物:软枕、痰杯、纸巾、水杯、听诊器、血压计、吸引管、吸引瓶、垃圾袋、一次性橡胶手套等。

(4)环境:整洁、明亮,围屏风或拉上床帘,关闭门窗。

3. 步骤

(1)胸部叩击:护士用手(手心屈曲呈凹状)轻拍患者胸部或背部,从肺底自下而上、由外向内,迅速而有节律地叩击胸壁,直到痰液排尽。叩击时嘱患者间歇做深呼吸后用力咳嗽。

(2)体位引流的实施:根据分泌物在肺部所滞留的区域,可使用数种体位,每一体位可持续 10~20 min。

1)仰卧位:适用于肺上叶的尖段和前段、肺下叶背段的体位引流。

2)侧卧位:适用于两肺下叶的外基段和患侧肺叶的体位引流。

3)后倾侧卧位:为侧卧位附加向后 45°倾斜。适用于中叶和肺上、下舌段的体位引流。

4)前倾俯卧位(从侧卧位再向前倾斜 45°的体位):适用于右肺上叶后段,左肺下叶背段和内基段及后基段(用于替代俯卧位)的体位引流。

5)俯卧位:适用于左肺下叶背段和内基段以及后基段的体位引流。

6)端坐位:上身略向前、向右倾斜。适用于左上叶后段的体位引流。

7)分泌物的滞留部位不确定或使用其他体位有困难时可患侧向上,保持 40°~60°的侧卧位。

(3)实施体位引流后的护理:确认痰量和痰的性状,帮助患者漱口。调整患者的体位,确认患者的生命体征、血氧饱和度、呼吸状态、有无呼吸困难和咳嗽等。通过听诊法,确认气道有无分泌物滞留,酌情撤下动脉血氧测量仪。

第十节 腹膜透析术

一、目的

1. 排出体内代谢废物和多余水分,以替代肾功能。

2. 纠正水、电解质和酸碱平衡。

二、操作程序

1. 评估要点

(1)患者病情、年龄、意识及心理状态;对腹膜透析置管术的认知程度。

(2)患者有无药物过敏史、手术史。

(3)患者腹部有无包块、疝、内脏突出,腹壁是否薄弱。

2. 准备

(1)护士:衣帽整洁,洗手,戴口罩。

(2)用物:治疗车、治疗盘、腹透液、微波炉、秤、蓝夹子、碘伏、75%乙醇。用75%乙醇擦拭操作台,将腹透液放置微波炉加温至37℃,取出置于桌面,检查透析液温度、浓度、容量、清澈度、有效期、挤压有无外渗。称重,并记录。

(3)环境:清洁、消毒、无尘,室温≥20 ℃。空气消毒,每天2次。

3. 步骤

(1)带患者到专门的腹膜透析室,对于卧床患者,护士应携用物至床旁。

(2)洗手、戴口罩,打开腹膜透析液外包装,悬挂腹膜透析液,高于患者腹部50~60 cm,将引流袋置于低于患者腹部50~60 cm的位置,夹闭入液管路。将接口拉环与连接口分开,卸下患者的碘伏帽,与连接口管道相连(用蓝夹子夹紧上管路,折断出口塞)。

(3)打开开关,保持接口处无菌,放出腹腔中的腹膜透析液,嘱患者更换卧位,观察腹膜透析液。

(4)关开关,折断出口塞(绿色)。打开入液管路夹子,排气(约5 s)后用蓝色夹子夹住出液管路。

(5)开开关,放入腹膜透析液,观察腹膜透析液流入的速度。

(6)关开关,套上碘伏帽,旋拧碘伏帽至完全闭合,观察患者有无不适。

(7)操作后:整理床单位,安置患者。腹膜透析液按消毒隔离制度终末处理。洗手,脱口罩。

(8)详细记录每一次入液量和出液量及尿量,以观察腹膜透析效果。

4. 腹膜透析期间护理

(1)心理指导:腹膜透析患者常有抑郁、焦虑心理,由于不良心理存在,常使患者生活质量下降。

(2)饮食指导:指导患者选择优质蛋白质,每天1.2~1.5 g/kg,并摄入较高热量,食用充足的维生素和矿物质。若无水肿、尿量在 1000 ml/d 以上者,一般无须特别控制饮水。如有体重迅速增加、高血压、少尿者,应严格限制饮水。

(3)预防感染:腹膜透析室定期消毒,每日用紫外线照射 2 次。注意保持隧道口皮肤清洁,每日用 75% 乙醇或 0.5% 碘伏消毒隧道外口皮肤。女患者注意经期卫生,防止阴道炎、附件炎的发生,必要时遵医嘱预防性使用抗生素。

(4)生活指导:提高机体免疫力,注意保暖,防止受凉,保证休息和充分的睡眠。

(5)定期监测血压、体重。

第十一节 血液透析术

一、目的

1. 排出体内代谢废物和多余水分,以替代肾功能。
2. 纠正水、电解质和酸碱平衡。
3. 抢救药物中毒和毒物中毒。

二、操作程序

1. 评估要点

(1)患者生命体征、心理状况及合作程度。

(2)患者血管通路状况。

2. 准备

(1)患者:向患者解释血液透析的过程、注意事项,消除患者紧张、恐惧心理;征得家属同意并签字;血液透析前嘱患者排尿,测体重、脉搏、血压等。

(2)护士:衣帽整洁,洗手,戴口罩,戴手套。

(3)用物:血液透析器、管路、内瘘针,生理盐水 500 ml+肝素钠 20~30 mg,无菌治疗巾,治疗盘(内置常规消毒用物),止血带,12 号针头 2 支。

(4)环境:清洁、消毒、无尘,室温≥20 ℃。

3. 步骤

(1)核对床号、姓名,协助患者取平卧位,取得患者配合。

(2)开机,连接血液透析液,调试机器至准备状态。

(3)连接血液透析器及管路,用生理盐水预冲血液透析管路各环节,排尽空气,连接空气、静脉压等检测器。

(4)患者取仰卧位,选择内瘘及静脉穿刺点。铺治疗巾,常规消毒,穿刺,固定,静脉注射首剂肝素(根据医嘱)。

(5)连接动脉穿刺针,固定。遵医嘱设置治疗数据。

(6)打开夹子,开泵,将血液引至静脉壶时关泵。夹住静脉管,排气,并连接静脉穿刺针,打开夹子,用布巾钳固定。

(7)打开静脉压监测夹,开泵,将血液流速由小到大逐渐调至 100~200 ml/min。每小时测血压、呼吸、脉搏1次,观察病情变化并记录。治疗时间遵医嘱,通常为3~5 h。

(8)治疗结束,拔出穿刺针,动、静脉穿刺点以创可贴敷盖,用弹性绷带加压固定30 min。嘱患者血液透析结束当日,穿刺部位避免接触水。

(9)测患者血压、呼吸、脉搏、体重,并观察内瘘是否通畅,有无渗血。

(10)协助患者取舒适卧位,整理床单位。整理用物、记录。

4. 血液透析期间护理

(1)心理指导:维持性血液透析患者常产生抑郁、焦虑、恐惧情绪。护士应及时主动接近患者给予安慰和鼓励,克服消极情绪,正确认识疾病。

(2)内瘘的指导:①造瘘侧手臂不能受压,衣袖要宽松,不能佩戴过紧饰物;②夜间休息时不要将造瘘侧手臂垫于头后,尽量避免侧卧于造瘘手臂侧;③造瘘侧手臂避免持重物;④保持内瘘侧手臂的皮肤清洁;⑤避免在瘘管侧肢体测血压及静脉穿刺。

(3)饮食指导:血液透析患者的饮食应遵循高热量、优质高蛋白、高钙、低磷、低盐、低钾、低脂原则,并补充适量的维生素和微量元素,同时注意控制水分的摄入。

第10章

危重症伦理

第一节 危重患者护理伦理

危重患者是指病情严重、随时可能发生生命危险的各类患者。抢救危重患者是医疗护理工作中一项重要而严肃的任务,是一场争分夺秒的战斗。因此,护理人员要从思想上、物质上、组织上做好充分准备,常备不懈。

一、危重患者护理特点

1. 护理具有艰巨性　危重患者病情紧急、变化快,需要迅速投入抢救中;危重患者病情严重、复杂、危险,护士难以掌握和防范,需要冒一定的风险;危重患者痛苦不堪、甚至神志不清,生活难以自理,不仅护理工作量大,而且患者与医护配合困难;危重患者及其家属顾虑较多、心理活动复杂,心理护理难度大。以上都表明,危重患者的护理具有艰巨性的特点。

2. 对护士的素质要求高　由于危重患者护理的艰巨性,要求护士具有全面的业务素质、良好的身心素质、丰富的临床护理与抢救经验及较高的职业道德修养。如果护士的技术、道德水平达不到应有的高度,就不能担负危重患者的护理工作。勉强担任也难以完成护理任务,甚至会导致意想不到的严重恶果。因此,护士需要具有较全面和较高的素质。

3. 护理中伦理难题多　由于危重患者的特点,在护理中经常遇到一些伦理难题,如履行人道主义与经济效益的矛盾,讲真话与保护性医疗的矛盾,卫生资源分配与患者实际需要的矛盾,患者拒绝治疗与维持患者生命的矛盾等。因此,有时在危重患者护理道德的选择上很难兼顾,这也是危重患者护理上的特点。

二、危重患者护理伦理规范

1. 机警和敏捷　危重患者病情复杂多变,危险情况常突然发生。在护理过程中,要求护士必须头脑机警、细心观察,及时发现患者出现的危险征兆和险情。一旦发现病情变化,要敏捷地采取应变行动,以防止病情进一步恶化。

2. 果断和审慎　危重患者的病情瞬息万变,要求护士头脑冷静,正确地进行判断,果断地配合医师予以处理。但是,果断不等于贸然行事,而是要审慎行动,只有做到胆大心细,才能收到良好的效果。即使有些危重患者已度过险关,也不要掉以轻心,仍需细致观察病情变化、主动预防并发症或复发。在涉及尚未解决的伦理难题时,护士要综合考虑,审慎和辩证地进行处理。

3. 勤快和恒定　由于危重患者的护理具有艰巨性的特点,因而要求护士勤快,不怕脏、苦、累。同时,护士要有连续奋战的精神,不管白天或黑夜,也不管有无他人监督,都要保持护理工作的恒定,使患者得到最好护理。

4. 理解和任怨　不少危重患者缺乏心理准备或心理负担较重,从而心理失去平衡。患者家属也多忧虑。因此,有时患者或家属可能对护士无端指责,甚至发生无理取闹的情况。此时,要求护士以冷静的态度理解和体谅患者及其家属的心情和行为,耐心地说服,避免矛盾激化。同时,仍要热情、主动地继续做好护理工作,特别是对有悲观绝望情绪的患者,要多进行安慰和鼓励,更要安全周到地服务,相信最终会得到患者和家属的理解与信任。

第二节　死亡护理伦理

死亡是生命活动的终止,是人本质特征的消失,人类对死亡的认识经历了一个演变的过程。作为护理人员,了解死亡的标准,正确看待人生的死亡,掌握临终关怀、安乐死和尸体料理中的伦理要求,对于提高临终患者的生命质量和尊严、帮助临终患者及家属减轻身心痛苦具有十分重要的意义。

一、死亡的含义和标准

(一) 死亡的含义

在人类社会发展过程中,由于文化背景和研究角度不同,对死亡概念的认识也不相同。社会学的死亡定义认为:死亡是人的意识或自我意识以及与他人、社会交往的消失。临床医学的死亡定义认为:死亡是人的生命活动的终结,是人体器官、组织、细胞的整体衰亡。

死亡不是生命的骤然结束,而是一个从量变到质变的过程。临床上常把死亡分为3个时期:濒死期、临床死亡期和生物学死亡期。第1个时期是濒死期,又称"濒死挣扎期",是死亡的开始,此时心、肺等脏器的功能极度衰弱,处于濒于停止其功能的状态。随着心、肺等脏器以及全身各器官的功能逐渐丧失,开始进入第2个时期,即临床死亡期。这一时期是生物学死亡之前一个短暂的阶段,又称为"躯体死亡期",此时,患者心、脑、肺等主要生命器官功能已丧失,宏观上人的生命活动已经停止,微观上组织内的代谢活动还在进行。第3个时期是生物学死亡期,也称为"真正死亡期",是死亡的最后阶段,此时生命活动完全消失,细胞、组织的代谢活动完全停止,生命现象彻底消失。

(二)死亡的标准

死亡标准,指人们用以衡量与判断死亡的标准或尺度。随着医学科学的发展,死亡的标准也在不断地演变,至今为止,人们提出的死亡标准主要有以下2个。

1. 心肺死亡标准　又称传统死亡标准,即心、肺功能停止就是死亡。人类社会早期以呼吸停止作为判断死亡的标准,后来演变成以心搏、呼吸停止(即心肺功能停止)作为死亡的标志。1628年英国学者哈维在《心血运动论》中,第一次科学地解释了心脏在血液循环中的功能和作用,从而确定了心肺死亡标准的权威地位。以后人们都把死亡标准定为心搏、呼吸停止。我国出版的《辞海》也将心搏和呼吸的停止作为死亡的主要标准。

在医疗技术不够发达的时期,患者的大脑功能与心肺功能是一损俱损的。脑功能的丧失,会引起心肺功能的丧失;心肺功能的丧失,也会使大脑功能丧失。然而,现代医学科学技术的发展表明,心肺死亡标准存在一定的局限性。一是意识和自我意识的生物基础是大脑而不是心脏;二是许多临床抢救病例也说明,在许多情况下心搏骤停之后,脑、肝、肾等器官并没有马上死亡,而是能继续存活一定时间。心搏和呼吸停止的患者经抢救治疗也可以恢复心搏和呼吸,甚至能够痊愈出院。心搏和呼吸的停止不是死亡的本质特征。随着人工心脏救护设备、人工呼吸机的产生,医学高新技术向传统的死亡标准提出了挑战,医学理论家们纷纷寻找新的更科学的死亡标准。

2. 脑死亡标准　又称哈佛标准。1968年美国哈佛大学医学院特设委员会发表报告提出了以"脑功能不可逆性丧失"作为新的死亡标准,即将"脑死亡"作为人的死亡标准,并提出了确立脑死亡的4条标准:①没有感受和反应性,即对外界的刺激和内在的需求完全丧失了感受能力及做出反应的能力,患者呈现不可逆的深度昏迷;②没有自主呼吸和自主运动;③脑干反射消失,丧失可诱导的生理反射作用,如瞳孔对光反射、角膜反射、眼运动反射消失等;④脑电波平直。以上4条标准需24 h持续观察并反复测试结果一致才可认定,而且要排除低体温(<32.2 ℃)或刚服用过巴比妥类药物等中枢神经抑制药的患者,即可宣布死亡。

1973年,第八届国际脑波·临床神经生理学大会提出了更加详细的定义,即"脑死亡是包括小脑、脑干,直至延髓的全脑功能的不可逆转的丧失"。

继哈佛大学提出脑死亡判断标准之后,世界上已有包括中国在内的80多个国家和地区陆续建立了脑死亡标准,一些国家还制订了相应的脑死亡法,但也有国家采用的是脑死亡和心肺死亡标准并存方式。

脑死亡标准的确立,反映了医学科学的发展和对生命本身认识的深入。尽管我们认为脑死亡标准是比较科学的,但由于来自传统的观念、科学技术以及家属情感等多方面因素的阻碍,公众还难以接受脑死亡的概念,脑死亡在临床上广泛的推广也是很难做到的,再加上临床实践中,有些患者脑电图平直后又得到复苏,这又向脑死亡标准提出了挑战。1983年,美国医学会、律师学会、生物医学会与行为研究伦理委员会等组织向美国各州提出建议:可以采取心肺死亡的医学标准,也可以采用脑死亡的医学标准。我国专家学者也建议目前在临床判断死亡问题上,应将传统的心肺死亡标准和脑死亡标准结合起来。

(三)确定脑死亡标准的意义

脑死亡标准的确立,代表了医学科学的发展和对生命本身认识的深入,反映了人类文明和进步。脑死亡标准取代传统的心肺死亡标准具有非常重要的伦理学意义。

1. **有助于科学地判定死亡,尊重生命** 传统的心搏、呼吸停止的死亡标准,并不能科学地判断死亡,以此为标准的检查方法不易鉴别假死状态,有一些患者被误认为真死而放弃抢救,如服毒、溺水、触电、冻死等患者,特别是服用中枢神经抑制药自杀的假死者。而脑死亡是不可逆的,患者在脑死亡之后机体各个器官随之出现死亡,人的生命本质特征如人的意志、情感、智力等完全消失。采用脑死亡标准,比传统的死亡标准更具有科学性,也有利于及时抢救假死状态下的患者,从而维护人的生命和尊严。

2. **有助于合理利用卫生资源** 尽管医学科学技术可以使脑死亡状态的患者能继续维持部分生命体征,但它维持的只是一个生命质量极低的"生命",对家庭和社会都失去了价值。在目前卫生资源有限的情况下,不惜花费巨大代价以维持这种植物状态的生命,无疑是对人力、物力、财力的浪费。脑死亡标准的确立,为终止对这种患者的抢救提供了依据,有利于有限的社会卫生资源得到合理有效分配,同时也有利于减轻家庭和社会的负担。

3. **有助于器官移植的开展** 目前我国的心、肝、肾等器官移植手术在临床上已达到相当高的水平,但供体器官质量不高。器官移植需要从供体身上摘取活的器官,而且要求越早越好,越新鲜越好,尤其是心脏移植,这样有利于保证器官移植后的成活率。按照传统的死亡标准是难以达到这种要求的。执行脑死亡标准,经患者自愿或家属同意,就可以在患者出现脑死亡状态时,终止对患者的抢救,摘取他的器官,使他人从中获得生命的延续,进而促进社会的精神文明。否则,过早摘取器官就成了故意杀人,过晚就会造成器官成活率低,失去移植的意义。

二、临终关怀伦理

临终关怀是社会各层面组成的机构对临终患者及其家属提供的一种全面的照护,其目的在于使临终患者质量得以改善,体验人生价值,感受人生尊严,享受人间温暖,同时,也使临终患者亲属的身心健康得到维护和增强。明确临终关怀伦理意义,确定临终关怀伦理原则,对于医护人员做好这一工作,具有一定的指导意义。

(一)临终关怀的含义及特点

1. 临终关怀的含义　临终,又称濒死,是指由于疾病或意外事故而造成人体主要器官生理功能衰竭,生命活动趋向终结的状态和阶段。目前世界上不同的国家对临终的期限尚未有统一的标准。日本对预计只能存活 2~6 个月的患者称为临终患者,美国对估计只能存活 6 个月以内的患者,称为临终患者,英国对预计能存活 1 年以内的患者,称为临终患者,我国则将能存活 2~3 个月的患者视为临终患者。

临终关怀(hospice care)是指社会各层次(护士、医师、社会工作者、志愿者及政府和慈善团体人士等)组成的团队对临终患者及其家属提供医疗、护理、心理、伦理和社会等全面的支持和照护,使临终患者的生命受到尊重、痛苦得到缓解,临终阶段的生活质量得到提高,能够在舒适和安详中走完人生的最后旅程,使临终患者的家属得到慰藉和居丧照护。

"临终关怀"一词译自英文 Hospice,原意是"旅客招待所(尤指教会办的)""收容贫、病者的济贫院",源于西方宗教界,是指建立在修道院附近为朝圣者和旅行者提供旅途中饮食和休息的场所,以帮助他们达到最后目的地。当这些人因为病重濒临死亡而住在 Hospice 时,会得到教士和修女的照顾和治疗,死亡之后将会得到妥善的善后处理。现代意义上的临终关怀,首先于 20 世纪 40 年代在英国兴起。1948 年英国护士桑德斯(D. C. Saunders)因为照护年轻癌症患者汤斯马,见其痛苦至死,遂产生人道使命感,开始关切对临终患者的照顾。1967 年,桑德斯在伦敦创建了世界第一个临终关怀医院——圣克里斯多福临终关怀医院(St. Christopher Hospice)。其目的是为临终患者创造一种舒适、安宁的环境与气氛,帮助临终患者减轻肉体和精神上的痛苦,使其安详、有尊严地走完人生旅程。随后西方国家都相继仿效,1974 年后美国、加拿大、澳大利亚、荷兰、法国、日本等 40 多个国家和地区也纷纷建立临终关怀医院,开展临终关怀服务。

2. 我国临终关怀的发展与现状　我国对临终患者关怀的雏形是两千多年前成立的"庇护所"。唐代基本形成了较完整的养老制度。真正现代意义上的临终关怀是20世纪80年代后期进入我国，并逐渐引起政府和全社会的广泛关注。1988年7月，天津医学院在美籍华人黄天中博士的资助下，成立了我国第一所临终关怀研究机构——临终关怀研究中心，同年10月上海建成我国第一家临终关怀医院——南汇护理院。北京相继也开设了类似的医院，如松堂医院。此后，许多城市建立了临终关怀的相应机构。我国的香港、台湾地区也有类似的医院和服务。我国临终关怀的组织形式主要有以下3种。

(1) 独立的临终关怀机构：一般备有家庭化的危重病房设置，一定数量的专业人员，一定的医疗、护理设备，相应的陪护制度，一定的娱乐设施等。如上海南汇护理院、北京松堂医院。

(2) 综合医院内附设临终关怀病房或病区：在有条件的综合性医院、肿瘤医院、老年医院建立的临终关怀病房或病区，配备相应的设施和固定的专业工作人员，这是目前最主要的形式。如中国医学科学院肿瘤医院"温馨病房"、北京市朝阳门医院第二病区（临终关怀病区）。

(3) 家庭临终关怀病床：一般是以社区为基础、以家庭为单位开展临终关怀服务。医护人员根据临终患者的病情，到患者家中进行探视，并提供临终照护。最基本的日常照料由患者家属在医护人员的指导下进行。如香港新港临终关怀居家服务部、台湾忠孝医院社会服务部等。

我国临终关怀的需求量大，目前虽然建立了一些临终关怀医院和临终关怀病房，但大多数患者还是在综合性医院的病房或自己家中走向生命的终点。由于经济条件、医疗体制、专业工作人员、传统的死亡观念和孝道思想等众多因素影响，临终关怀在我国得以普遍、快速发展，但还面临着许多现实困难，需要在实践中加以探索和解决。

3. 临终关怀的特点　临终关怀是一种"特殊服务"，它与临床医疗相比具有以下不同特点。

(1) 临终关怀的对象：临终关怀收治的对象主要是临终患者，特别是晚期肿瘤患者等身心遭受折磨的患者。这些患者主要是晚期恶性肿瘤的老年患者，或者是由于衰老并患多种慢性疾病随时可能死亡的老年患者。

(2) 临终关怀的目的：临终关怀不以治疗疾病、延长临终患者的生存时间为目的，而是以提高患者生命临终阶段的生存质量、维护患者的生命尊严为主，以支持疗法、减轻症状和全面照护为主，包括实施充分、全面的生活护理和心理护理，营造舒适、和谐的环境，尽可能地满足患者的需要等，提高患者临终阶段的生命质量，让临终患者在医院无微不至的关怀和照顾中,减轻身心痛苦,安详、舒适、有尊严地走完人生的最后旅程。

(3)临终关怀的方法:临终关怀特别重视对患者进行个体化治疗、心理治疗、死亡教育,以及综合性、持续性的护理治疗。不仅注意患者的躯体痛苦,而且更注意心理关怀和社会支持。医护人员根据每位患者的不同情况,针对性地制定临终关怀方案,努力帮助患者尽可能地了解自己的病情发展,树立正确的死亡意识,支持、配合护理人员的工作。

(4)临终关怀的范围:既要照顾、关怀临终患者,使患者在人生的最后岁月中,能无痛苦、舒适、安详、宁静、有尊严地离开人世,还要为临终患者的家属提供社会、心理和精神上的支持,做好患者家属的慰藉、关怀和帮助工作,使逝者死而无憾,生者问心无愧。

(5)临终关怀的实施主体:可由医师、护士、患者的家庭成员、亲戚朋友、牧师、社会工作者、社会志愿者等社会各阶层人员组成的机构来对临终患者及其家属进行关怀。由于医护人员掌握医学知识和技术,能最大限度地评估和满足临终患者及家属的需求,因而临终关怀的实施应以医护人员为主导。护士在临终护理中占据重要角色,特别是临终阶段,是以支持疗法、减轻症状和全面照护为主,患者的生活几乎全靠护士昼夜的护理,是最典型的护理重于治疗的领域。

(二)临终关怀的伦理意义

从临终关怀开始和发展的过程来看,充分体现了医学人道主义的精神,备受世人的关注和支持。具体表现在以下几方面。

1. 彰显了人道主义的精神　每个人都希望自己活得幸福,死得安详。当一个患者生存无望、处于濒临死亡的时刻,内心最需要的就是缓解肉体上的痛苦、得到他人的照护、享受人间的温暖、维护生命的尊严。临终关怀通过给患者提供生理、心理、伦理、社会等全方位的照护,满足了患者的需求,让患者在舒适的环境中安详地离开人世,让患者的家属在心灵上得到慰藉。与普通医疗相比,临终关怀体现出的人道主义精神更全面、更完善,更能满足患者及其家属的需求。

2. 体现了生命神圣论、质量论和价值论的统一　一个人在经过了一生的奋斗、创造和拼搏后,到生命临终阶段仍受到更多的关心、照顾,这就体现了生命的神圣和对其生命的尊重;同时,在一个舒适、安详、有尊严的环境中度过临终阶段,也使他的生命质量得到了最后的保障;患者能安详、无痛苦、有尊严地离开人世,也使他的生命价值得到了提升。因此,临终关怀体现了生命神圣、生命质量和生命价值的统一。

3. 顺应了社会发展的需求　临终关怀是现代社会最具人性化的一种医学发展,

它不仅顺应了医学模式转变的趋势,而且还适应了人口老龄化的趋向。它符合我国的国情和社会道德要求,是一种更容易为人们接受的临终处置方式,是我国护理事业在新的历史条件下尊老敬老优良传统的体现。

4. 展示了人类的文明进步　社会经济的发展和精神文明水平的提高,为临终关怀事业的发展创造了有利条件,越来越多的社会团体和个人参与、关心临终关怀事业,表明越来越多的人已能够正确认识生命的价值和意义,科学地对待死亡,体现了社会各方面对临终患者及家属的关怀和照顾。临终关怀事业的发展,标志着人类思想境界的提升,促进了社会道德风尚的改善,展示着人类的文明进步。

5. 有利于促进护理人员道德水平的提高　临终关怀事业对护理人员提出了更高的要求,除了要求他们具有一定的专业知识和技术外,还要掌握缓解患者疼痛的各种心理疗法、姑息疗法及药物治疗方法。同时医护人员还要有正确的死亡观以便和临终患者及家属进行有关死亡意义及如何对待死亡的讨论,以消除患者及家属对死亡的焦虑和恐惧。从事临终关怀工作,要求护理人员要具有较高的道德水平,要更富有同情心和责任感。临终关怀事业的健康发展,必将有力地促进护理人员道德水平的提高。

(三)临终关怀伦理原则

1. 尊重和理解临终患者　护理人员应了解、掌握临终患者特殊的心理和行为。美国医学博士库伯勒·罗斯(Kübler-Ross)曾对上百名临终患者进行心理调查,总结临终患者的心理过程大致经历5个阶段。①否认阶段:患者不承认自己患了不治之症或病情恶化,认为可能是医师的错误诊断,回避和逃避现实,表现为坐立不安;②愤怒阶段:当病情被证实后,患者表现出气愤和暴怒的特点,气愤命运对自己不公平,表现为烦躁易怒,往往怨天尤人;③协议阶段:在愤怒之后患者开始承认患病的事实及严重后果,企盼出现疾病自愈的奇迹出现,希望医师能延长自己的生命,此时多表现为安静,时而烦躁;④抑郁阶段:疾病的恶化、频繁的治疗,患者已知生命无望,极度伤感,大多数时间处于抑郁状态;⑤接受阶段:患者开始正视死亡的现实,并开始安排后事,主要表现为平静、安宁,希望休息和睡眠。与临终患者的心理相对应,临终患者还有一些行为反应。比如,患者有时默默无语,有时大吵大闹,有时想做力所不及的事,有时还有攻击破坏行为等。

面对临终患者强烈和复杂的生理、心理变化,有时甚至是健康人难以理解的心理和行为反应,护理人员要能够设身处地把握临终患者的心理特点及内心需要,善于应对患者的情绪和行为反应,对患者的某些失常的情绪变化和不理智的行为应能够给予充分理解,要以真挚、慈爱、亲切的语言和行为对待、帮助他们。不论患者如何对待自己,护理人员都不要与之争辩、计较,要以宽宏大度的胸怀和谦让、容忍的品质,尽力做好服务,努力使患者在生命的最后阶段始终能获得精神上的安抚,享受到优质的护理服务。

2. 尊重临终患者的权利　临终也是生活,只不过是一种特殊类型的生活。临终患者由于疾病的折磨,可能失去了行使自身权利的能力。护理人员应从患者利益出发,不得随便放弃对患者的护理。当患者有能力做出决定时,应尊重患者的选择,尽量满足其合理要求;当患者无能力做出决定时,应尊重患者健康、清醒时的遗愿或遗嘱;也可尊重家属的意见。要为患者创造清洁、整齐、安静、舒适的病房环境,防止劣性刺激影响患者情绪;尽量让家属与患者在一起多处,使他们感受天伦之乐;加强病房巡视,延长床边交谈时间,倾听患者叙述;听取患者和家属对医护方案的意见等,这些都是对患者权利尊重的具体表现。

3. 帮助临终患者解除恐惧和痛苦　临终患者面对即将到来的死亡有着不同程度的恐惧心理。护理人员应主动与患者接触,采取各种切实有效的方法帮助患者正视现实,理性地看待死亡,减少以至摆脱恐惧。临终患者,特别是晚期癌症患者,由于长期受病痛的折磨,身心遭受极大的折磨,精神近乎崩溃,控制疼痛成为他们的迫切希望。护理人员应根据病情的发展状况,尽最大努力去帮助患者解除肉体上的痛苦。

4. 关心和同情患者家属　患者的临终过程常给其家属带来巨大的心理、生理和社会压力。许多家属知道亲人不久将辞别人世时,都希望与亲人多一些谈心,为亲人多做一些护理。护理人员应给予理解和同情,应积极主动地与家属沟通,一方面引导家属正确认识死亡,指导他们参与患者的护理,尽其孝心,让患者充分感受亲情之乐;另一方面,帮助他们减轻精神痛苦,做好患者去世后的居丧照护。

三、尸体料理伦理

尸体料理是对临终患者实施临终关怀的最后步骤,是临终关怀的重要内容之一。做好患者死后的身体护理和善后工作是对患者生前良好护理的继续,也是对死者亲属心灵上的极大慰藉。因此,护理人员必须以崇高的道德责任感,认真完成这些工作。

(一)尸体料理的含义及其伦理意义

1. 尸体料理的含义　尸体料理是护理人员在患者死后对其尸体进行的一项护理,目的是使尸体清洁无味、面部安详、姿势良好,以维持良好的外观,使尸体易于辨认,使家属得到安慰,减轻哀痛。

2. 尸体料理的伦理意义

(1)对死者的人生负责和尊重:尸体料理是一个人一生中接受的最后一项护理。人死后,其生物学特性已经消失,但其社会学意义犹在。一个人为自己、为家庭、为他人、为社会奋斗了一生,奉献了一生,死后理应受到尊重。另外,患者在患病期间,饱受疾病及治疗的痛苦,身心疲惫,死亡使他们留下了很多遗憾,同时也是一种对痛苦的解脱。护理人员应该以一种崇高的职业精神和对患者高度负责的态度来完成尸体料理工作,为死者的一生画上一个完满的句号,这也是护理人员高尚道德情感的体现。

(2)对死者亲属的安慰和对社会的尊重:家属失去了亲人万分痛苦,护理人员做好尸体料理是对亲属的极大安慰;另外,死者虽已失去了生命,但在他的家属、同事的心里犹存,他的社会影响还在。护理人员做好尸体料理工作会产生良好的社会影响,这也是对社会的尊重。

尸体料理的医学或生物学意义虽小,但其社会意义十分重大。所以,护理人员要以良好的职业道德情感和责任心来做好尸体料理工作,决不可因患者已离世而对其尸体的料理采取轻视、不负责任的态度。

(二)尸体料理伦理要求

1. 严肃认真,一丝不苟地做好尸体料理　只有当医师明确宣布患者死亡后,护理人员方可进行尸体料理。面对死者,不管家属是否在场,护理人员都要认真对待死者。料理中既要克服恐惧情绪,也要防止动作粗鲁,不能认为尸体已无知觉而随意摆弄,轻率暴露,甚至在死者床边嬉笑逗闹,谈笑风生。应始终保持对死者尊重的态度,严肃认真地按操作规程进行料理,动作敏捷果断,一丝不苟。在具体环节上,医护人员应尊重家属的意见,并注意到死者的宗教信仰和民族习惯。这是对死者家属的安慰,也是对死者的敬重。

2. 劝慰安抚,认真做好死者亲属的工作　"生离死别"是人生中的一大不幸。在患者死亡之前,如有可能,护理人员应及时和家属沟通,说明患者的病情及其发展,以便让家属能理智地面对现实,做好各方面准备。对于家属的合理要求,要尽量给予满足。面对死者家属悲痛欲绝的场景,护理人员应给予理解和同情,适时地、真诚地进行劝慰、解释和安抚工作,帮助家属尽快从极度悲伤中解脱出来。

3. 妥善处理遗嘱遗物　护理人员对死者留下的遗嘱应及时转交家属或所在单位领导,并尊重隐私,不得随便泄露遗嘱内容。对于死者遗留的贵重物品,应由两位护理人员一起清点,做好记录,并通知家属前来认领,无家属认领应转交有关人员代为保管,不得据为己有。

4. 对他人、社会负责　尸体料理中,护理人员除对死者负责外,还应对他人、对社会负责。为了避免患者死亡对他人的恶性心理刺激,有条件的医院应将临终患者转移到抢救室或单人病房,如果病房紧张,也应设置屏障等挡住其他人的视线,以免造成不良刺激。如遇传染病患者死亡,尸体料理必须按照严格的隔离消毒常规进行,病室及用物必须彻底消毒以防传染。

5. 发展医学，支持捐献　尸体解剖是医学发展的重要基础条件，它对于认识人体和疾病的本质，总结临床经验，提高诊治水平和开展医学教育等具有重要的意义。当遇到要捐献器官或遗体的患者或家属时，护理工作者应以热情的态度予以支持，并积极提供有关信息，指导和帮助办理有关手续，尽早实现死者或家属的愿望。

第11章

护士工作与法律

第一节 概 述

一、医疗卫生法规

1. 概念 医疗卫生法是我国法律体系的重要组成部分,是由国家制定或认可的,并由国家强制力保证实施的医疗卫生方面行为规范的总和。

2. 基本原则 医疗卫生法有五大基本原则,即①卫生保护原则:健康是一项基本人权,人人享有获得卫生保护的权利;②预防为主原则:促进健康,防止疾病的发生和流行;③公平原则:合理分配卫生资源,使任何人在法律上都享有平等使用卫生资源的权利;④保障社会健康原则:协调个人利益与社会健康利益的关系,个人在行使自己权利的同时,不得做出任何有损社会健康利益的行为;⑤患者自主原则:患者有自己决定和处理卫生法所赋予的患者权利,如知情权、医治权、同意权、选择权、隐私权、申述权、赔偿请求权等。

二、护理立法

1. 意义 促进护理管理法制化,提高护理质量;促进护理教育及护理学科的发展;维护护士的权益;保证护理人员具有良好的护理道德;有利于维护服务对象的正当权利。

2. 概况

(1)世界各国护理立法的概况:英国于1919年颁布了世界上第一部护理法。1953年世界卫生组织发表了第一份关于护理立法的研究报告。1968年国际护士协会成立了护理立法委员会,制定了世界护理法上划时代的纲领性文件《系统制定护理法规的参考性指导大纲》。各国的护理法主要内容包括总纲、护理教育、护士注册、护理服务等四大部分。

(2)我国护理立法概况:1979年,国家卫生部颁发了《卫生技术人员职称及晋升条例(试行)》《关于护理工作的意见》;1981年,国家卫生部颁发了《关于在"卫生技术人员职称及晋升条例(试行)"中增设主管护师职称等几个问题的通知》;1982年,国家卫生部颁发了《医院工作制度》《医院工作职责》,明确规定了护理工作制度和医院各类护理人员的职责;1993年,国家卫生部颁发了《中华人民共和国护士管理办法》;1997年,国家卫生部颁发了《关于进一步加强护理工作的通知》《继续护理学教育实行办法》。

三、护理工作中的法律问题

1. 法律范围

(1)护理质量标准:规定了护理人员的职责范围和行为标准,包括3个方面,即护理法规、专业团体的规范要求,以及工作机构的有关要求、政策和制度。

(2)职业考试和执业注册制度:护士执业考试合格即获得护士执业的基本资格,须再经由卫生行政机关进行护士执业注册后,才能成为具有法律意义上的护士,履行护士的义务,具有护士的权利。

2. 法律责任

(1)医嘱是护理人员对患者实施治疗措施的重要依据,具有法律效应。

(2)临床护理记录是病历的组成部分,具有重要的法律意义。漏记、错记或不认真记录等可导致误诊、误治而引起医疗事故争议。

(3)麻醉药品(吗啡、哌替啶类药物)应由专人负责保管,对临床上使用的各种药品、医疗用品、办公用品等应有严格的管理制度,定时清点,护理人员不得利用职务之便将其占为己有。如占为己有,情节严重者可被起诉犯盗窃公共财产罪。

(4)护生尚未获得护士执业资格,只能在执业护士的严密督导下,才能为患者实施护理。如护生在执业护士的督导下发生差错或事故,除本人要负责任外,带教护士要负法律责任。

3. 潜在的法律问题

(1)侵权行为:是指对国家、集体和个人的人身权利的行为侵犯,如护士不重视患者的主诉或尊严,引起患者的不满,则属于侵权行为(侵犯患者的生命权和隐私权)。

(2)犯罪:是指一切触犯国家刑法的行为,会依法受到惩处。犯罪可根据行为人主观意向的不同而分为故意犯罪和过失犯罪。

(3)疏忽大意与渎职罪:疏忽大意是行为人因一时粗心或遗忘而造成客观上的过失行为。常由于护理人员在工作中不专心细致所致,可导致两种结果,一种是损害了患者生活利益和健康恢复的进程;另一种是因失职导致患者残废或死亡。第一种结果构成了侵犯行为,第二种结果构成了渎职罪。

(4)收礼与受贿:护士不得借工作之便谋取额外报酬,但患者在康复出院时,出于对护士的感激而自愿赠送少量纪念性礼品,原则上不属于贿赂范畴。

4. 导致过失的原因

(1)违反有关的规章制度:即不严格执行查对制度、执行医嘱不严格、违反交接班制度、违反值班制度。

(2)违反操作规程:包括违反注射、输液操作的相关规程;违反护理规范和常规进行操作导致不良后果;超越权限,在无医嘱的情况下,擅自处理患者。

四、医疗事故与处理

1. 医疗事故　是指医疗机构及其医务人员在医疗活动中,违反医疗卫生管理法律、行政法规、部门规章和诊疗护理规范、常规等,过失造成患者人身损害的事故。国务院与国家卫生部于2002年制定了《医疗事故处理条例》,并于2002年9月1日起施行。

(1)要构成医疗事故,需具备以下4个条件:主体是医疗机构及其医务人员、行为具有违法性、过失造成了患者人身损害、过失行为与后果之间存在因果关系。

(2)医疗事故的分级:根据对患者人身损害程度,将医疗事故,分为4个等级:一级医疗事故,造成患者死亡、重度残疾的;二级医疗事故,造成患者中度残疾、器官组织损伤导致严重功能障碍的;三级医疗事故,造成患者轻度残疾、器官组织损伤导致一般功能障碍的;四级医疗事故,造成患者明显人身损害的其他后果的。

(3)不属于医疗事故的情形:包括在紧急情况下,为抢救患者生命而采取紧急医疗措施造成不良后果的;在医疗活动中由于患者病情异常或者患者体质特殊而发生医疗意外的;在现有医学科学技术条件下,发生无法预料或不能防范的不良后果的;无过错输血感染致不良后果的;因患者及家属方面的原因延误诊疗致不良后果的;因不可抗力致不良后果的。

(4)医疗事故的法律责任包括行政责任、刑事责任、民事责任。

(5)导致医疗事故的因素有人为因素、医疗设备因素、医疗药品、环境因素、时间因素。

2. 医疗事故的预防和处理

(1)医疗事故技术鉴定:是由负责组织医疗事故技术鉴定工作的医学会组织专家鉴定组,依据医疗卫生管理法律、行政法规、部门规章和诊疗护理规范、常规,运用医学科学原理和专业知识,对医疗事故进行鉴别和判定。

(2)医疗事故技术鉴定的意义:分清是非、明确责任,客观公正地对医疗事故做出定性;为医疗事故的处理提供依据;有助于推动医院规章制度的建设,提高管理水平。

(3)医疗事故鉴定组的工作原则:以客观事实为依据的原则、工作独立进行的原则、实行合议制的原则。

(4)医疗事故处理程序:包括医疗事故报告,《医疗事故处理条例》规定,发生重大医疗事故的医疗机构应在12 h内报告所在行政部门;收集、保管好医疗事故相关原始资料,封存现场实物,因抢救患者未能及时书写病历的,应在抢救结束后6 h内据实补记,并注明;由医疗事故鉴定组对医疗事故进行调查,遇有不能确定患者死因或对死因有异议时,应当在患者死亡后48 h内进行尸检;对医疗事故的责任人进行查处,对受害者及其家属进行经济补偿;医疗事故的查处及经济补偿;进行医疗事故的善后工作。

(5)医疗事故的防范措施:加强医务人员的职业道德教育,提高业务技术水平,完善环节质量监控,及时、准确、详细地书写护理文件,保持医疗设备良好状态,对具有风险性的诊疗措施,应严格与患者签约制度,严格执行医疗事故上报制度,及时总结经验教训,加大医疗事故管理力度。

第二节 中华人民共和国护士管理办法

1994年1月1日施行

第一章 总 则

第一条 为加强护士管理,提高护理质量,保障医疗和护理安全,保护护士的合法权益,制订本办法。

第二条 本办法所称护士系指按本办法规定取得《中华人民共和国护士执业证书》并经过注册的护理专业技术人员。

第三条 国家发展护理事业,促进护理学科的发展,加强护士队伍建设,重视和发挥护士在医疗、预防、保健和康复工作中的作用。

第四条 护士的执业权利受法律保护。护士的劳动受全社会的尊重。

第五条 各省、自治区、直辖市卫生行政部门负责护士的监督管理。

第二章 考 试

第六条 凡申请护士执业者必须通过卫生部统一执业考试,取得《中华人民共和国护士执业证书》。

第七条 获得高等医学院校护理专业专科以上毕业文凭者，以及获得经省级以上卫生行政部门确认免考资格的普通中等卫生(护士)学校护理专业毕业文凭者，可以免于护士执业考试。获得其他普通中等卫生(护士)学校护理专业毕业文凭者，可以申请护士执业考试。

第八条 护士执业考试每年举行一次。

第九条 护士执业考试的具体办法另行制定。

第十条 符合本办法第七条规定以及护士执业考试合格者，由省、自治区、直辖市卫生行政部门发给《中华人民共和国护士执业证书》。

第十一条 《中华人民共和国护士执业证书》由卫生部监制。

第三章 注 册

第十二条 获得《中华人民共和国护士执业证书》者，方可申请护士执业注册。

第十三条 护士注册机关为执业所在地的县级卫生行政部门。

第十四条 申请首次护士注册必须填写《护士注册申请表》，缴纳注册费，并向注册机关缴验：

(一)《中华人民共和国护士执业证书》；

(二)身份证明；

(三)健康检查证明；

(四)省级卫生行政部门规定提交的其他证明。

第十五条 注册机关在受理注册申请后，应当在三十日内完成审核。审核合格的，予以注册；审核不合格的，应当书面通知申请者。

第十六条 护士注册的有效期为两年。护士连续注册，在前一注册期满前六十日，对《中华人民共和国护士执业证书》进行个人或集体校验注册。

第十七条 中断注册五年以上者，必须按省、自治区、直辖市卫生行政部门的规定参加临床实践三个月，并向注册机关提交有关证明，方可办理再次注册。

第十八条 有下列情形之一的，不予注册：

(一)服刑期间；

(二)因健康原因不能或不宜执行护理业务；

(三)违反本办法被中止或取消注册；

(四)其他不宜从事护士工作的。

第四章 执 业

第十九条 未经护士执业注册者不得从事护士工作。护理专业在校生或毕业生进行专业实习,以及按本办法第十七条规定进行临床实践的,必须按照卫生部的有关规定在护士的指导下进行。

第二十条 护理员只能在护士的指导下从事临床生活护理工作。

第二十一条 护士在执业中应当正确执行医嘱,观察患者的身心状态,对患者进行科学的护理。遇紧急情况应及时通知医生并配合抢救,医生不在场时,护士应当采取力所能及的急救措施。

第二十二条 护士有承担预防保健工作、宣传防病治病知识、进行康复指导、开展健康教育、提供卫生咨询的义务。

第二十三条 护士执业必须遵守职业道德和医疗护理工作的规章制度及技术规范。

第二十四条 护士在执业中得悉就医者的隐私,不得泄露,但法律另有规定的除外。

第二十五条 遇有自然灾害、传染病流行、突发重大伤亡事故及其他严重威胁人群生命健康的紧急情况,护士必须服从卫生行政部门的调遣,参加医疗救护和预防保健工作。

第二十六条 护士依法履行职责的权利受法律保护,任何单位和个人不得侵犯。

第五章 罚 则

第二十七条 违反本办法第十九条规定,未经护士执业注册从事护士工作的,由卫生行政部门予以取缔。

第二十八条 非法取得《中华人民共和国护士执业证书》的,由卫生行政部门予以缴销。

第二十九条 护士执业违反医疗护理规章制度及技术规范的,由卫生行政部门视情节予以警告、责令改正、中止注册直至取消其注册。

第三十条 违反本办法第二十六条规定,非法阻挠护士依法执业或侵犯护士人身权利的,由护士所在单位提请公安机关予以治安行政处罚;情节严重、触犯刑律的,提交司法机关依法追究刑事责任。

第三十一条 违反本办法其他规定的,由卫生行政部门视情节予以警告、责令改正、中止注册直至取消其注册。

第三十二条 当事人对行政处理决定不服的,可以依照国家法律、法规的规定申请行政复议或者提起行政诉讼。当事人对行政处理决定不履行又未在法定期限内申请复议或提起诉讼的,卫生行政部门可以申请人民法院强制执行。

第六章 附 则

第三十三条 本办法实施前已经取得护士以上技术职称者,经省、自治区、直辖市卫生行政部门审核合格,发给《中华人民共和国护士执业证书》,并准许按本办法的规定办理护士执业注册。

本办法实施前从事护士工作但未取得护士职称者的执业证书颁发办法,由省、自治区、直辖市卫生行政部门根据本地区的实行情况和当事人实际水平做出具体规定。

第三十四条 境外人员申请在中华人民共和国境内从事护士工作的,必须依本办法的规定通过执业考试,取得《中华人民共和国护士执业证书》并办理注册。

第三十五条 护士申请开业及成立护理服务机构,由县级以上卫生行政部门比照医疗机构管理的有关规定审批。

第三十六条 本办法的解释权在卫生部。

第三十七条 本办法的实施细则由省、自治区、直辖市制定。

第三十八条 本办法自1994年1月1日起施行。

第三节 中华人民共和国护士条例

2008年1月23日国务院第206次常务会议通过,2008年5月12日起施行。

第一章 总 则

第一条 为了维护护士的合法权益,规范护理行为,促进护理事业发展,保障医疗安全和人体健康,制定本条例。

第二条 本条例所称护士,是指经执业注册取得护士执业证书,依照本条例规定从事护理活动,履行保护生命、减轻痛苦、增进健康职责的卫生技术人员。

第三条 护士人格尊严、人身安全不受侵犯。护士依法履行职责,受法律保护。

全社会应当尊重护士。

第四条 国务院有关部门、县级以上地方人民政府及其有关部门以及乡(镇)人民政府应当采取措施,改善护士的工作条件,保障护士待遇,加强护士队伍建设,促进护理事业健康发展。

国务院有关部门和县级以上地方人民政府应当采取措施,鼓励护士到农村、基层医疗卫生机构工作。

第五条 国务院卫生主管部门负责全国的护士监督管理工作。

县级以上地方人民政府卫生主管部门负责本行政区域的护士监督管理工作。

第六条 国务院有关部门对在护理工作中做出杰出贡献的护士,应当授予全国卫生系统先进工作者荣誉称号或者颁发白求恩奖章,受到表彰、奖励的护士享受省部级劳动模范、先进工作者待遇;对长期从事护理工作的护士应当颁发荣誉证书。具体办法由国务院有关部门制定。

县级以上地方人民政府及其有关部门对本行政区域内做出突出贡献的护士,按照省、自治区、直辖市人民政府的有关规定给予表彰、奖励。

第二章 执业注册

第七条 护士执业,应当经执业注册取得护士执业证书。

申请护士执业注册,应当具备下列条件:

(一)具有完全民事行为能力;

(二)在中等职业学校、高等学校完成国务院教育主管部门和国务院卫生主管部门规定的普通全日制3年以上的护理、助产专业课程学习,包括在教学、综合医院完成8个月以上护理临床实习,并取得相应学历证书;

(三)通过国务院卫生主管部门组织的护士执业资格考试;

(四)符合国务院卫生主管部门规定的健康标准。

护士执业注册申请,应当自通过护士执业资格考试之日起3年内提出;逾期提出申请的,除应当具备前款第(一)项、第(二)项和第(四)项规定条件外,还应当在符合国务院卫生主管部门规定条件的医疗卫生机构接受3个月临床护理培训并考核合格。

护士执业资格考试办法由国务院卫生主管部门会同国务院人事部门制定。

第八条 申请护士执业注册的,应当向拟执业地省、自治区、直辖市人民政府卫生主管部门提出申请。收到申请的卫生主管部门应当自收到申请之日起20个工作日内做出决定,对具备本条例规定条件的,准予注册,并发给护士执业证书;对不具备本条例规定条件的,不予注册,并书面说明理由。

护士执业注册有效期为5年。

第九条 护士在其执业注册有效期内变更执业地点的,应当向拟执业地省、自治区、直辖市人民政府卫生主管部门报告。收到报告的卫生主管部门应当自收到报告之日起7个工作日内为其办理变更手续。护士跨省、自治区、直辖市变更执业地点的,收到报告的卫生主管部门还应当向其原执业地省、自治区、直辖市人民政府卫生主管部门通报。

第十条 护士执业注册有效期届满需要继续执业的,应当在护士执业注册有效期届满前30日向执业地省、自治区、直辖市人民政府卫生主管部门申请延续注册。收到申请的卫生主管部门对具备本条例规定条件的,准予延续,延续执业注册有效期为5年;对不具备本条例规定条件的,不予延续,并书面说明理由。

护士有行政许可法规定的应当予以注销执业注册情形的,原注册部门应当依照行政许可法的规定注销其执业注册。

第十一条　县级以上地方人民政府卫生主管部门应当建立本行政区域的护士执业良好记录和不良记录,并将该记录记入护士执业信息系统。

护士执业良好记录包括护士受到的表彰、奖励以及完成政府指令性任务的情况等内容。护士执业不良记录包括护士因违反本条例以及其他卫生管理法律、法规、规章或者诊疗技术规范的规定受到行政处罚、处分的情况等内容。

第三章　权利和义务

第十二条　护士执业,有按照国家有关规定获取工资报酬、享受福利待遇、参加社会保险的权利。任何单位或者个人不得克扣护士工资,降低或者取消护士福利等待遇。

第十三条　护士执业,有获得与其所从事的护理工作相适应的卫生防护、医疗保健服务的权利。从事直接接触有毒有害物质、有感染传染病危险工作的护士,有依照有关法律、行政法规的规定接受职业健康监护的权利;患职业病的,有依照有关法律、行政法规的规定获得赔偿的权利。

第十四条　护士有按照国家有关规定获得与本人业务能力和学术水平相应的专业技术职务、职称的权利;有参加专业培训、从事学术研究和交流、参加行业协会和专业学术团体的权利。

第十五条　护士有获得疾病诊疗、护理相关信息的权利和其他与履行护理职责相关的权利,可以对医疗卫生机构和卫生主管部门的工作提出意见和建议。

第十六条　护士执业,应当遵守法律、法规、规章和诊疗技术规范的规定。

第十七条　护士在执业活动中,发现患者病情危急,应当立即通知医师;在紧急情况下为抢救垂危患者生命,应当先行实施必要的紧急救护。

护士发现医嘱违反法律、法规、规章或者诊疗技术规范规定的,应当及时向开具医嘱的医师提出;必要时,应当向该医师所在科室的负责人或者医疗卫生机构负责医疗服务管理的人员报告。

第十八条　护士应当尊重、关心、爱护患者,保护患者的隐私。

第十九条　护士有义务参与公共卫生和疾病预防控制工作。发生自然灾害、公共卫生事件等严重威胁公众生命健康的突发事件,护士应当服从县级以上人民政府卫生主管部门或者所在医疗卫生机构的安排,参加医疗救护。

第四章　医疗卫生机构的职责

第二十条　医疗卫生机构配备护士的数量不得低于国务院卫生主管部门规定的护士配备标准。

第二十一条　医疗卫生机构不得允许下列人员在本机构从事诊疗技术规范规定的护理活动:

(一)未取得护士执业证书的人员;

(二)未依照本条例第九条的规定办理执业地点变更手续的护士;

(三)护士执业注册有效期届满未延续执业注册的护士。

在教学、综合医院进行护理临床实习的人员应当在护士指导下开展有关工作。

第二十二条　医疗卫生机构应当为护士提供卫生防护用品,并采取有效的卫生防护措施和医疗保健措施。

第二十三条　医疗卫生机构应当执行国家有关工资、福利待遇等规定,按照国家有关规定为在本机构从事护理工作的护士足额缴纳社会保险费用,保障护士的合法权益。

对在艰苦边远地区工作,或者从事直接接触有毒有害物质、有感染传染病危险工作的护士,所在医疗卫生机构应当按照国家有关规定给予津贴。

第二十四条　医疗卫生机构应当制定、实施本机构护士在职培训计划,并保证护士接受培训。

护士培训应当注重新知识、新技术的应用;根据临床专科护理发展和专科护理岗位的需要,开展对护士的专科护理培训。

第二十五条　医疗卫生机构应当按照国务院卫生主管部门的规定,设置专门机构或者配备专(兼)职人员负责护理管理工作。

第二十六条　医疗卫生机构应当建立护士岗位责任制并进行监督检查。

护士因不履行职责或者违反职业道德受到投诉的,其所在医疗卫生机构应当进行调查。经查证属实的,医疗卫生机构应当对护士做出处理,并将调查处理情况告知投诉人。

第五章　法律责任

第二十七条　卫生主管部门的工作人员未依照本条例规定履行职责,在护士监督管理工作中滥用职权、徇私舞弊，或者有其他失职、渎职行为的，依法给予处分；构成犯罪的，依法追究刑事责任。

第二十八条 医疗卫生机构有下列情形之一的，由县级以上地方人民政府卫生主管部门依据职责分工责令限期改正，给予警告；逾期不改正的，根据国务院卫生主管部门规定的护士配备标准和在医疗卫生机构合法执业的护士数量核减其诊疗科目，或者暂停其6个月以上1年以下执业活动；国家举办的医疗卫生机构有下列情形之一、情节严重的，还应当对负有责任的主管人员和其他直接责任人员依法给予处分：

（一）违反本条例规定，护士的配备数量低于国务院卫生主管部门规定的护士配备标准的；

（二）允许未取得护士执业证书的人员或者允许未依照本条例规定办理执业地点变更手续、延续执业注册有效期的护士在本机构从事诊疗技术规范规定的护理活动的。

第二十九条 医疗卫生机构有下列情形之一的，依照有关法律、行政法规的规定给予处罚；国家举办的医疗卫生机构有下列情形之一、情节严重的，还应当对负有责任的主管人员和其他直接责任人员依法给予处分：

（一）未执行国家有关工资、福利待遇等规定的；

（二）对在本机构从事护理工作的护士，未按照国家有关规定足额缴纳社会保险费用的；

（三）未为护士提供卫生防护用品，或者未采取有效的卫生防护措施、医疗保健措施的；

（四）对在艰苦边远地区工作，或者从事直接接触有毒有害物质、有感染传染病危险工作的护士，未按照国家有关规定给予津贴的。

第三十条 医疗卫生机构有下列情形之一的，由县级以上地方人民政府卫生主管部门依据职责分工责令限期改正，给予警告：

（一）未制定、实施本机构护士在职培训计划或者未保证护士接受培训的；

（二）未依照本条例规定履行护士管理职责的。

第三十一条 护士在执业活动中有下列情形之一的，由县级以上地方人民政府卫生主管部门依据职责分工责令改正，给予警告；情节严重的，暂停其6个月以上1年以下执业活动，直至由原发证部门吊销其护士执业证书：

（一）发现患者病情危急未立即通知医师的；

（二）发现医嘱违反法律、法规、规章或者诊疗技术规范的规定，未依照本条例第十七条的规定提出或者报告的；

(三)泄露患者隐私的;

(四)发生自然灾害、公共卫生事件等严重威胁公众生命健康的突发事件,不服从安排参加医疗救护的。

护士在执业活动中造成医疗事故的,依照医疗事故处理的有关规定承担法律责任。

第三十二条　护士被吊销执业证书的,自执业证书被吊销之日起2年内不得申请执业注册。

第三十三条　扰乱医疗秩序,阻碍护士依法开展执业活动,侮辱、威胁、殴打护士,或者有其他侵犯护士合法权益行为的,由公安机关依照治安管理处罚法的规定给予处罚;构成犯罪的,依法追究刑事责任。

第六章　附　则

第三十四条　本条例施行前按照国家有关规定已经取得护士执业证书或者护理专业技术职称、从事护理活动的人员,经执业地省、自治区、直辖市人民政府卫生主管部门审核合格,换领护士执业证书。

本条例施行前,尚未达到护士配备标准的医疗卫生机构,应当按照国务院卫生主管部门规定的实施步骤,自本条例施行之日起3年内达到护士配备标准。

第三十五条　本条例自2008年5月12日起施行。

参考文献

[1] 李兆申.内科学与野战内科学.上海:第二军医大学出版社,2002.
[2] 王志红.危重症护理学.北京:人民军医出版社,2002.
[3] 陈灏珠.实用内科学.北京:人民卫生出版社,2005.
[4] 中华人民共和国卫生部医政司.医学临床"三基"训练护士分册.3版.长沙:湖南科学技术出版社,2006.
[5] 李树贞.现代护理学.北京:人民军医出版社,2000.
[6] 邵孝鉷,蒋朱明.急诊医学.2版.上海:上海科学技术出版社,1992.
[7] 刘玲,欧英贤.造血干细胞移植护理.北京:人民卫生出版社,2002.
[8] 严律南.现代肝脏移植学.北京:人民军医出版社,2004.
[9] 苏鸿熙.重症加强监护学.北京:人民卫生出版社,1996.
[10] 巢振南,房居敬.现代临床急诊医学.北京:人民军医出版社,1996.
[11] 朱有华,梅长林.尿毒症防治与康复.上海:第二军医大学出版社,1999:70-76.
[12] 吴在德,吴肇汉.外科学.6版.北京:人民卫生出版社,2003.
[13] 曹伟新.外科护理学.3版.北京:人民卫生出版社,2002.
[14] 郭桂芳,姚兰.外科护理学.北京:北京大学医学出版社,2000.
[15] 李梦樱.外科护理学.北京:人民卫生出版社,2001.
[16] 党世民.外科护理学.北京:人民卫生出版社,2004.
[17] 顾沛.外科护理学.北京:科学出版社,2000.
[18] 段志泉.外科学.2版.北京:人民卫生出版社,2001.
[19] 金惠铭,王建枝.病理生理学.6版.北京:人民卫生出版社,2004.
[20] 夏泉源.内科护理学.北京:人民卫生出版社,2004.
[21] 李武平.外科护理.北京:人民卫生出版社,2003.
[22] 任吉忠,闵志廉,等.肾移植围手术期的观察与处理.上海:第二军医大学出版社,2000.
[23] 赵克森.重症难治性休克的机制和治疗.中华创伤杂志,2003,19(6):325-328.
[24] 王战朝.现代创伤与急救.北京:人民卫生出版社,1997.
[25] 张伟英.实用重症监护护理.上海:上海科学技术出版社,2005.
[26] 易声禹,只达石.颅脑损伤诊治.北京:人民卫生出版社,2000.
[27] 叶任高,陆再英.内科学.6版.北京:人民卫生出版社,2003.

国家级继续医学教育项目教材

学习培训及学分申请办法

一、《国家级继续医学教育项目教材》经国家卫生和计划生育委员会（现更名为国家卫生健康委员会）科教司、全国继续医学教育委员会批准，由全国继续医学教育委员会、中华医学会联合主办，中华医学电子音像出版社编辑出版，面向全国医学领域不同学科、不同专业的临床医生，专门用于继续医学教育培训。

二、学员学习教材后，在规定时间（自出版日期起1年）内可向本教材编委会申请继续医学教育Ⅱ类学分证书，具体办法如下：

方法一：PC激活

1. 访问"中华医学教育在线"网站 cmeonline.cma-cmc.com.cn，注册、登录。
2. 点击首页右侧"图书答题"按钮，或个人中心"线下图书"按钮。
3. 刮开本书封底防伪标涂层，输入序号激活图书。
4. 在个人中心"我的课程"栏目下，找到本书，按步骤进行考核，成绩必须合格才能申请证书。
5. 在"我的课程"—"已经完成"，或"我的学分"栏目下，申请证书。

方法二：手机激活

1. 微信扫描二维码  关注"中华医学教育在线"官方微信并注册。
2. 点开首页"图书答题"，刮开本书封底防伪标涂层，输入序号激活图书。
3. 在个人中心"我的课程"栏目下，找到本书，按步骤进行考核，成绩必须合格才能申请证书。
4. 登录PC端网站，在"我的课程"—"已经完成"，或"我的学分"栏目下，申请证书。

三、证书查询

在PC端帮助中心"证书查询"中输入证书编号进行查询。

《国家级继续医学教育项目教材》编委会